临床医师处方手册丛书　　　　总主编　陈长青

泌尿科医师处方手册

MINIAOKE YISHI CHUFANG SHOUCE

主　编　杨卫青　刘忠义　杨海鹏

副主编　张伟利　李　猛　张荣慧

　　　　李亚松　杨　娜　刘位琦

编　者　（以姓氏笔画为序）

　　　　刘玉玲　孙　蕾　张春青

　　　　张铁忠　孟玉倩　魏书亮

河南科学技术出版社

·郑州·

内容提要

本书是解放军总医院协作医院——沧州市中心医院部分专家、教授及科室主任为提高基层医师、住院医师、医学院校实习生处方治疗效果及书写质量而编写的。全书提供了泌尿科疾病的概述、诊断要点、治疗要点、辅助检查、特殊治疗方案，并针对品种繁多的药物和多种疾病，提出了治疗的最佳处方，包括首选药物、次选药物、药物剂量、用法用量、不良反应、禁忌证等，可方便医师迅速抓住用药重点，提出最佳的治疗方案。本书内容丰富，编排合理，处方内容新，适合基层医师、全科医师阅读参考。

图书在版编目（CIP）数据

泌尿科医师处方手册/杨卫青，刘忠义，杨海鹏主编. —郑州：河南科学技术出版社，2020.4（2021.8重印）

ISBN 978-7-5349-9762-4

Ⅰ.①泌… Ⅱ.①杨… ②刘… ③杨… Ⅲ.①泌尿系统疾病—处方—手册 Ⅳ.①R69-62

中国版本图书馆 CIP 数据核字（2020）第 012542 号

出版发行：河南科学技术出版社
　　　　　北京名医世纪文化传媒有限公司
　　　　　地址：北京市丰台区万丰路 316 号万开基地 B 座 1-114　邮编：100161
　　　　　电话：010-63863186　010-63863168
策划编辑：焦　赟
文字编辑：王亚敏
责任审读：周晓洲
责任校对：龚利霞
封面设计：中通世奥
版式设计：崔刚工作室
责任印制：苟小红
印　　刷：河南省环发印务有限公司
经　　销：全国新华书店、医学书店、网店
开　　本：850 mm×1168 mm　1/32　**印张**：11.5　**字数**：288 千字
版　　次：2020 年 4 月第 1 版　　2021 年 8 月第 2 次印刷
定　　价：50.00 元

前　言

　　开处方是临床医师应具备的能力,但对部分住院医师、医学院校实习生而言,他们虽然掌握了临床疾病的治疗原则,由于临床经验不足,还不能熟练掌握药物的选择及剂量计算的精确,因此我们组织了解放军总医院协作医院——沧州市中心医院部分专家、教授及主任医师编写了《临床医师处方手册丛书》,包括消化科、呼吸科、肾病科、外科、内科、神经科、泌尿科、妇产科、耳鼻咽喉科、内分泌及代谢性疾病共 10 种手册,以指导临床住院医师开出合理有效的处方。

　　本书内容主要涉及泌尿科常见疾病的诊断、鉴别诊断、基础检查、临床治疗、后期持续治疗等方面的问题,结合目前国内外新的理论、新的诊断、新的治疗技术,力求做到立足于临床、服务于临床。希望可以指导住院医师及初涉者的理论学习及临床实践,从而进一步提高住院医师及医学院校实习生的临床技能。《泌尿科医师处方手册》有以下几个鲜明特点。

　　1. 实用性强　每一个泌尿科疾病在明确诊断要点后,以临床处方为中心展开阐述,不但介绍治疗原则,而且列出治疗的具体方案(处方),有利于读者参考应用。

　　2. 针对性强　在编写过程中注意到了疾病的分型、分期,有利于读者根据临床的具体情况选择合理的治疗方法。

3. **重点明确** 主要介绍以药物治疗为主的常见泌尿科疾病，基本解决了门、急诊和一般住院病人的治疗问题。

4. **编排新颖** 本书文字精练，编排合理，读者一目了然，临床实践占主要部分，理论较少，适合住院医师、医学院校实习生阅读。

本册为《泌尿科医师处方手册》，内容包括肾上腺疾病、肾病、输尿管疾病、膀胱疾病、前列腺和精囊疾病、阴茎疾病、阴囊内容物和输精管疾病、尿道疾病、泌尿生殖系统疾病、肾内科疾病、血液净化和肾移植。

临床病人的病情千变万化，且病人个体差异性很大，因此临床治疗既要有原则性，也要有灵活性，个体化治疗就是重要原则之一。要提醒的是，读者对《泌尿科医师处方手册》处方选择要依据病情而定，切勿生搬硬套。

医学知识是在不断发展中逐步完善提高的，由于笔者学识水平所限，书中难免出现不成熟的见解、遗漏和不当之处，希望同行及专家批评指正。

编　者

目 录

第1章

肾上腺疾病

第一节 肾上腺皮质功能减退症

【概述】

原发性肾上腺皮质功能减退症又称艾迪生病,因双侧肾上腺皮质破坏,肾上腺糖皮质激素和盐皮质激素分泌缺乏引起,主要原因是自身免疫性肾上腺炎和肾上腺结核,其他如双侧肾上腺切除,真菌感染,白血病细胞浸润和肿瘤转移等引起者少见。由于获得性免疫缺陷综合征的流行和恶性肿瘤病人存活期的延长,艾迪生病的发病率有上升的趋势。

本病多见于成年人。起病隐匿,病情逐渐加重,早期表现为易倦、乏力、记忆力减退,逐渐出现皮肤色素沉着,全身虚弱,消瘦,低血糖,低血压,直立性晕厥,心脏缩小,女性腋毛和阴毛稀少或脱落。在应激(外伤、感染等)时容易产生肾上腺危象。经血生化、肾上腺皮质储备功能试验,定位检查可明确诊断。治疗方法为激素替代治疗及对因治疗。

主要临床表现多数兼有糖皮质激素及盐皮质激素分泌不足所致症候群,一般发病隐匿,各种临床表现在很多慢性病都可见到,如逐渐加重的全身不适、无精打采、乏力、倦怠等,因此诊断较难。

1. 皮质醇缺乏症状

(1)消化系统:食欲减退,嗜咸食,体重减轻,消化不良。

(2)精神神经系统:乏力,易疲劳,表情淡漠,嗜睡。

(3)心血管系统:血压降低,常有头晕、眼花或直立性晕厥。

(4)内分泌、代谢障碍:可发生空腹低血糖症。因反馈性的ACTH(促肾上腺皮质激素)分泌增多,出现皮肤、黏膜色素沉着,是艾迪生病的特征性表现。色素为棕褐色,有光泽,不高出皮面,分布于全身,但以暴露部位及易摩擦的部位更明显,如面部、手部、掌纹、乳晕、甲床、足背、瘢痕和束腰带的部位。在色素沉着的皮肤常常间有白斑点。齿龈、舌表面和颊黏膜也常常有明显的色素沉着。

对感染、外伤等各种应激能力减弱,当发生这些情况时,易出现肾上腺危象。

(5)生殖系统:阴毛、腋毛脱落,女性常闭经。男性有性功能减退。

2. 醛固酮缺乏 厌食、无力、低血压、慢性失水和虚弱、消瘦最常见。因严重负钠平衡导致低钠血症、食欲减退、恶心、体重减轻、头晕和体位性低血压等。

3. 急性肾上腺皮质危象 为此病急骤加重的表现,常发生于感染、创伤、手术、分娩、过度劳累、大量出汗或突然中断治疗等应激情况。

大多数患者有发热,体温可达 40℃ 以上;严重低血压,甚至休克,伴有心动过速,四肢厥冷、发绀和虚脱;患者极度虚弱无力,精神萎靡、淡漠和嗜睡;也可表现为烦躁不安和谵妄惊厥,甚至昏迷;消化道症状突出,表现为恶心、呕吐和腹痛、腹泻;腹痛常伴有深压痛和反跳痛而被误诊为急腹症,但常常缺乏特异性定位体征;肾上腺出血患者还可有腹胁、肋部和胸背部疼痛,血红蛋白的快速下降。

4. 辅助检查

(1)血糖和葡萄糖耐量试验:可有空腹低血糖,口服葡萄糖耐量试验示低平曲线。

(2)血浆皮质醇:一般认为血浆总皮质醇基础值$\leqslant 3\mu g/dl$可确诊为肾上腺皮质减退症,$\geqslant 20\mu g/dl$可排除本症。

(3)血浆ACTH:原发性肾上腺皮质功能减退症中血浆ACTH显著升高,总皮质醇在正常范围,血浆ACTH常$\geqslant 100pg/ml$。

【诊断要点】

典型的临床表现及血、尿常规和血生化测定可为本病的诊断提供诊断依据,但确诊依赖皮质醇与ACTH的实验室检查值。

1. 特征性皮肤色素沉着,全身虚弱,头晕,食欲减退,消瘦,低血压,直立性晕厥,心脏缩小,女性腋毛和阴毛稀少或脱落,结核患者可有低热、盗汗。

2. 低血钠、高血钾、低血糖、葡萄糖耐量试验示低平曲线。

3. 血浆皮质醇及24小时尿游离皮质醇降低。24小时尿游离皮质醇可避免血皮质醇的昼夜节律及上下波动,更能反映肾上腺皮质功能的实际情况。

4. 血浆ACTH明显增高。

5. 肾上腺CT可发现病变。

【治疗要点】

对肾上腺皮质功能减退症的治疗包括肾上腺危象时的紧急治疗和平时的激素替代治疗,以及病因治疗。

【处方】

1. 肾上腺危象的治疗

(1)补充糖、盐皮质激素:当临床高度怀疑急性肾上腺皮质危象时,在取血标本送检ACTH和皮质醇后应立即开始治疗。

补充激素:先静脉注射氢化可的松100mg,然后每6小时静脉滴注50～100mg,前24小时总量为200～400mg。多数患者病情24小时内得到控制。此时可将氢化可的松减至50mg,每6小时1次,在第4、第5天后减至维持量。

（2）纠正脱水和电解质紊乱：一般估计液体量的补充约为正常体重的 6％。前 24 小时内可静脉补充葡萄糖生理盐水 2000～3000ml。补液量应根据脱水程度、病人的年龄和心脏情况而定。注意观察电解质和血气分析情况。必要时补充钾盐和碳酸氢钠。应同时注意预防和纠正低血糖。

消除诱因和支持疗法：积极控制感染及其他诱因。必要时给予全身性的支持疗法。

2. 慢性肾上腺皮质功能减退症替代治疗

（1）糖皮质激素：任选其一。

氢化可的松　20mg，6:00－8:00 口服，10mg，16:00 口服。

醋酸可的松　25mg，6:00－8:00 口服，12.5mg，16:00 口服。

泼尼松　5mg，6:00－8:00 口服，2.5mg，16:00 口服。

（2）盐皮质激素

9α-氟氢可的松　0.05～2mg，6:00－8:00 口服。

皮质酮油剂　1～2mg，肌内注射，1 次/日或 2.5～5.0mg，隔日 1 次。

（3）雄激素：继发性肾上腺皮质减退常伴有性功能减退。

苯丙酸诺龙　10～25mg，2～3 次/周，肌内注射。

甲睾酮　5.0mg，2 次/日或 3 次/日，舌下含服。

普拉睾酮　25～50mg，1 次/日，口服。

通常采用氢化可的松口服。氢化可的松一般剂量为早上 20mg，下午为 10mg。剂量因人而异，可适当调整。在氢化可的松和可的松均无供应时，选用相当剂量的泼尼松。判断糖皮质激素替代治疗是否适当，主要依靠病人临床表现的改善，替代治疗后血和尿的皮质醇可上升至正常水平。血 ACTH 水平虽有所下降，但一般不能降至正常水平，所以不能作为评价治疗是否恰当的标志。

每天应保持 10g 以上的钠盐摄入。如果病人有明显低血压，可加用盐皮质激素，口服氟氢可的松 0.05～0.2mg/d。

3. 病因治疗　肾上腺结核引起的患者需要抗结核治疗。肾上腺结核和其他部位结核可以是陈旧的，也可以是活动的。糖皮质激素治疗可使陈旧结核变得活动或使活动结核扩散。因此，即使结核无活动，在本病初诊时仍应常规用半年左右的抗结核治疗。

【注意事项】

1. 皮质激素替代治疗应坚持长期，甚至终身用药，从小剂量开始，达到缓解症状的目的。

2. 如症状严重、手术或感染应及时加大剂量。

第二节　肾上腺髓质增生

【概述】

肾上腺髓质增生是指髓质细胞增大，并出现于肾上腺的尾部和两翼，髓质与皮质的体积比率增大、重量增加等。肾上腺髓质增生的病因尚不清楚，从动物实验及药物实验来看，提示为神经和激素的综合作用，或药物对下丘脑-内分泌轴或自主神经系统的作用有关，从而刺激嗜铬细胞增殖。近年来认为肾上腺髓质增生可以是多发性内分泌肿瘤（MEN）的组成部分。一般来说，肾上腺髓质增生时，其体积和重量比正常同龄人大2～3倍，其病理标准是：肾上腺的尾部和两翼都有髓质存在（正常情况下是不存在的）；髓质细胞增大，髓质与皮质体积比率增大；计算所得的肾上腺髓质重量亦增加。

【诊断要点】

1. 临床表现　其临床表现酷似嗜铬细胞瘤，最主要的症状是高血压，患者多无代谢改变的表现，在持续高血压的基础上突然出现阵发性加剧较为多见，发作时的表现与嗜铬细胞瘤的发作类似，发作突然，头痛剧烈，呼吸急促，胸部有压迫感，皮肤苍白出冷汗，有时伴有恶心、呕吐、视物模糊。与嗜铬细胞瘤相比，有以下区别：精神刺激、劳累为诱因的比较多见；压迫腹部不引起发作；

病程一般较长而且有时并不符合肿瘤的一般规律,即并不一定症状逐渐加重、发病次数日渐增多,症状有时可缓解,有时由重转轻,再由轻加重。

2. 实验室检查　与嗜铬细胞瘤基本相同,主要有尿中儿茶酚胺(包括肾上腺素和去甲肾上腺素)或其他代谢产物 VMA(香草扁桃酸)增高。

3. 影像学检查

(1)CT 检查:肾上腺体积增大,但无肿瘤影像,可间接辅助肾上腺髓质增生的诊断。

(2)间位^{131}碘苯胍(^{131}I-MIBG)肾上腺髓质扫描,在形态上与嗜铬细胞瘤差异显著。

【治疗要点】

手术切除加控制高血压。

【处方】

1. 手术治疗:目前仍是比较好的治疗方法,对增生较明显的一侧做肾上腺全切;对另一侧(如已证明亦有髓质增生)切除 1/2或 2/3。

2. 可选用 α-肾上腺素能受体阻滞药,如酚苄明,对突然发作的高血压患者可用苄胺唑啉 5～10mg 或尼卡地平 20～40mg 加生理盐水 250ml 静脉滴注。

【注意事项】

诊断要明确,注意病理诊断,血压控制要平稳。

第三节　肾上腺危象

【概述】

肾上腺危象是指由各种原因导致的肾上腺皮质激素分泌不足或缺乏而引起的一系列临床症状,可累及多个系统。

【诊断要点】

1. 肾上腺切除术后 双侧肾上腺全切,次全切或单侧肿瘤切除而使肾上腺萎缩,或可因术前、术中处理不当,或术后皮质激素替代治疗不够。

2. 急性肾上腺皮质受损破坏 如严重感染、出血性疾病等。

3. 原有慢性肾上腺皮质功能减退 如感染、创伤、手术、呕吐、腹泻、分娩等应激状况下,或长期应用皮质激素而突然中断或减量过快均可诱发危象。

4. 临床表现

(1)危象主要有软弱无力、嗜睡、恶心、呕吐,高热→低血压→休克→昏迷。

(2)有原发病的各种临床表现。

5. 实验室检查

(1)血皮质醇降低,100μg/L 应高度怀疑本病。

(2)血生化检查:低血糖、低血钠、高血钾、氮质血症等。

【治疗要点】

去除病因,纠正水、电解质紊乱,低血糖。抗休克:补液后不能升高血压者应注意纠正酸中毒,必要时使用血管活性药物。积极治疗感染和其他诱因。对症治疗。

【处方】

1. 补充糖皮质激素

负荷剂量:琥珀酸氢化可的松 100ml,加入 50% 葡萄糖40ml 中静脉注射。

静脉维持剂量:琥珀酸氢化可的松 50~100mg,加入 5% 葡萄糖生理盐水注射液 250~500ml 中静脉滴注,每 6 小时 1 次,1~4 日。

症状好转后减量:琥珀酸氢化可的松 25~50mg,加入 5% 葡萄糖生理盐水注射液 250~500ml 中静脉滴注,每 8 小时 1 次,2~5 日。

病情稳定后:口服三者任选其一。

氢化可的松　40mg,6:00—8:00,20mg,16:00,2～7日。

醋酸可的松　50mg,6:00—8:00,25mg,16:00,2～7日。

泼尼松　10mg,6:00—8:00,5mg,16:00,2～7日。

2. 盐皮质激素　9α-氟氢可的松 0.05～0.2mg,6:00—8:00。

3. 补液　第1—2日,每日2000～3000ml,全日糖量不能少于150g,并注意电解质平衡。

【注意事项】

注意补液量及激素的用量。

第四节　肾上腺性征异常症

【概述】

肾上腺性征异常症又称肾上腺性征异常综合征(adrenogenital syndrome),系肾上腺皮质增生或肿瘤分泌过量性激素,致性征及代谢异常。据其病理基础可分为两大类:①先天性肾上腺皮质增生;②肾上腺皮质肿瘤,多见于皮质癌。

先天性肾上腺皮质增生(congenital adrenal hyperplasia, CAH)是由于某些肾上腺皮质激素合成酶先天性缺乏,使正常的皮质激素合成部分或完全障碍,刺激垂体代偿性分泌过量ACTH,而致双侧肾上腺皮质增生的一组常染色体隐性遗传性疾病。

女性假两性畸形(female pseudohermaphroditism):指具有正常卵巢、子宫和输卵管的个体,外生殖器的分化出现异常。其外阴男性化严重程度分为5级:1级阴蒂肥大,无阴唇融合;5级阴蒂肥大、阴唇融合、尿道开口于阴蒂,完全呈男性生殖器外观;2～4级介于二者之间,程度渐重。

男性假两性畸形(male pseudohermaphroditism)指生殖腺为睾丸,而生殖导管和(或)外生殖器男性化不完全的一种病理状态,外生殖器可完全女性型并盲端阴道、两性畸形或基本男子型伴尿道下裂。

正常肾上腺皮质激素由胆固醇合成,需要多种酶的参与,并受下丘脑-垂体-肾上腺轴的反馈机制调节,CAH 因先天性基因缺失或突变,引起皮质激素合成过程中某种酶的缺陷而致病。不同水平酶缺陷可产生不同生化改变和临床表现,主要有 5 种酶的缺陷:21-羟化酶（CYP21/P450$_{C21}$）、11β-羟化酶（CYP11B1/P450$_{C11}$）、17α-羟化酶（CYP17/P450$_{C17}$）、20,22 碳链裂解酶（CYP11A/P450$_{SCC}$）和 3β-羟类固醇脱氢酶缺陷（3β-HSD）。任何一种酶的缺陷均可造成相应的某种皮质激素合成减少或缺失,同时负反馈刺激下丘脑(CRH)和垂体 ACTH 大量分泌致肾上腺皮质增生,造成该酶的前体底物积聚,诱发性分化异常和不同程度的肾上腺皮质功能减低。

临床最常见的 CAH 是 21-羟化酶缺陷,占 90%～95%;其次是 11β-羟化酶缺陷,占 3%～5%;其他 3 种酶缺陷（CYP17、CYP11A、3β-HSD)共约占 5%。

21-羟化酶缺陷据酶缺陷的程度可分为由重至轻的 3 种临床类型:经典型失盐型、经典型单纯男性化型和非经典型 CAH（NCCAH）。经典型 CAH 发病率为 1/16 000～1/7000。

【诊断要点】

1. 基本推荐检查项目
(1)内生殖器和肾上腺超声检查或 CT、MRI。
(2)核型分析或性染色体荧光原位杂交:确认染色体性别。
(3)血浆 17α-羟孕酮(17α-hydroxyprogesterone,17α-OHP)。
(4)血浆 ACTH、皮质醇、24 小时尿游离皮质醇。
(5)血尿电解质、血浆醛固酮和肾素活性。
(6)血浆 FSH、LH、雌二醇、睾酮。

2. 可选择检查项目
(1)其他内分泌检查:血浆脱氧皮质醇和 11-脱氧皮质酮（de-

oxycorticosterone，DOC）、17-羟孕烯醇酮和脱氢表雄酮（DHEA）、孕酮、皮质酮、18-羟皮质酮等。

（2）其他影像学：X 线片评价骨龄；静脉肾盂造影、生殖道造影评价尿道生殖道发育程度及是否合并尿路畸形；卵巢、睾丸 B 超检查筛查有无多囊卵巢、睾丸异位肾上腺组织或肿瘤。

（3）基因突变分析（有条件的单位可选）。

3. 诊断标准

（1）21-羟化酶缺陷

①基础血浆 17α-OHP＞300nmol/L（正常值 3～6nmol/L），特别是＞600nmol/L 可临床诊断典型 CAH。

②低皮质醇、高 ACTH 及女性和青春期前男性睾酮水平升高可提供辅助证据。

③失盐型血浆醛固酮水平低、肾素活性增高、低血钠、高血钾、酸中毒。

④NCCAH 者 17α-OHP 多数正常，其诊断推荐 ACTH 兴奋试验，并可借此与其他类型酶缺陷鉴别。

ACTH 0.125mg 或 0.25mg 静脉注射，测定基础及注射后 60 分钟血浆 17α-OHP 水平。不同严重程度的 CAH 患者，ACTH 刺激后其 17α-OHP 升高幅度有差异：NCCAH 者 50～300nmol/L，单纯男性化者 300～1000nmol/L，失盐型可达 3000nmol/L。

⑤产前诊断：妊娠 10 周时绒毛膜穿刺，细胞 DNA 和 CYP21 基因突变分析；妊娠 15－19 周，羊膜腔穿刺测定羊水的 17α-OHP、雄烯二酮。

⑥新生儿筛查：48～72 小时足底血测 17α-OHP。1/3～1/2 的 CAH 患儿系因筛查才被发现。

（2）11β-羟化酶缺陷：仅缺乏糖皮质激素，以男性化并高血压为特点，临床诊断主要依据血浆脱氧皮质醇和 11-DOC 显著升高。

（3）3β-类固醇脱氢酶缺陷：罕见，严重者醛固酮、皮质醇和性激素合成均受阻，以两性畸形和失盐为主要表现，男性阴茎发育差、尿道下裂，女性轻度男性化；可有肾上腺皮质功能减退症状。诊断主要依据血清 17-羟孕烯醇酮和 DHEA 显著升高。

（4）17α-羟化酶缺陷：罕见，男性假两性畸形并高血压应考虑诊断，女性青春期仍呈幼稚型外阴。皮质醇合成受阻，ACTH 分泌增加致 DOC、皮质酮、18-羟皮质酮水平升高，醛固酮分泌增加，钠水潴留、高血压、低血钾。诊断主要依据血清孕酮和上述激素水平的显著升高。

（5）20,22-碳链裂解酶（CYP11A）缺陷：最少见。糖、盐和性皮质激素等所有肾上腺皮质类固醇激素均不能合成。遗传性别不论男女出生时均表现为女性外生殖器，伴有失盐危象。难存活，多夭折。

【治疗要点】

CAH 的治疗主要为激素替代治疗和手术治疗。

1. 推荐药物治疗原则

（1）经典型失盐型：糖皮质激素＋盐皮质激素。

（2）单纯男性化型：糖皮质激素，盐皮质激素。

（3）非经典型 CAH：无症状者无需治疗，糖皮质激素的补充限于：①性早熟、生长和骨龄加速；②少女及年轻女性男性化者；③女性多毛症、月经稀发、不育者；④男性精子数量低、不育、睾丸肿大者。

（4）女性和失盐型男性终身替代治疗；单纯男性化型的男性患者维持治疗至成年即可。

2. 两性畸形的外科治疗 两性畸形的治疗应遵循下列原则：生育潜能的保护、良好的性功能、最简单的医学干预、恰当的性别外观、稳定的性别特征、社会心理健康。

（1）重建社会性别：社会性别的确定基于多种因素，包括基因性别、外生殖器的解剖状态、性腺和生殖道的潜在功能性及当前的社会性别等,分析利弊风险,并与其本人或父母充分沟通。推荐优先选择基因性别作为社会性别,保护可能的生育功能,尤其是具有正常内生殖腺的女性 CAH 患者,除非该患者的外生殖器完全呈男性外观。

(2)手术矫治:包括"矛盾"性腺的切除和外生殖器的重建。社会性别与基因性别矛盾者切除其性腺,如 17α-羟化酶缺陷的男性选择女性社会性别者应切除隐睾。外生殖器重建的目的在于恢复正常解剖和性别外观、保存正常的性功能、矫正或预防泌尿系畸形或并发症。一般多重建女性外生殖器,仅当阴茎发育较好,估计成形术后有男性性功能者方可考虑男性重建手术。

【处方】

1. 激素替代治疗   激素替代是 CAH 的主要治疗手段,目的在于:①补充缺乏的皮质激素,同时最大限度减少肾上腺性激素的分泌并避免医源性皮质激素过量;②预防男性化;③促进正常生长;④促进性腺发育,保护潜在的生育能力。

(1)糖皮质激素的选择

①婴儿、儿童、青少年:推荐首选氢化可的松,因其短效,抑制生长等不良反应小。剂量 10～15mg/（m² · d）,婴儿期初始剂量可达 25mg/（m² · d）,分 3 次口服。也可以醋酸可的松 20～30mg/（m² · d）替代。

②年长青少年(线性生长完成)和成年者:推荐首选长效制剂如泼尼松(强的松)5～7.5mg/d 或地塞米松 0.25～0.5mg/d,分1～2 次口服。

③应激状态:(如发热>38.5℃、呕吐、不能进食、创伤、手术、耐力性运动等)剂量调整为维持量的 2～3 倍,手术或创伤者静脉给予,并维持 3～5 天,根据恢复情况减至原维持量。推荐氢化可的松,首剂量及维持量分别为:<3 岁,25mg 和 25～30mg/d;3－12 岁,50mg 和 50～60mg/d;青少年及成年人,100mg 和100mg/d。睾丸异位肾上腺组织增生者,剂量酌增。CAH 患者

妊娠期避免应用地塞米松。

（2）盐皮质激素剂量的选择：失盐型CAH需补充氟氢可的松0.1～0.2mg/d，婴儿尚需氯化钠1～2g/d；单纯男性化型补充氟氢可的松可降低ACTH，减少糖皮质激素的用量。

（3）监测：药物的维持剂量应个体化，依据体格检查和血浆激素水平及生长曲线、骨龄等矫准其剂量，激素补充过量、不足或不当的停药均不利于正常发育。

（4）出生前治疗：产前诊断的CAH治疗尚存争议。推荐地塞米松20 μg/(kg·d)（母体孕前体重），分3次口服。治疗应始于妊娠前3个月。

（5）其他类型酶缺陷的激素治疗：11β-羟化酶缺陷（CYP11B1）、3β-羟类固醇脱氢酶缺陷（3β-HSD）、17α-羟化酶缺陷（CYP17）、20,22碳链裂解酶缺陷（CYP11A）等糖皮质激素治疗与21-羟化酶缺陷相同。但CYP11B1和CYP17缺陷仅需单纯应用糖皮质激素，其中后者青春期需补充性激素；3β-HSD和CYP11A尚需补充盐皮质激素。

2. 手术治疗　主要包括两性畸形的矫治和肾上腺切除。

（1）重建手术方式：①女性外阴成形包括阴蒂手术和阴道成形术。阴蒂手术推荐保留阴蒂背血管神经束的阴蒂成形术，术后阴蒂外形、大小符合女性外阴的美学特点，并保持应有的性敏感性。阴道手术包括后联合切开、阴道远端成形及尿道成形等，手术方式取决于阴道、尿道开口位置及阴唇融合的程度，术后定期模具扩张或婚后规律的性生活以避免阴道狭窄。②男性外阴成形包括阴茎伸直术、尿道成形术、阴囊重建、睾丸复位或隐睾切除等。

（2）手术时机：阴蒂手术推荐在2岁至入学前进行，过早易复发，过晚可能影响性心理发育；阴道成形术推荐在青春期后婚前进行，但阴道闭合者应在青春期前完成，以免影响经血排出。国外亦有建议婴儿期内一期阴蒂阴道成形术者。男性外阴成形推荐在学龄前完成。男性假两性畸形如社会性别为女性,青春期前切除阴茎及隐睾,必要时根据婚姻需要行阴道成形术。

(3)肾上腺切除:不常规推荐。双侧肾上腺切除多为个案经验,仅限于激素替代治疗难以控制者。

3. 药物治疗

(1)雌激素替代治疗:用于按女性抚养者。

①青春期发育年龄开始,以下任选其一。

妊马雌酮(结合型雌激素,倍美力) 0.3mg,1 次/日,21 日/月,6～12 个月。

炔雌醇(乙炔雌二醇) 0.05～0.125mg,1 次/日,21 日/月,6～12 个月。

己烯雌酚(乙蒽酚) 0.25mg,每晚 1 次,21 日/月,6～12 个月。

②按处方①服用 6～12 个月后,继续用处方①服药,第 3 周开始加用下药任选其一。

甲羟孕酮(安宫黄体酮) 2～5mg,1 次/日,7～10 日。

黄体酮(孕酮) 2～5mg,肌内注射,1 次/日,5～10 日。

③成年后替代量

妊马雌酮(结合型雌激素) 0.312～1.25mg,1 次/日,21 日/月。

炔雌醇(乙炔雌二醇) 0.05mg,1 次/日,21 日/月。

己烯雌酚(乙蒽酚) 0.5～1mg,1 次/日,21 日/月。

以上 3 药任选其一。

甲羟孕酮 4～10mg,5～7 日(用上面任一种药物的第 3 周开始)。

黄体酮 10～20mg,肌内注射,1 次/日,5～7 日(同甲羟孕酮始用时间)。

以上两者任选其一。

(2)雄激素替代治疗:用于按男性抚养者。

①青春期开始

庚酸睾酮 50mg,肌内注射,1 次/月,3～4 年。

十一酸睾酮 10～20mg,2 次/日或 3 次/日。

②于成年后使用

庚酸睾酮 50～200mg,肌内注射,2～3 次/周。

十一酸睾酮 40mg,3 次/日或 4 次/日。

4. 其他治疗

(1)合并高血压者如果激素替代治疗血压控制不满意,推荐钙离子拮抗药辅助治疗。

①保钾降血压药

螺内酯 10～20mg,2 次/日或 3 次/日。

或 阿米洛利 1.25～5mg,1 次/日或 2 次/日。

②钙通道阻滞药

硝苯地平 5～10mg,3 次/日。

或 非洛地平缓释片 2.5～5mg,1 次/日。

(2)对患者及其父母均应进行必要的心理辅导。

【注意事项】

1. 21-羟化酶缺陷失盐型 CAH 预后不良,可死于早期的急性肾上腺功能不足;非典型 CAH 预后良好,女性单纯男性化型治疗后生育率可达 60%～80%;失盐型生育率差别较大,为 7%～60%;未治疗的非经典型女性生育率在 50% 左右,治疗后可升至 93%～100%。女性 CAH 患者阴道成形术后约 60% 有满意的性生活。

2. β-类固醇脱氢酶缺陷患儿多数早期夭折,少数轻型患儿可存活。几乎所有碳链裂解酶缺陷者均死于婴儿期。

3. 监测指标:包括身高、骨龄、体重、血压、血浆 17-OHP、睾酮(仅限于女性和青春期前的男性)、血浆肾素活性、电解质及睾丸超声等,并注意有无医源性库欣综合征的表现。不推荐 ACTH 作为监测指标。

4. 随访方案:婴儿期每 3 个月 1 次,此后每 4~12 个月 1 次。晨起第 1 次药前 17-OHP 控制在 3~30 nmol/L,雄烯二酮、睾酮等与年龄、性别相符提示糖皮质激素剂量恰当。低血压、高血钾、高肾素提示盐皮质激素不足,反之过量。儿童每年 1 次骨骼 X 线片评价骨龄。终身随访。

第五节　肾上腺髓样脂肪瘤

【概述】

肾上腺髓样脂肪瘤是一种发生于肾上腺的无功能良性肿瘤,临床上少见,过去主要在尸检时被偶然发现,肿瘤不具备内分泌功能。随着现代影像技术的发展及例行保健体检的逐步普及,目前体检检出率越来越高,发病年龄多在 40－60 岁,男女间无明显差异。肿瘤大部分为单侧,双侧罕见。

肾上腺髓样脂肪瘤的病因和发病机制至今仍未明确。关于其病因可归结为以下三种假设。

1. 胚胎发育时分化成熟的造血组织形成的迷走瘤。

2. 分化成熟的肾上腺上皮细胞的变形。

3. 皮质间质细胞的化生。

在病理上,肾上腺髓样脂肪瘤绝大多数发生于肾上腺髓质,罕见于肾上腺之外的组织。肿瘤大者直径可＞20cm,小者仅表现为镜下小病灶。组织学上主要由脂肪组织和骨髓造血细胞构成。一种外观为橘黄色,其主要由脂肪组织构成,伴有少量灶性分布的造血组织,大多数为红细胞。另一种为棕黄色,主要为丰富的骨髓造血组织分布在脂肪组织中。肿瘤周围有少量的肾上腺皮质。瘤体内可有出血、坏死,偶尔还有脂肪液化、囊性变和钙化。

【诊断要点】

1. 临床表现　肾上腺髓样脂肪瘤在早期阶段绝大多数无症

状,往往是在例行体检或因为其他的疾病检查时偶然发现。有症状者多为巨大肿瘤,主要表现为腹部不适、腹痛、腰背疼痛、肿块或症状不典型。据推测,其发病可能与肥胖、高血压及其他一些慢性病有关。极少数病例可由于肿瘤破裂出血至腹膜后产生休克,或表现为急腹症。

2. 影像学检查

(1)B超检查:显示肾上腺区不规则或呈球形的强回声结节或肿块,与肾周围脂肪有分界。

(2)CT检查:显示具有特征性的脂肪低密度肿块,CT值-120～-80HU,边界清楚,中央可有分隔,瘤内密度不均,可见钙化斑。

(3)MRI检查:呈均匀或不均匀的脂肪样信号强度,但也有的髓样脂肪瘤不显示脂肪样信号强度,T_1加权信号呈低信号,T_2加权信号强度近似或低于肝。

【治疗要点】

由于肾上腺髓样脂肪瘤为一种良性肿瘤,绝大多数无任何症状,于偶然检查时发现,因此对其治疗有不同看法,视临床表现观察或手术治疗。

【处方】

1. 对偶然发现的无临床症状的小肿瘤,可以暂时观察,定期复查。

2. 对于已有临床症状或肿瘤较大者,应腹腔镜或开放手术行肿瘤摘除术。

3. 肾上腺髓样脂肪瘤的手术治疗仅限于肿瘤的单纯切除,无需行根治性切除和淋巴结清扫术。

【注意事项】

1. 肿瘤生长较大时可推移挤压邻近组织器官,产生压迫症状,需手术治疗。

2. 体检发现小的"肾上腺偶发瘤"如能明确为肾上腺髓样脂

肪瘤,则可随访观察,避免不必要的根治性手术、化疗或放疗。

第六节　嗜铬细胞瘤

【概述】

嗜铬细胞瘤是肾上腺髓质及肾上腺外副神经节产生儿茶酚胺的嗜铬细胞所发生的肿瘤。绝大多数(90%)位于肾上腺髓质,其余发生在肾上腺外嗜铬组织中。瘤细胞能分泌大量的儿茶酚胺或持续性高血压和代谢紊乱为特征性的临床症状。在临床上嗜铬细胞瘤以 20—50 岁为多见。目前对于嗜铬细胞瘤发病原因尚不清楚,但与神经外胚层细胞的生长发育有直接关系。神经外胚层细胞可残留于肾上腺髓质和肾上腺外副神经节,并分化成新鲜感神经细胞和嗜铬细胞,然后可以使人发生肿瘤。随着分子生物学的进展,现已发现嗜铬细胞瘤患者存在多种遗传基因的异常,可能与遗传有关。近年研究表明约 30%有家族遗传背景,并已明确致病基型(MEN-1 基因突变)、多发内分泌肿瘤-2 型(RET 基因突变)、家族性嗜铬细胞瘤-副神经节瘤综合征(SDHD/SDHB 或 SDHC 基因突变)等。嗜铬细胞瘤可分为良性和恶性,90%以上为良性。肿瘤呈圆形或椭圆形,有完整的纤维包膜,表面光滑,周围血管丰富,肿瘤直径一般在 2～6cm,通常质量在 100g 以内。肿瘤包膜完整,切面呈棕黄色、淡黄或杂色相间,常有出血、坏死或囊性变。肿瘤细胞呈不规则多角形,胞质中颗粒较多,与正常肾上腺髓质母细胞相似,或比正常髓质细胞大 2～4 倍,细胞可被铬酸盐染色,因此称为嗜铬细胞瘤。嗜铬细胞瘤约有 10%为恶性,临床上发生转移者占 6%,肿瘤从细胞形态学上常难以确定良性和恶性,诊断恶性嗜铬细胞瘤的依据是:包膜浸润,血管或淋巴管中有癌栓形成,或有远处转移,而转移部位为非嗜铬细胞性质。转移部位最多是淋巴和肝,其次是骨和肺等器官。但病理组织学特征本身不能确定恶性或转移。嗜铬细胞瘤约有 10％病例有多发性肿瘤,10％病例的肿瘤位于肾上腺外(异位),较常见的异位肿瘤位于主动脉旁的交感神经链、肠系膜下动脉,其他部位可在胸腔纵隔内、盆腔、前列腺、卵巢、心肌内、动脉壁、膀胱壁、颈部等。

【诊断要点】

临床症状以头痛、心悸、出汗三联症和高血压、高代谢、高血糖三高症为特征。10％定律:10％为恶性、10％为肾上腺外病变、10％为双侧性肾上腺病变、10％为多发病变、10％发生于儿童和10％合并 MEN-2 综合征等。

1. 高血压　可分为阵发性高血压和持续性高血压两种类型。

(1)阵发性高血压:占 26％～45％。发作时血压可急剧升高,收缩压可高达 200～300mmHg 以上,突然感剧烈头痛、心悸胸闷、面色苍白、四肢湿冷、紧张焦虑,甚或濒死感。有时还会有恶心、呕吐、视物模糊和感觉异常等表现。发作诱因为体位改变、搬重物、受冷、咳嗽和腹压增高等。每次发作持续时间从数秒至数小时不等,发作频率为起始数月或数周 1 次,以后间隔缩短,发作渐重,甚而每日发作,发作一般历时 1～2 小时,但亦可短至数分钟,或长达一整天或数天,因此有人把发作情景形象地称为"幽灵"忽隐忽现。

发作终止时,出现迷走神经兴奋症状,面颊及皮肤潮红,全身发热,大量出汗,流涎,瞳孔缩小,尿量增多,血压迅速降低恢复正常。严重发作时,可并发急性左侧心力衰竭、脑出血或休克而死亡。

(2)持续性高血压:成年患者约有 50％表现为此型,持续血压增高者酷似原发性高血压。而儿童嗜铬细胞瘤表现为此型者占90％,大多数患者感觉不到血压的变化。少数患者血压可很高,舒张压在 140mmHg 左右。患者可有心悸、出汗、神经质、对热敏感和体位性低血压等症状,体重可有减轻倾向。持续性收缩压升高的患者,病变部位可能在肾上腺,收缩压和舒张压均持续升高者,病变部位可能在肾上腺,也可能在肾上腺以外。

对于高血压下降时,如原因不明,应考虑嗜铬细胞瘤的可能性。

2. 代谢紊乱 是本病的一个显著特点,尤其以持续性高血压患者为多见。

(1)基础代谢增高:近半数患者的基础代谢率增高,为+20%～+15%,有时高达+100%。由于体内耗氧量增加,患者可有发热、消瘦、多汗、心悸和神经质等症状。严重时心律失常,如期前收缩、阵发性心动过速及心室颤动等。

(2)糖代谢紊乱:肝糖原分解加快,胰岛分泌受抑制,引起血糖升高和糖耐量降低,尤其在儿童中更为常见。

(3)脂代谢紊乱:脂肪分解代谢加速,血游离脂肪酸增多,体重减少至标准体重的10%左右。

(4)红细胞增多:内分泌系统紊乱促使红细胞生成素分泌增多时,可出现红细胞增多。

3. 特殊类型表现 可有下列一些特殊表现。

(1)腹部肿块:部分患者首先发现腹部可触及包块,当略动包块时有明显心悸、头痛、出汗、血压升高症状。

(2)无症状性嗜铬细胞瘤:嗜铬细胞瘤分泌儿茶酚胺(CA)量和肿瘤大小不一定成正比,巨大肿瘤可能释出量不多,因为儿茶酚胺可在瘤体内降解;有的瘤体不分泌儿茶酚胺;也有瘤体内缺少儿茶酚胺代谢的酶致使肾上腺素、去甲肾上腺素、3-甲氧-4-羟苦杏仁酸(VMA)和儿茶酚胺减少。

患者无高血压也无代谢率增高的各种症状,而是在做CT、MRI等检查时发现。

(3)消化道出血:由于儿茶酚胺显著升高,使胃肠道黏膜血管强烈收缩所致。症状有恶心、呕吐、便秘、腹胀和腹痛,严重时可引起出血、穿孔等急腹症表现。

(4)膀胱内嗜铬细胞瘤:患者于膀胱内尿量充盈时、排尿时或排尿后可引起高血压发作,也可发生排尿时晕厥。

(5)心肌炎型:临床表现有心悸、气促、低热和心脏扩大,第一心音减弱,有杂音,红细胞沉降率快、黏蛋白也可增高,心电波动大,24 小时尿儿茶酚胺、VMA 明显升高,用抗风湿药物治疗无效。

(6)低血压及休克:少数患者无高血压而表现为阵发性低血压,甚至休克,或为高血压和低血压交替出现。其原因:①肿块坏死、出血使儿茶酚胺释放骤停;②大量儿茶酚胺引起心肌病变导致心排血量减少,发生心源性休克;③分泌肾上腺素兴奋肾上腺素能 β 受体引起血管扩张;④大量儿茶酚胺使血管收缩,微血管壁缺氧,渗透性增强,血浆渗出,有效血容量下降,血压下降;⑤心肌梗死。

(7)合并皮质醇增多症:肥胖、乏力、闭经、心悸、皮肤菲薄和皮肤紫纹等皮质醇增多的特征。因嗜铬细胞瘤可分泌多种肽类激素,包括 ACTH,可导致肾上腺皮质增生。

4. 实验室定性检查　血、尿 CA 及其代谢物测定。

(1)血浆游离 MNs(CA 代谢中间产物甲氧基肾上腺素类物质)测定:包括甲氧基肾上腺素(MN)和甲氧基去甲肾上腺素(NMN)。敏感性 97%～99%,特异性 82%～96%,适于高危人群的筛查和检测。阴性者几乎能有效排除 PHEO/PGL,假阴性率仅 1.4%。直接检测 CA 易出现假阴性。因此,测定其代谢产物对 PHEO/PGL 有确诊的价值。

(2)尿 CA 及其代谢物测定:持续性高血压型患者尿 CA 及其代谢物 3-甲氧-4-羟苦杏仁酸(VMA)及 MN 和 NMN 皆升高,常在正常高限的 2 倍以上。其敏感性为 77%,特异性为 93%。血浆游离 MNs 和尿 MNs 升高 ≥ 正常值上限 4 倍以上,诊断 PHEO/PGL 的可能性几乎 100%。

5. 药理学试验　随着现代检查方法的进展,已有很高效的诊断方法和途径,过去常用的药理学试验,特别是危险性很大的激发试验已经废弃不再应用。但阻滞试验仍有一定价值,如酚妥拉明(Regitine)抑制试验。阻滞试验常用于持续性高血压患者及阵发性高血压患者发作时。

阻滞试验:患者血压在 170/110mmHg 以上或正在发作时可做此试验。以酚妥拉明 5mg 静脉注入,在 3～5 分钟血压下降超过 35/25mmHg 者为阳性。现在也有用可乐定做抑制试验。

6.定位检查

(1)B超检查:敏感性较低,但因其简便、无创、价格低廉,可作为初筛检查。

(2)CT 扫描＋增强:敏感性高,可发现肾上腺 0.5cm 和肾上腺外 1.0cm 以上的 PHEO/PGL。肿瘤内密度不均和显著强化为其特点,能充分反映肿瘤形态特征及其与周围组织的解剖关系。

(3)MRI 检查:敏感性与 CT 相仿、无电离辐射、无造影剂过敏之虑。PHEO/PGL 血供丰富,T_1WI 低信号、T_2WI 高信号,反向序列信号无衰减为其特点。推荐以下情况代替 CT 作为首选定位或补充检查。

1)儿童、妊娠期妇女或其他需减少放射性暴露者。

2)对 CT 造影剂过敏者。

3)生化检查证实儿茶酚胺升高,CT 扫描阴性者。

4)肿瘤与周围大血管关系密切,评价有无血管侵犯。

5)全身 MRI 弥散加权成像(DWI)有助于探测多发或转移病灶。

(4)功能影像学定位:间位[131]碘苯甲胍(^{131}I-MIBG)闪烁扫描。[131]I-MIBG 是一种能被肾上腺素能神经细胞选择摄取的放射性化合物。故可用来显示嗜铬细胞瘤及恶性肿瘤的转移病灶。是一种功能性而非解剖性的定位检查,其特异性较强,敏感度可达 90％左右,是诊断嗜铬细胞瘤的一种安全、灵敏、特异和无创的技术,既能够定位又能够定性,一次注药可做全身检查,假阳性率为 1.8％,假阴性率为 11.8％,对家族性、肾上腺外、复发或者转移性肿瘤尤为适用。

【治疗要点】

手术治疗:大多数嗜铬细胞瘤最有效的根治方法。药物治疗:适用于有严重并发症不能耐受手术者、恶性肿瘤已发生转移者或术前准备控制血压的高血压者。

【处方】

1.手术治疗

腹腔镜手术:是肾上腺PHEO推荐首选的手术方式。适用于肿瘤<6cm,术后恢复快。经腹或经腰部开放手术:适用于肿瘤较大,疑恶性、肾上腺外PGL、多发需探查者。

2.药物治疗

(1)α受体阻滞药:用于术前准备或病情不稳定未能手术者。除酚妥拉明外任选其一。

酚妥拉明　2.5~5mg,静脉注射,或5~10mg+5%葡萄糖250ml,静脉滴注(用于阵发性高血压或高血压危象,术中血压骤升时小量应用)。

酚苄明　10~60mg/d,分2~3次口服。

哌唑嗪　2~5mg/d,分2~3次口服。

特拉唑嗪　2~5mg/d,分2~3次口服。

多沙唑嗪　2~8mg/d,1次/日。

乌拉地尔　60mg,1次/日或2次/日。

(2)β受体阻滞药:任选其一。

普萘洛尔(心得安)　10mg,2次/日或3次/日。

阿替洛尔(氨酰心安)　25~50mg,2次/日或3次/日。

美托洛尔(美多心安)　12.5~50mg,2次/日。

(3)钙通道阻滞药:任选其一。

硝苯地平　5~10mg,2次/日或3次/日

硝苯地平控释片(拜新同)　30~60mg,1次/日。

非洛地平缓释片(波依定)　2.5~10mg,1次/日。

尼卡地平(Perdipine)　20mg,一日3次。静脉滴注:高血压

急症时以每分钟 0.5μg/kg 速度开始,根据血压监测调节滴速。

(4)血管紧张素转化酶抑制药:任选其一。

卡托普利(开博通) 6.25～25mg,2 次/日或 3 次/日。

或 依那普利(怡那林) 2.5～10mg,1 次/日或 2 次/日。

或 贝那普利(洛汀新) 10～20mg/d。

(5)血管扩张药

硝普钠 开始 0.1μg/(kg·min),于 5% 葡萄糖中静脉滴注,以后根据血压调整剂量至 50～200μg/min。常用于手术中血压骤升时。

(6)儿茶酚胺合成抑制药

α-甲基对位酪氨酸 250μg/(6～8 小时),以后酌情调整剂量,总剂量不大于 4g/d。

【注意事项】

嗜铬细胞瘤与年龄、良恶性、有无家族史及治疗早晚等有关,绝大多数患者可被成功地切除肿瘤而治愈,但若不及时诊断治疗,最终多可致死。与遗传有关的常见于双侧性肾上腺外的肿瘤,对预后有不良影响。良性肿瘤经摘除后,多数患者血压很快降至正常,但血浆和尿中儿茶酚胺及其代谢产物可能数天至 1 个月内仍较高。20%～30%患者因持久高血压需用药物控制。5 年生存率在 96% 以上,而恶性肿瘤对放疗和化疗不敏感。

第七节 原发性醛固酮增多症

【概述】

原发性醛固酮增多症(PA)简称原醛症,是肾上腺皮质球状带发生病变时分泌大量醛固酮,导致人体内分泌代谢产生一系列紊乱现象,临床上表现为特征性高血压、低血钾、碱中毒和周期性麻痹的综合征,最早由 Conn 在 1955 年首先报道,故被称为 Conn 综合征。肾上腺瘤是原醛症最常见的原因,约占 90%,左侧肾上

腺瘤较右侧多 2～3 倍。腺瘤 90％是单个的、良性的,包膜完整,
切面呈橘黄色,一般瘤体较小,直径多在 1～2cm,很少超过 3cm,
有些仅为 0.3～0.6cm。10％为多个的,双侧肾上腺均有肿瘤者
仅占 2％。它们的重量一般小于 6.0g。瘤组织主要由排列成巢
状、束状或腺样的大透明细胞构成。核圆形或杆状,胞质空泡或
细颗粒状,显示分泌醛固酮的球状带细胞的特征。原发性肾上腺
皮质增生症:少见,占原醛症的 5％～10％。大多数病例镜检示球
状带弥漫性增生,少数则表面高低不平,或呈颗粒状,切面可见散
在性黄色小结节,增生的肾上腺均由大量透明细胞构成。醛固酮
癌:少见,肿瘤直径多＞3cm,发展迅速,确诊时多有血行转移。肿
瘤包膜可有浸润,肿瘤组织有特征性的厚壁血管。醛固酮的主要
生理功能为潴钠排钾,其作用于肾远曲小管钠离子的重吸收和钾
离子的排泄。即通过 Na^+-K^+ 交换来实现。原醛症的一系列病
理生理改变均是由于肾上腺皮质分泌过量的醛固酮所导致,从而
出现高血压、低血钾、代谢性碱中毒等一系列电解质紊乱和酸碱
失衡现象及肾素-血管紧张素被抑制现象。由于体内钠潴留和细
胞外液容量扩张,于是肾小球旁细胞所受的压力增加,抑制了肾
素分泌及血管紧张素的形成。所以本症是一种"低肾素性"的高
血压。细胞内大量钾离子丢失,钠和氢离子从细胞内排出的能力
降低,细胞外液氢离子减少,血液呈碱性。在碱溶液中,钙离子不
游离,再加醛固酮促进钙离子排泄,故患者出现手足搐搦。在长
期失钾的情况下,神经肌肉的兴奋性降低,患者出现肌无力和周
期性瘫痪。肾小管上皮细胞产生空泡变性和变形,浓缩功能减
退,患者可发生夜尿和低比重尿。

【诊断要点】

原醛症的诊断分为三部分,第一是定性诊断,第二是定位诊
断,第三是鉴别原醛症的各种类型。

1. 定性诊断

高血压患者如果出现:①一般降血压药物疗效不明显或无

效;②伴有低钾血症或缺钾性心电图特征;③伴有肌无力或周期性瘫痪;④应用利尿药后出现肌无力或周期性瘫痪;⑤肾功能减退而尿液呈碱性。应怀疑有原醛症的可能,可进行下述检查。

(1)血、尿生化检查

1)血钠、血钾。①高血钠:血清钠往往在正常范围内或略高于正常,一般血钠>140mmol/L。②低血钾:多数患者血钾呈持续性低血钾,血钾≤3.5mmol/L;也有部分患者呈间歇性低血钾;少数患者血钾可正常或在正常值低限,即≥3.5mmol/L。③尿钾高:24小时尿排钾25mmol/L以上。

2)尿液检查。①尿 pH 为中性或偏碱性;②尿常规检查可见持续性或间歇性少量蛋白质;③尿比重偏低而趋于固定,常为1.010~1.020。

(2)醛固酮测定:①尿醛固酮排出量。正常人在普食条件下,均值为 21.4μmol/24h(9.43~35.2μmol/24h),原醛症常高于此值 1 倍或更高,少数患者可在正常范围。由于多种因素可影响醛固酮分泌,如肝、肾功能状态,饮食中钠、钾含量及病人血钾浓度等。因此要反复多测几次。②血浆醛固酮浓度。正常人和在卧位的条件下,周围血浆醛固酮浓度应在 277.5pmol/L 以下,若血浆醛固酮高于 554pmol/L,则应怀疑原醛症的存在。

(3)血浆肾素活性(PRA)测定:是指在对照试验条件下血管紧张素Ⅰ形成的速率,而非血浆肾素的浓度。PRA 测定是鉴别原醛症与继醛症的关键,后者表现为 PRA 增高。原醛症病人不能测及或水平很低,即使是在兴奋试验后也是如此。但此测定对原醛症并不特异,因高血压病人表现为肾素抑制者占 25%,其中仅有一小部分为原醛症。

(4)盐负荷试验

1)低钠试验。原醛症病人在限制钠的条件下,到达肾远曲小管的钠量减少,钠钾离子交换减少,故尿钾减少,血钾上升。①操作方法:给病人以固定的低钠饮食,每日 10~20mmol,共 6 日。

第 5、第 6 日清晨取血测血钠和血钾,同时各留 24 小时尿测尿钾和尿钠。②注意事项:血标本应防止溶血,留尿标本应准确。试验期间有的病人不思饮食,应嘱其尽量坚持,以取得配合。临床意义:正常人限钠后血钾不上升;原醛症病人限钠后尿钠可极度降低,尿钾减少,血钾上升。

2)高钠试验。正常人及一般高血压病人在增加钠摄入量时,醛固酮分泌受到抑制,肾远曲小管钠重吸收减少;由于原醛症病人自主地分泌大量醛固酮,在增加钠摄入量时,肾远曲小管对钠的重吸收仍甚高,促进钠、钾交换,钾耗损加重,低血钾更明显。①操作方法:先抽血测血钾、钠、氯、CO_2 结合力,并测 24 小时尿钠、钾。给病人进固定高钠饮食 4～6 日,每日钠要在 240mmol 以上。于固定饮食期间及结束日分别抽血及留 24 小时尿,测定项目同前。此外,每日测血压 2 次,并观察临床症状变化。②注意事项:凡有呕吐、腹泻者不宜做本试验,夏季出汗多者亦影响结果。血钾过低<3.0mmol/L 不宜做本试验,因试验可使血钾进一步降低,有可能引起严重后果。③临床意义:正常人与原发性高血压病人进高钠饮食时,醛固酮分泌受到抑制,肾远曲小管对钠的重吸收减少,尿钠增多,血钾不受影响。原醛症病人高钠饮食后低血钾更趋明显,常在 3.5mmol/L 以下。

3)螺内酯(安体舒通)试验。安体舒通具有拮抗醛固酮对肾小管作用的功效,每日 320～400mg,分 3～4 次口服,用药 1～2 周,可纠正过量醛固酮所引起的代谢紊乱,使尿钾排量减少,低血钾因此得到纠正,血钾接近或达到正常,同时使高血压状态有所减轻或降至正常。此试验亦可作为术前准备措施之一。

①操作方法:病人在未服安体舒通前为对照期,服安体舒通后为试验期。对照期及试验期均应进食恒定的含中等量钠、钾的饮食(钠每日 150mmol,钾每日 60mmol);对照期为 3～7 日,测 2 次以上的血钾、钠、氯、CO_2 结合力及 24 小时尿钾,要求至少有 2 次血钾少于 3～4mmol/L 及尿钾大于 30mmol/24h,再开始进行

试验才有意义;试验期为 7～14 日,必要时可延长,口服安体舒通每次 300mg(或微粒型 80～100mg),每日 3 次,每隔 3 日重复 1 次上述检查项目;对照期及试验期每日测血 2 次,并观察症状变化。

②临床意义:原醛症病人服安体舒通 1 周后,尿钾减少,尿钠增多,血钾上升至正常范围,血钠下降,CO_2 结合力下降,尿 pH 变为酸性,血压下降,肌无力及麻木感改善;失钾性肾炎或肾盂肾炎,服安体舒通后对电解质无影响;肾缺钾所致的高血压伴继发性醛固酮增多症病人,服药后血压不下降。

2. 定位诊断

(1)B 超检查:肾上腺 B 超检查较易进行,但较为粗略,为常用定位诊断初步手段。B 超可显示双侧增生的肾上腺组织,一般可分辨 0.8～1.0cm 大小腺瘤,其正确率<50%,直径超过 1.3cm 的腺瘤诊断正确率为 70%～80%。

(2)CT 扫描:醛固酮瘤多为单侧,直径 1cm 以上肿瘤的检出率为 93% 以上,高分辨率 CT 可检出直径 0.5cm 以上的肿瘤。

(3)MRI 检查:肾上腺 MRI 检查对醛固酮瘤诊断检出率并不比 CT 高,无优越性,其空间分辨率低于 CT,可能出现运动伪像。仅用于对 CT 造影剂过敏者。由于 MRI 无放射性危害,可用于妊娠期妇女肾上腺疾病的诊断。

(4)放射性碘化胆固醇肾上腺照相或扫描:采用放射性碘化胆固醇注入人体后被肾上腺皮质浓缩的原理,用闪烁照相机获得肾上腺图像。对直径超过 1.0cm 以上腺瘤的诊断准确率达 90%,对增生的诊断准确率为 60%～70%,其缺点是缺乏特异性,难与其他肾上腺皮质疾病相鉴别,目前已不推荐检查。

【治疗要点】

1. 手术治疗　原醛症绝大多数病例(90%)为腺瘤所致,故治疗以外科手术为主。

2. 药物治疗　药物治疗的适应证为:①术前准备;②特发性

肾上腺皮质增生;③当手术后疗效不满意或病人全身情况差,不能耐受手术时;④皮质癌。

【处方】

1. 手术治疗

(1)腹腔镜手术:已成为原发性醛固酮增多症的首选,单发或单侧醛固酮腺瘤无疑更是腹腔镜摘除术的最佳适应证。

(2)经典开放手术:在未开展腹腔镜技术的情况下,仍然具有不可替代的作用。熟练掌握开放手术有利于丰富对原发性醛固酮增多症的外科治疗手段。醛固酮瘤和原发性肾上腺增生患者术前准备,特发性醛固酮增多症患者首先使用醛固酮拮抗药。

2. 选择性醛固酮拮抗药

螺内酯(安体舒通)推荐首选。通过对肾小管的作用,使体内醛固酮受到拮抗。其剂量为 60mg,每日 3 次,待电解质代谢紊乱得以控制后,血压下降接近正常后,改为 20mg,每日 3 次。

依普利酮　50～200mg/d,分 2 次口服,可减少抗雄激素和抗孕激素的不良反应,但抗醛固酮活性仅为螺内酯的 60％。

3. 保钾排钠利尿药

阿米洛利,初次剂量为 10～20mg/d,必要时可增至 40mg/d,分次口服。

氨苯蝶啶,初次剂量为 25～100mg,2 次/日,最大剂量不超过 300mg。

4. 使用上述三种处方,如血压控制不满意,可加用钙通道阻滞药。

硝苯地平(心痛定)　30～60mg/d,分次口服。

或 尼群地平 10mg,2 次/日或 3 次/日。

或 非洛地平缓释片(波依定)2.5～10mg/d。

5. 血管紧张素转化酶抑制药,可使原醛症患者醛固酮分泌减少。

卡托普利(开博通)6.25～25mg,2 次/日或 3 次/日。

或 依那普利(怡那林)12.5～20mg,1 次/日或 2 次/日。

或 贝那普利(洛汀新)10～20mg,1 次/日。

或 利诺普利(赖诺普利)2.5～20mg,1 次/日。

或 福辛普利(蒙诺)10～20mg,1 次/日。

或 西拉普利(一平苏)1.25～5mg,1 次/日。

6. 糖皮质激素可抑制醛固酮增多症,患者需长期外源性糖皮质激素治疗,以抑制促肾上腺皮质激素的分泌。

地塞米松 0.5mg 晨服,1.5mg 睡前服,待血压、血钾、醛固酮和肾素活性恢复正常,逐步减至维持量,最后 0.5mg,每晚1 次。

【注意事项】

手术:①术前准备。注意心脏、肾、脑和血管系统的评估,纠正高血压、低钾血症。肾功能正常者,推荐螺内酯术前准备,剂量200～400mg/24h,分次口服。如果低钾血症严重,应口服或静脉补钾,一般准备 1～2 周,在此期间,注意监测患者血压和血钾的变化。肾功能不全者,螺内酯酌减,以防止高血钾。血钾控制不理想者,加用其他降血压药物。②术后处理。术后因病因已去除,患者血、尿醛固酮浓度迅速下降,水、电解质紊乱可于数日至数周内恢复正常,但患者术后肾潴钠功能下降,据术后监测血电解质水平作为术后补充液体的依据,亦可口服补充氯化钠。

大部分患者术后血压将大幅度下降,醛固酮分泌抑制状态持续一段时间后可恢复正常。通常高血压在 1～6 个月逐步降至正常,必要时可辅以降血压药物治疗。

药物:用氨苯蝶啶期间应注意血象及肝功能改变。

第八节 皮质醇增多症

【概述】

是由于肾上腺皮质产生过量的糖皮质激素所致。各种原因引起的皮质醇增多都能导致体内脂肪、蛋白质和糖代谢的紊乱，因而临床上产生一系列的特征性症状。一般对垂体引起的肾上腺皮质增生称为库欣病，而对皮质肿瘤称为库欣综合征(Cushing syndrome)。此病好发年龄为 15－40 岁。多见于女性，男女之比为 1:5。由于肾上腺皮质有不同的病理改变，故病程发展各异。皮质增生和腺瘤的病程缓慢，而皮质癌发展迅速。

肾上腺腺瘤或癌肿，皮质醇分泌过多呈自主性分泌。

肾上腺皮质增生，多由于下丘脑-垂体功能紊乱或垂体瘤导致 ACTH 分泌过多。

异源性 ACTH 分泌综合征，是肾上腺以外癌瘤分泌过多 ACTH 所致，如小细胞肺癌、胸腺癌、胰岛细胞癌、支气管类癌和甲状腺髓样癌等。

医源性因素，长期大量使用 ACTH 或类固醇激素引起。

ACTH 依赖性：垂体源性皮质醇增多症(Cushing 病)是垂体腺瘤或下丘脑垂体功能紊乱导致 ACTH 促皮质激素释放激素(CRH)分泌过多，引起双侧肾上腺皮质增生。异源性 ACTH 分泌综合征是垂体以外的肿瘤组织分泌大量 ACTH，使双侧肾上腺皮质增生(继发性)分泌过量皮质醇。

ACTH 非依赖性：皮质腺瘤、腺癌，部分肾上腺皮质结节性增生。引起肾上腺皮质激素分泌过多。良性的腺瘤一般比较小，单个，大多数直径在 2~4cm，质量 10~40g，两侧肾上腺的机会大致相等。肾上腺皮质癌比较大，质量一般都超过 100g。

【诊断要点】

(一)临床表现

1. 向心性肥胖　肥胖是此症的主要症状之一，也是最早出现的症状。患者往往于数年内呈进行性肥胖。肥胖呈向心性，主要在头面部、后颈、锁骨上窝及腹部有大量脂肪堆积，形成具有特征性的"满月脸、水牛背、锁骨上窝丰满、颈短、悬垂腹及四肢纤细"等表现。病人总体脂肪量增加。肥胖多数为轻、中度，很少重度肥胖。至疾病后期,因肌肉消耗、脂肪转移,四肢显得相对瘦小。

2. 多血质和紫纹　大量皮质醇促进蛋白质分解,抑制蛋白质合成,使机体处于负氮平衡状态。临床上表现为蛋白质过度消耗的现象:头面部皮肤菲薄、细嫩、潮湿、油腻,皮下血管明显可见,呈多血质面容。由于毛细血管脆性增加,易出现瘀斑,碰伤产生皮肤青紫。腹部、臀部、股内侧和腋下皮肤可见典型而宽的紫红色条纹,称为紫纹。

3. 高血压和低钾血症　皮质醇有明显的潴钠、排钾作用,导致体内水钠潴留和血容量增加,血压增高。由于尿钾排出增加,可出现低钾血症、高尿钾及轻度碱中毒。

4. 糖代谢障碍　大量皮质醇促进肝糖原异生,并拮抗胰岛素的作用,减少周围组织对葡萄糖的利用,肝葡萄糖输出增加,引起葡萄糖耐量减低,部分患者出现类固醇性糖尿病,其发病率较普通人群高,为 $60\%\sim70\%$。

5. 抗感染力减弱　长期皮质醇分泌增多使免疫功能减弱,对外来细菌、真菌和病毒等产生抗体的能力下降,容易发生感染性疾病。

6. 性腺功能紊乱　女性患者可出现月经减少、不规则或停经。男性患者可有性欲减退、阴茎缩小、睾丸软化等。毛发增多、多毛现象在女性病人更为明显。毛发增多和痤疮是雄激素分泌过多所致。

7. 背痛和骨质疏松　背痛由骨质疏松和脊椎压缩性骨折引起。骨质疏松为全身性,脊柱和肋骨最容易发生。糖皮质激素过多引起骨质疏松的机制为:①骨形成减少和骨吸收增加;②继发性甲状旁腺功能亢进;③抑制钙的吸收和增加尿钙的排出,产生高尿钙症,所以皮质醇增多症病人肾结石发病率较高。

8. 血液系统改变　皮质醇刺激骨髓,使红细胞和血红蛋白含量增高,白细胞和中性粒细胞偏高,淋巴细胞和嗜酸性粒细胞明显减少,约 10% 的患者有红细胞增多症。

9. 精神和心理改变 约半数病人有不同程度的精神症状,如性格改变、烦躁、易怒,有时异常抑郁。

(二)实验室检查

对于临床可疑为皮质醇增多症的患者应先行筛选检查,常测定24小时尿游离皮质醇(UFC)、尿17-羟类固醇(17-OH)及血浆皮质醇(PF)的浓度作为筛选标准。

1. 血、尿皮质醇及其代谢产物的测定

(1)血浆皮质醇测定:皮质醇增高为正常平均值的2～3倍,正常的昼夜节律性消失,晚上血皮质醇不明显低于清晨血皮质醇浓度。

(2)24小时尿游离皮质醇(UFC):皮质醇增多症患者中98.2% UFC均高于正常。

(3)尿17-OH测定:尿17-OH的水平代表着体内皮质醇代谢产物的水平,也反映着体内皮质醇的分泌量。当皮质醇增多症时,患者体内皮质醇分泌量明显增加,患者每日尿中尿17-OH排泄量也明显升高。

(4)尿17-酮类固醇(17-KS)测定:在皮质醇增多症时,库欣病患者尿17-KS水平可正常;而异源性ACTH分泌综合征及肾上腺皮质癌时尿17-KS常显著高于正常水平。

2. 血浆ACTH测定 对库欣综合征的病因鉴别诊断具有重要价值。增生的比例轻度升高,腺瘤和腺癌的比例降低,异源性ACTH分泌综合征的比例则明显升高。

3. 地塞米松抑制试验

(1)小剂量地塞米松抑制试验:这是诊断皮质醇增多症的最可靠试验。经典方法为两天试验,口服地塞米松0.5mg/次,每6小时1次,连服2天,测定服药前1天及服药第2天的24小时的尿17-羟类固醇(17-OH)和游离皮质醇(UFC),正常反应为服药第2天尿排出17-OH受抑制,小于8.3μmol/24h(3.0mg/24h),UFC小于55.2nmol/L(20μg/24h);皮质醇增多症病人尿排出游离皮质醇和 17-OH 不受抑制。

（2）大剂量地塞米松抑制试验：是目前皮质醇增多症病因鉴别诊断的主要手段，可靠性达 80%。此试验显示垂体性皮质醇增多症，80%～90% 患者可以被抑制；肾上腺皮质肿瘤或异源性 ACTH 分泌综合征的患者，则大多数（80%）不被抑制。方法为口服地塞米松 2.0mg，每 6 小时 1 次，连服 2 天，然后测定 24 小时尿 17-OH 和 UFC。其值小于基础值 50%，提示为库欣病，25% 异源性 ACTH 分泌综合征病人亦有抑制反应；而肾上腺腺瘤或癌无抑制反应。

4. 美替拉酮试验　可用于鉴别库欣病与肾上腺肿瘤。口服美替拉酮 750mg，4 小时 1 次，共 6 次，收集给药前、给药前天和给药后 24 小时尿标本，测定尿 17-OH。库欣病病人尿 17-OH 明显增加，而肾上腺肿瘤病人无变化或降低。

（三）影像学检查

影像学检查是皮质醇增多症病变定位诊断的重要手段。

1. X 线摄片　①头颅摄片，观察蝶鞍有无增宽，如有显著扩大或破坏时，则原发病灶可能在垂体。小腺瘤可用断层摄片发现。②腰椎摄片，常可见骨质疏松及脱钙现象。③胸部平片，以除外胸腺疾病。④泌尿系平片，初步了解肾及肾上腺的外形、钙化斑等。

2. CT 和 MRI 检查　对垂体微腺瘤的定位诊断有较大价值，可发现 70%～90% 的垂体微腺瘤病例。CT 对肾上腺肿瘤的诊断率很高，能准确地区分肾上腺肿瘤与双侧肾上腺增生。

3. B 超检查　可发现肾上腺 1.0cm 以上的肿瘤，诊断率在 80% 左右，但难以判断双侧肾上腺是否增生。

4. 肾上腺核素检查　可鉴别双侧肾上腺增生或肾上腺皮质腺瘤。

【治疗要点】

①消除皮质醇引起的各种症状；②切除危害生命的有功能的

肿瘤;③保存正常垂体和肾上腺的功能;④治疗后不应复发或替代治疗。其治疗方法有放疗、手术和药物治疗三个方面。合理治疗的选择则取决于库欣综合征的病因。

【处方】

(一)库欣病的治疗

1. **垂体瘤切除术** 药物试验提示为 ACTH 依赖性皮质醇增多症,CT 扫描显示垂体腺瘤者,宜行经鼻蝶窦垂体瘤摘除术。手术治愈率可达 80%以上,术后复发率在 10%以下。

2. **垂体放射治疗** 垂体放射对垂体性皮质醇症是一种辅助治疗。以前在肾上腺大部分切除术后一般加以放疗,现在在垂体手术后疗效不理想而病人不愿意做第二次垂体手术时,可考虑做垂体放疗。

3. **药物治疗** 是一种辅助治疗,用于术前准备或其他治疗效果不佳时。通过干扰酶系统阻滞皮质醇合成。常用药物有以下几种。

(1)氨鲁米特(又称氨基导眠能),0.75~1.0g/d,分 3~4 次口服。

(2)美替拉酮 1.0g/d,分 2~3 次口服。

(3)酮康唑 0.8~1.2g/d,分 2~3 次口服。皮质醇水平降至正常水平后适当减量,同时注意肝功能损害。

直接作用于下丘脑-垂体抑制 ACTH 分泌的药物有以下几种。

赛庚啶:口服:2~4mg/次,3 次/天;对本品过敏者、青光眼患者、孕妇及哺乳期妇女禁用,消化道溃疡、幽门梗阻及尿潴留患者、2 岁以下儿童也不宜使用。

溴隐亭:1.25mg/d,应在用餐中服用。

(二)肾上腺肿瘤的治疗

1. **肾上腺腺瘤** 腺瘤多为单侧,手术切除可根治。如术前不能明确定位,可先探查左侧。如经探查发现一侧肾上腺萎缩,对侧必有腺瘤。要切除腺瘤,不能切除萎缩的肾上腺。为了促使已萎缩的肾上腺恢复功能,术后在用激素替代治疗的同时,每日注射长效 ACTH 60U,2 周后逐渐减量,替代疗法多数病人在 3 个月至 1 年内可停用。

2. 肾上腺皮质癌　早期手术根治;肾上腺皮质癌术后根据切除情况及是否转移而辅以化疗,常用药物有下述几种。

(1)密妥坦(o,p-DDD,双氯苯二氯乙烷),一般初始剂量每次 3.0g,每日 3 次。以后可根据病情减至 1.0g,每日 3 次,可维持应用数月,在应用 4~6 个月后,皮质醇增多症常可恢复正常,如为癌肿复发,其疗效较差。

(2)赛庚啶　24mg,口服,每日 1 次。

(3)甲吡酮　1.0g,口服,每日 1 次。

(4)氨鲁米特　每日 0.75~1.0g,口服,分 3~4 次。

(三)异源性 ACTH 分泌综合征的治疗

手术切除肿瘤是首选方法,再加局部放疗。当异源性 ACTH 分泌瘤无法找到或无法切除而高皮质醇血症威胁病人生命时,可用上述药物治疗或考虑做双侧肾上腺全切除。

1. 术前处理　空腹血糖应控制在 11.1mmol/L 以下。有负氮平衡者,给苯丙酸诺龙 25mg,每周 2 次。手术前 12 小时及 2 小时各肌内注射醋酸可的松 100mg。

2. 术中处理　持续静脉滴注氢化可的松 200mg,在手术切除肾上腺时滴速加快,手术日每 6 小时肌内注射醋酸可的松 50mg。

3. 术后处理　术后第 1、第 2 天每 8 小时肌内注射醋酸可的松 50mg。术后第 3、第 4 天改为每 12 小时注射醋酸可的松 50mg。以后维持量改为口服泼尼松,每日 10~20mg,2 周以后维持量改为每日 5~10mg,可持续用 6~12 个月。

【注意事项】

肾上腺腺瘤或增生在切除手术前、后的处理,由于病人术前血中皮质醇高,一旦手术切除腺瘤或增生的肾上腺后,体内皮质醇分泌锐减,易发生急性肾上腺危象。

第2章

肾　病

第一节　肾　结　核

【概述】

肾结核(tuberculosis of kidney)在泌尿生殖系统结核中占重要地位,泌尿生殖系统中其他器官的结核,大都继发于肾结核,因此,既要把泌尿生殖系统结核作为全身结核病的一部分,也要把泌尿生殖系统某一个器官的结核作为整个系统结核病的一部分。

肾结核是由结核分枝杆菌引起的慢性、进行性、破坏性病变。原发病灶多在肺部,其次在骨、关节、淋巴及肠道。结核分枝杆菌经血行或淋巴途径进入肾后,常引起双侧肾皮质的病变。如果机体抵抗力较强,大都能自行痊愈,临床上不出现症状,称为病理型肾结核。但当机体抵抗力降低时,结核结节增大,病变逐渐发展蔓延,形成一侧或双侧临床型肾结核,出现一系列临床症状。据临床资料统计,肾结核约90%为单侧性病变,10%为双侧性病变。发病年龄多在20—40岁,男性较女性多见,约为2:1。

从病理型肾结核发展至临床型肾结核,历时较长,一般长达数年。一旦结核感染灶进入肾盏、肾盂,病情即迅速发展,几个病灶彼此融合,中心坏死形成干酪样空洞,肾内充满干酪样钙化物质,甚至形成肾积脓,最后全肾损坏。肾结核另一病理特点为高度纤维化和钙化,可使肾皮质缺血萎缩,称为梗阻性肾皮质萎缩。

晚期肾结核可发生钙化,这是严重肾结核的标志,先出现于较大脓腔的边缘,呈斑点状,然后逐渐扩至全肾,形成贝壳样钙化肾,使肾完全萎缩。如患侧输尿管完全梗阻,则来自肾的结核性尿液不能流入膀胱,膀胱结核可好转甚至愈合,临床症状完全消失,称为"肾自截",多在体检超声或腹部 X 线平片时偶然发现。此时,肾内的干酪样组织内仍可存活的结核分枝杆菌长期存在,故亦应摘除病肾。

当肾结核继续沿输尿管发展时,则发生输尿管结核,病变表现为黏膜结节及溃疡。如病变修复,管壁发生纤维化,使输尿管增粗变厚,管腔呈结节性狭窄或完全阻塞。结果使输尿管、肾积水或积脓,从而加重肾损坏。

膀胱结核病变最初发生在患侧输尿管口附近的膀胱三角区,表现为黏膜充血、水肿及结核结节形成,然后发生溃疡、肉芽肿、纤维化。如病变侵入肌层,则可引起严重纤维组织增生及瘢痕收缩——膀胱挛缩。由于膀胱挛缩,可使对侧输尿管口发生狭窄或因破坏了输尿管口处括约肌的活瓣作用,而导致尿液反流,进而引起对侧肾积水。

【诊断要点】

(一)临床表现

肾结核临床表现往往不在肾本身,而表现为膀胱刺激症状,这是肾结核的特点。

1. 膀胱刺激症状　这是肾结核的最重要、最主要也是最早出现的症状。75%～80%的病人有尿频症状,排尿次数由每日 4～5 次逐渐增加到十多次或数十次,特别是夜尿次数增多。当膀胱结核病情加重时,尿频也越显著,继而可出现尿急及尿痛。早期尿频是由于结核菌和脓尿刺激膀胱黏膜或黏膜溃疡所致;晚期则因膀胱容量缩小,以致排尿次数增多,如同尿失禁。

2. 血尿　血尿是肾结核的第二个重要的症状,发生率为70%～80%。一般与尿频、尿急、尿痛等症状同时出现。血尿的来源大多来自膀胱病变,但也可来自肾本身。血尿的程度不等,多为轻度的肉眼血尿或为镜下血尿,但有 3% 病例为明显的肉眼血尿,并且是唯一的首发症状。

血尿的出现多数为终末血尿,乃是膀胱的结核性炎症和溃疡在排尿时膀胱收缩所致出血。若出血来自肾,则可为全程血尿。

3. 脓尿 其发生率为 20% 左右。尿液中可出现大量脓细胞,同时在尿液内亦可混有干酪样物质,使尿液浑浊不清,严重者呈米汤样脓尿。

4. 腰痛 肾结核一般无明显疼痛,但晚期结核性脓肾,由于肾体积增大,则可出现腰痛。国内资料的发生率为 10%。若有对侧肾积水,则在对侧可出现腰部症状。少数病人可因血块或脓块堵塞输尿管而引起绞痛。

5. 全身症状 如贫血、消瘦、低热、盗汗、食欲减退、红细胞沉降率加快等。晚期病人可有对侧肾积水,进而导致肾衰竭进入尿毒症期。

(二)实验室检查

1. 尿液常规检查 尿液呈酸性反应,含有少量蛋白,可见红细胞和白细胞。

2. 尿普通细菌培养 常为阴性,即所谓"无菌性脓尿",应进一步做肾结核的有关检查。

3. 尿液结核分枝杆菌检查

(1)连续 3 次留 24 小时尿或晨尿,尿沉渣涂片抗酸染色找抗酸杆菌,方法简单,结果迅速,阳性率可达 50%～70%。

(2)聚合酶链式反应(PCR)检测:对结核分枝杆菌具有快速、准确、灵敏度高等特点。

(3)尿结核菌培养或动物接种:需 2 个月才有结果,对疑难病例有价值。

4. T 细胞斑点试验(T-SPOT) 又称为结核感染干扰素释放试验(interferon gamma release assays,IGRA)。其原理:结核分

枝杆菌感染后,T 淋巴细胞会形成免疫"记忆";在体外分离到 T 淋巴细胞后,培养增殖 T 细胞的同时用相应特异抗原进行刺激,激活该细胞的记忆;有记忆的细胞会分泌干扰素;通过检测干扰素的量,来判断该细胞是否有结核感染形成的记忆,进一步反映是否有结核感染。该检测需采集患者新鲜静脉血标本。

5. 红细胞沉降率(ESR)检查 若红细胞沉降率下降加快提示结核活动可能。

6. 核医学检查 患肾破坏严重时,肾图呈无功能水平线。肾结核导致对侧肾积水时,则呈梗阻曲线。

(三)特殊检查

膀胱镜检查在早期膀胱结核可见膀胱黏膜有充血水肿及结核结节。较严重的膀胱结核可见黏膜广泛充血水肿,有结核结节和溃疡。必要时可取膀胱壁组织活检。输尿管口向上回缩呈洞穴样变化。同时还可做两侧逆行插管造影。

(四)影像学检查

1. 腹平片(KUB)和静脉尿路造影(IVU) 约 1/3 可显示肾结核的片状、云絮状或斑块状钙化影。IVU 可以了解肾功能、病变程度和范围。可见到肾钙化、肾盏杯口边缘不整、杯口消失或肾实质内有空洞;输尿管强直、变形及狭窄等;严重者整个肾盂肾盏不显影或部分肾盏不显影。

2. B 超检查 对于诊断早期肾结核意义不大,但对于已有空洞形成及肾积水的诊断有较大帮助。

3. CT 检查 对诊断早期肾结核有一定困难,但对晚期病变的观察优于 IVU,可显示扩大的肾盂肾盏、空洞、钙化及管壁增厚的肾盂和输尿管,还可观察肾实质厚度和肾周病变,了解结核破坏程度。

【治疗要点】

早期、联合、适量、规律、全程。

【处方】

(一) 一般治疗

休息、营养、阳光、新鲜空气,至今仍是提高患者机体抵抗力的重要方法。

(二) 药物治疗

对于确诊为肾结核的病人,无论其病变程度如何,无论是否需行外科手术,抗结核药必须按一定方案服用。在治疗时必须坚持早期、联合、足量、足期和规律用药五项原则,才能取得最好的治疗效果,否则将功亏一篑。

1. 应用抗结核药物的适应证

(1) 临床前期肾结核。

(2) 局限在一组大肾盏以内的单侧或双侧肾结核。

(3) 孤立肾肾结核。

(4) 伴有身体其他部位的活动性结核暂时不宜手术者。

(5) 双侧重度肾结核而不宜手术者。

(6) 肾结核兼有其他部位的严重疾病暂时不宜手术者。

(7) 配合手术治疗,作为手术前用药。

(8) 肾结核手术后的常规用药。

2. 主要抗结核药每日和间歇用药剂量(表 2-1)

表 2-1　主要抗结核药每日和间歇用药剂量

药物	每日用量		成年人间歇用量(g)	间歇用量每周次数
	成年人(g)	儿童(mg/kg)		
SM	0.75～1	20～30	0.75～1	1～2
RFP	0.45～0.6	10～20	0.6～0.9	1～2
INH	0.3～0.4	6～25	0.6～0.9	1～2
PZA	1.5～2.0	30～40	2.0～3.0	1
EMB	0.75～1.0	15～25	1.5～2.0	1

注:SM. 链霉素;RFP. 利福平;INH. 异烟肼;PZA. 吡嗪酰胺;EMB. 乙胺丁醇

3. 药物治疗方案　目前国内外大都采用长程疗法,持续用药18～24 个月。在用上述药物的同时辅以维生素 B_6 每日 10mg,以防止异烟肼的神经系统不良反应。常用药物有异烟肼 300mg/次,1 次/日;利福平 450～600mg/次,1 次/日;吡嗪酰胺 1.0g/次,1 次/日;乙胺丁醇 750mg/次,1 次/日。一般选用 2 种或 3 种药物联合应用。术前抗结核治疗 3 个月,最少不得＜2 周。

关于短程疗法,其基本目的是尽快杀灭结核病灶中的结核分枝杆菌,使病变组织修复取得持久的临床治愈。应用短程疗法 4个月方案为:前 2 个月为 PZA 25mg/(kg·d)(每日最大剂量为2.0g),INH 300mg/d,RFP 450mg/d,如肾和膀胱病变严重,则可加用 SM 肌内注射,每日 1.0g;后 2 个月为 INH 600mg,每周 3次,利福平 900mg,每周 3 次。

4. 抗结核药的停药标准　泌尿系统结核的治疗,无论采用上述哪种方案,其停药标准均应一致。

(1)全身情况明显改善,红细胞沉降率正常,体温正常。

(2)排尿症状完全消失。

(3)反复多次尿液常规检查正常。

(4)尿浓缩法查抗酸杆菌,长期多次检查皆阴性。

(5)尿液培养、动物接种和 PCR 检测皆为阴性。

(6)X 线泌尿系统造影检查病灶稳定或已愈合。

(7)全身检查无其他结核病灶。

(三)手术治疗

虽然抗结核药治疗在目前可以使大部分肾结核病人得以治愈,但是仍有一部分病人药物不能奏效,需进行手术治疗。常用的手术方法是肾切除、部分肾切除和肾病灶清除术。

1. 肾切除术的适应证

(1)"肾自截"或结核性脓肾。

(2)肾结核破坏严重,肾功能完全丧失。

(3)单侧肾结核病灶破坏范围较大在 50% 以上。

(4)双侧肾结核,一侧破坏严重,而另一侧为极轻度结核,需切除严重侧,轻度病变侧采用药物治疗。

2. 部分肾切除术适应证

(1)局限在肾一极的 1～2 个肾小盏的破坏性病变,经长期的抗结核药物治疗而未奏效。

(2)肾结核的纤维化狭窄发生于肾盏或漏斗部有引流不畅者。

3. 肾病灶清除术适应证 适用于个别范围不大的闭合性肾结核空洞而长期不愈者。现可在 X 线或 B 超引导下穿刺抽脓,脓腔内注射抗结核药物,用以替代肾结核病灶清除术,效果良好。

肾结核在行肾病灶清除术和肾部分切除术之前,宜应用抗结核药物治疗半年以上;行肾切除术者,用药 2 周以上即可。术后根据病情均需继续用药 1 年左右。

肾结核和对侧肾积水治疗的时机问题,取决于肾积水和肾功能损害的程度及需要解除梗阻的迫切性。如果肾功能较好,应在抗结核药物的配合下先行患肾切除术。使患者情况进一步改善后再治疗肾积水。如肾积水严重,肾功能很差,或继发感染时,则应在抗结核药物的配合下先行积水侧肾造口术,待患者情况好转后再行患肾切除术。

【注意事项】

临床肾结核的预后决定于以下几个因素:①全身情况和泌尿系以外的结核病状况;②膀胱结核病变的轻重;③对侧肾病变和功能情况;④治疗的时机和治疗的正确性。一般来说,女病人较男病人预后要好,因男病人常并发生殖系结核,而尿道结核一般不发生在女病人。

【护理处方】

1. 病情评估

(1)生命体征。

(2)尿频、尿痛程度及排尿次数。

（3）尿液的性质、颜色及每次的量。

（4）腰部是否疼痛及有无肿块。

（5）有无发热、盗汗、乏力、贫血等结核症状。

（6）有无消瘦、食欲减退等临床表现。

（7）抗结核药物治疗效果及有无不良反应。

（8）实验室、膀胱镜、影像学检查结果。

2.评估患者对肾结核认知程度及心理承受能力

3.评估家庭支持力度

【护理措施】

1.术前护理

（1）应用抗结核药物,配合手术治疗。抗结核药按方案服用,必须坚持早期、联合、足量和规律用药的原则。

（2）加强营养,鼓励病人进食高蛋白质、高维生素食物。

（3）保持个人卫生,勤换衣裤,鼓励病人多饮水。

（4）了解对侧肾功能,配合留取生化标本及各项检查工作。

（5）关心体贴病人,指导病人以休息为主,以保证足够的睡眠,病室内经常通风换气,保持空气新鲜,温度、湿度适宜。

（6）同外科术前护理。

2.术后护理

（1）监测生命体征。

（2）体位:术后血压平稳后给予半卧位,有利于伤口引流,减轻伤口张力,促进愈合。

（3）肾切除术后的病人,观察伤口引流管的引流量,保持引流通畅,若每小时＞100ml,提示出血的可能;肾病灶清除术或肾部分切除术的病人,术后初期可有轻度血尿,若出现大量血尿,立即通知医生。

（4）观察健侧肾功能情况,如术后6小时未排尿或24小时尿量较少时健侧肾功能可能有障碍,及时通知医生。

（5）胃肠功能恢复后,鼓励病人进食高蛋白、高维生素、易消化的饮食。

(6)应用抗生素,预防全身感染。协助病人早期床上活动,定时翻身拍背,预防肺部感染。保持尿管通畅,外阴清洁。鼓励大量饮水,预防泌尿系统感染。

【健康指导】

出院后仍需服用抗结核药物 3～6 个月,嘱病人按时服药,因抗结核药物对肝有一定的毒性,故应同时服保肝药,减轻肝损害程度。慎用对肾功能有损害的药物。术后 3 个月复查,检测生化指标,指导用药。

第二节 肾 结 石

【概述】

肾结石(calculus of the kidney)指发生于肾盏、肾盂及肾盂与输尿管连接部的结石。肾结石在尿路结石中占有重要地位。这是因为泌尿系统任何部位的结石都可以原发于肾,尤其是输尿管结石几乎均来自肾,而且肾结石比其他任何部位的结石更易直接损伤肾,若不经妥当治疗,会严重地阻塞尿流,而造成感染和肾功能不全,因而早期诊断和及时处理颇为重要。

临床上最常见的结石是草酸钙结石,其次为磷酸钙、尿酸盐和碳酸钙,多数结石有 2 种以上成分,蛋白基质将上述成分网络起来。磷酸镁铵见于感染性结石。胱氨酸很少见,黄嘌呤罕见。

【诊断要点】

(一)临床表现

肾结石的临床表现与结石的大小、活动度、有无梗阻和感染等有关。

1.疼痛 是肾结石的主要症状。一般是结石侧的肾区和上腹部产生隐痛和钝痛,少数病人可发生对侧痛。当结石引起肾盂输尿管交界处梗阻嵌顿时,就会产生肾绞痛(renal colic)。绞痛常常突然发生,并向背部、输尿管、下腹和会阴部放射,同时伴有恶心、呕吐。发作时间持续几分钟至几小时不等。

2. 血尿　血尿是肾结石的另一常见临床表现,多在绞痛发作时或发作后出现,一般为镜下血尿,有时可出现肉眼血尿。有20%～25%患者在疼痛发作时可以无血尿。

3. 脓尿　合并感染时则可出现脓尿。急性发作时可伴有发冷、发热、腰痛、尿频、尿急、尿痛等症状。

4. 排石史　在疼痛和血尿发作时尿内可混有砂粒或小结石排出。结石通过尿道时有尿流堵塞并感尿道内刺痛,当结石排出后尿流立即恢复通畅,患者顿感轻松舒适。

5. 尿闭　双侧肾结石引起两侧尿路梗阻的尿闭,或一侧结石梗阻而对侧发生反射性尿闭。

6. 腰部包块　结石梗阻引起严重肾积水时,可在腰部或上腹部触及包块。

(二)实验室检查

1. 尿液　常规可见红细胞,特别在绞痛后出现,对诊断有帮助。合并感染时有脓细胞。尿生化测定尿钙、磷、尿酸、草酸、胱氨酸定量及尿 pH 等检查有助于发现结石的病因。尿培养,若单纯肾结石应无细菌生长。如结石合并感染或感染继发结石则细菌培养阳性。

2. 血液　血钙、磷、碱性磷酸酶、尿酸、尿素氮、肌酐、pH 等变化随各类结石和原发病而异。

(三)影像学检查

1. KUB 和 IVU　95%的肾结石在 X 线平片可以显影,是诊断肾结石的重要手段。因此,平片应列为检查的首选。平片可以初步确定结石的位置、数目、大小和形状。如右侧肾结石需与胆道结石相鉴别时,应加摄侧位片。IVU 可以进一步明确结石的位置、积水和双肾功能情况。

2. 逆行尿路造影　不应作为常规检查,仅适用于静脉尿路造影诊断仍不明确、X 线阴性结石、对碘剂过敏、肾功能极差、IVU不显影的患者。逆行尿路造影可显示肾结石的位置和梗阻的程度;注气造影可显示阴性结石。

3. B 超检查 可以发现结石,但难以确定结石的具体位置及对肾造成的影响。

4. 核医学检查 可以帮助判断肾结石对于肾功能及尿液引流的影响,以及肾小球滤过率(GFR)。

(四)鉴别诊断

右肾结石应与胆结石、阑尾炎相鉴别,两者血常规常有白细胞升高,合并发热,一般无血尿。部分肾结核钙化及腹腔淋巴结钙化在 X 线片上所显示的钙化影应与结石加以鉴别。

【治疗要点】

清除结石保护肾功能,去除病因防止结石复发。

【处方】

(一)非手术治疗

适用于结石<1.0cm、无尿路梗阻和感染、肾功能正常、多发或复发性小结石。但>5mm 时最好结合体外冲击波碎石(ES-WL)或腔内技术取石。

1. 大量饮水可降低尿内形成结石无机盐的浓度,减少沉淀成石的机会,也有利于感染的引流,应保持尿量 2000~3000ml/d。

2. 适当运动,改变睡觉姿势,促使小结石排出。

3. 饮食和药物治疗。根据结石成分及我国人民生活习惯和条件适当调整饮食。

(1)含钙结石:少食牛奶、猪脑、虾皮等含钙食物。

(2)草酸结石:宜低草酸饮食。少食菠菜、甜菜、核桃、芦笋、巧克力、咖啡、可可、红茶及草莓等。

(3)磷酸结石:尽量少食蛋黄及肉食类等。酸化尿液可服维生素 C,氢氧化铝凝胶可减少磷的肠道吸收。

(4)尿酸结石和黄嘌呤结石:少食动物内脏等含嘌呤高的饮

食,少饮咖啡、可可、茶叶、肉、鸡、鱼类食物。服碳酸氢钠(小苏打)片或枸橼酸合剂碱化尿液。有痛风及血尿酸高者对症治疗,如服用别嘌醇等。

(5)胱氨酸结石:碱化尿液。

4. 中草药排石。处方举例:海金沙 12g,金钱草 30g,鸡内金 9g,车前草 9g,泽泻 9g,鱼脑石 12g,滑石 12g,茅根 30g,甘草 3g,石韦 15g,每日 1 剂煎服,或排石冲剂 1 包,每日 2 次冲服。

5. 合并感染。应同时治疗尿路感染。

6. 随访。定期复查 KUB 及核素肾图检查。

(二)肾绞痛的治疗

1. 解痉药

(1)抗胆碱能类药物:常用阿托品 0.5～1mg 肌内注射或静脉滴入,或山莨菪碱(654-2)10～15mg 肌内注射或静脉注射,能松弛输尿管平滑肌缓解痉挛。

(2)钙通道阻滞药:常用硝苯地平 10～20mg 嚼碎后舌下含服,治疗肾绞痛疗效显著,起效快,给药方便,高血压病人尤为适用。

(3)黄体酮:黄体酮 20～40mg 肌内注射,每日 1～2 次。

(4)α受体阻滞药:盐酸坦索罗辛缓释胶囊 0.2～0.4mg 口服,每日 1 次。

(5)维生素 K 类:维生素 K_3 4～8mg 肌内注射。

2. 镇痛药　为阿片激动药物,作用于中枢神经系统的阿片受体,减轻缓解疼痛感,具有较强的镇痛和镇静作用,常用药物有哌替啶(度冷丁)50mg 肌内注射、布桂嗪 50～100mg 肌内注射、曲马多 100mg 肌内注射、盐酸吗啡 5mg 皮下或肌内注射等。该类药物在治疗肾绞痛时不应单独使用,需配合解痉类药物(阿托品、山莨菪碱)一起使用。

3. 非甾体抗炎药物　常用药物有双氯芬酸钠(扶他林)50mg 口服、布洛芬(芬必得)0.3g 口服、吲哚美辛(消炎痛)25mg 口服等,能够抑制体内前列腺素的合成,降低痛觉神经末梢对致痛物质的敏感性,具有中等程度的镇痛作用,该类药物会影响肾功能不良患者肾小球滤过率(GFR),使肌酐水平升高,因此,应尽量避免使用。

4. 中医针灸镇痛　针灸也有一定解痉镇痛效果,常用穴位有肾俞、足三里、三阴交等,用强刺激持续行针法。

(三)体外冲击波碎石

体外冲击波碎石(ESWL),可使 80% 以上的肾结石病人避免手术,治愈率可达 90% 以上。这种冲击波对人体的软组织损伤小,也不需将人体浸入水中,操作简单,一般半小时左右就可完成 1 次治疗。一般以 3cm 以下的结石碎石效果好,大的结石可以分几次进行,并要求结石侧输尿管通畅,肾功能良好,未并发感染。本法的并发症主要是血尿和腰部酸痛,对症处理后可以缓解,但也有较严重并发症如肾包膜下血肿。

(四)腔内泌尿外科技术应用

腔内泌尿外科微创技术包括经皮肾镜取石术(PNL)、输尿管肾镜取石术(URL)和腹腔镜取石术。与 ESWL 结合治疗效果更佳。使泌尿系统结石的治疗逐步向微创发展,在经皮肾镜及输尿管镜下超声或激光碎石。经皮肾镜碎石术是在经皮肾造瘘术的基础上发展起来的腔内泌尿外科技术。20 世纪 80 年代中期,随着放射介入、超声、CT 诊断技术的广泛开展,腔内设备不断改进,超声碎石、气压弹道碎石、钬激光碎石等腔内碎石器的应用,经皮肾穿刺技术的不断改良和完善,临床经验的不断积累,使治疗成功率不断提高,合并症减少,治疗范围扩大。除肾盂结石、肾盏结石、输尿管上段结石以外,开放手术难度很大的鹿角状肾结石、手术后残留结石、移植肾结石或梗阻等复杂的情况,都可以通过腔内技术(经皮肾技术)处理。

(五)手术治疗

适用于药物治疗无效或合并严重尿路梗阻、感染癌变的病人。

1. 肾盂切开取石术　适用于肾盂、肾盏内结石。

2. 肾窦内肾盂切开取石术　适用于大的肾盂结石。

3. 肾实质切开取石术　适用于较大的鹿角状结石,估计经肾盂切口不能取出者。

4. 肾部分切除术　适用于肾上、下极的多发性结石。

5. 离体肾切开取石及自体肾移植术　适用于多发性鹿角形结石及复杂性结石。

6. 肾切除术　适用于合并脓肾、肾功能严重破坏,对侧肾功能良好者。

7. 双侧肾结石　一般是选择病变较轻、功能较好、结石少而易取的一侧先行手术;待病情况改善后,再做对侧治疗。

8. 肾造口术　肾结石积水合并感染为脓肾,全身情况甚差或对侧肾功能损害,可暂做肾造口术,待病情状况改善后,再制订下步处理方案。

(六)中医治疗

1. 黑木耳汤　黑木耳 50g,水 2 碗。黑木耳煮熟后放调料,喝汤食黑木耳,每日 2 次。

2. 蜜制萝卜　萝卜 1 个。将萝卜切成一指厚 5 片,用蜂蜜腌 4 小时后焙干,反复 2 次,不可焦。以淡盐水送服。

3. 钱草蜜汁饮　金钱草 80g,蜂蜜 50g。上二味煎服,每日 1 次。

【注意事项】

1. 非手术治疗与护理

(1)药物排石治疗的病人,嘱病人将每次尿液排在指定的容器内,了解结石排出的情况。

(2)调整饮食结构。

(3)结石合并感染者,根据细菌培养及药物敏感试验结果,遵医嘱应用抗生素,控制感染,注意病人排尿次数及疗效的观察。

（4）肾绞痛的病人,遵医嘱输液及给予解痉镇痛药物,以缓解疼痛。

（5）遵医嘱测量尿液 pH,对尿酸和胱氨酸结石的病人给予口服枸橼酸钾合剂,以碱化尿液;若需要酸化尿液,遵医嘱口服氯化铵。

（6）在不增加病人心肺负荷及体力能力承受的情况下,可适当进行跳跃等活动,促进结石的排出。

2. 体外冲击波碎石与护理

（1）告知病人在治疗过程中不可随意移动体位;治疗中有较大的声响及治疗后出现血尿属于正常现象,以减少紧张心理,取得配合。

（2）为避免腹部胀气,术前 3 天禁食易产气的食物,手术日早晨禁食、禁水。

（3）术后取平卧位,定时监测血压、脉搏的变化,发现异常及时通知医生。

（4）病人术后若出现头晕、恶心、呕吐等药物反应,嘱其卧床休息、禁食,遵医嘱静脉补充营养与水;无反应者可正常进食。

（5）观察并记录初次排尿的时间、每次间隔时间,以了解有无尿路梗阻及急性尿潴留征象。

（6）观察尿液的颜色、性质及量,术后多有血尿,记录血尿开始时间及终止时间,发现异常立即通知医生。

（7）鼓励病人每天饮水 3000ml 以上,嘱病人经常更换体位,减少输尿管急性尿潴留征象。

（8）嘱病人观察每次排出尿液,观察结石排出情况。

（9）碎石后肾绞痛的病人,遵医嘱给予解痉镇痛药。

（10）碎石后出现大量血尿应及时通知医生,遵医嘱给予止血药,并观察排尿情况。

（11）巨大结石碎石后,有可能梗阻尿路,严重者可引起肾功能的改变,嘱病人卧床休息 48 小时,鼓励其多饮水、更换体位,促进结石的排出。

3. **手术治疗护理**

(1)术前护理

1)指导病人正确留取尿标本,对自理能力较差者给予协助。

2)肾、肾盂、输尿管切开取石合并有一侧肾功能不全的病人,应了解健侧肾功能情况,遵医嘱记录 24 小时尿量。

3)结石合并感染的病人,遵医嘱给予抗生素。

4)输尿管切开取石的病人,术前常规进行 X 线摄片定位,送手术室时应保持定位时的体位。

5)遵医嘱及手术要求做好术前体位。

(2)术后护理

1)监测生命体征。

2)术后 48 小时后取半卧位,观察引流是否通畅及有无漏尿的现象;肾实质切开取石者,绝对卧床 2 周,以减轻肾的损伤,防止再次出血;输尿管切开取石术后,第一次排尿为血性,提示输尿管通畅;耻骨上膀胱切开取石术后病人,卧床休息 3 天。

3)内镜取石术后的病人,观察有无腹痛及尿中结石排出情况。

4)遵医嘱给予镇痛、预防感染的药物。

5)鼓励病人多饮水,起到自然冲洗的作用。

6)保持引流通畅,肾造瘘者不宜进行冲洗,以免引起感染,必须冲洗时,应严格无菌操作并在医生指导下进行。

7)保持造瘘口局部清洁、干燥,尿液浸湿敷料应及时更换。

8)肠蠕动恢复后,可遵医嘱进食。嘱病人饮水 2000～3000ml,并遵医嘱给予调整尿液酸碱的药物,以防结石复发。

【健康指导】

1. 养成饮水的习惯,每天饮水 2000ml 以上,最好饮用磁化水,少饮矿泉水、浓咖啡、可可、茶及酒精类饮料。

2. 术中留置双 J 管的病人 4～6 个月膀胱镜下拔管。

3. 调整饮食种类,减少或预防结石的复发。

第三节　肾盏憩室结石

【概述】

肾盏憩室临床发病少见,合并结石者更少,但由于其特殊的解剖原因,在肾盏憩室结石的外科治疗上比较麻烦,现代已经很少使用开放式手术,多采用微创外科方法治疗,主要包括体外冲击波碎石术、(微创)经皮肾镜取石术、逆行输尿管软镜碎石术及腹腔镜手术四种方法。

肾盏憩室是位于肾实质内的囊性病变,其囊壁被覆与肾盂相似的移行上皮,没有收缩及分泌功能,同肾盂肾盏之间有细管相通,文献中提到的名称较多,如肾盂源性囊肿、肾盂周围囊肿、肾盏扩张症等,但是最近大多数人主张以肾盏憩室(calyceal diverticulum)命名。肾盏憩室临床发病比较少见,在文献报道中,IVU片当中有 2.1‰~4.5‰检出率。肾盏憩室可能并发结石,有人报道结石的并发率为 10%~39%。

【诊断要点】

1. 单纯性肾盏憩室多无明显的症状,在憩室较大或是憩室并发结石的时候可以出现腰痛、血尿、发热、尿频、尿急、尿痛等症状。

2. 肾盏憩室结石患者症状轻或是无明显的泌尿系统感染,可以对症治疗,定期复查;但是如果出现明显的腰痛、反复泌尿系统感染、肉眼血尿,或是憩室结石较大及乳钙,则需要外科治疗。

3. CT 检查、逆行造影时诊断有参考价值。

4. 术中输尿管软镜确诊。

【治疗要点】

现在多采用微创外科治疗,主要包括体外冲击波碎石术(extracorporeal shock wave lithotripsy，ESWL)、(微创)经皮肾镜取石术(percutaneous nephrolithotomy，PCNL、minimally invasive percutaneous nephrolithotomy，MPCNL)、逆行输尿管软镜(URS)碎石术及腹腔镜手术等四种方法。本文通过对相关文献的学习,对肾盏憩室结石的微创外科治疗方法做一综述。

【处方】

1. 术前半小时应用抗生素

头孢哌酮钠舒巴坦　2g,静滴。

左氧氟沙星　0.1g,静滴。

2. 术后应用抗生素3天,注意体温变化。

【注意事项】

对伴有明显症状、并发感染或是憩室较大的肾盏憩室结石患者,需要根据病人的具体情况,充分考虑憩室的位置及大小,用以制订个性化微创外科治疗方案。

1. ESWL治疗肾盏憩室结石,虽然是创伤小、并发症少,但是仅仅是击碎部分结石,而且还不能保证结石碎片的排出,效率比输尿管软镜、经皮肾镜及腹腔镜手术都要低;关键的一点是没有处理肾盏憩室囊腔,以后结石还是可能复发。

2. 输尿管软镜可以作为处理肾盏憩室结石的一种创伤小的方法,可以作为首选用于治疗中等或是较小的肾盏憩室结石,但是部分颈部狭窄的肾盏憩室合并结石则无法处理。

3. 经皮肾镜取石术是使用最为广泛也是最有效的微创治疗方式,可以作为治疗肾后部的肾盏憩室结石的首选,但是对于位于肾前部的肾盏憩室结石的处理就有难度,腹腔镜手术会更加适宜。肾前部的肾盏憩室结石如果处于肾上极,可以使用输尿管软镜;如果位于中下肾盏,那么就采用腹腔镜治疗。

4. 腹腔镜主要用于治疗位于肾前面的肾盏憩室结石,或是由于憩室颈口狭窄以致内镜无法通过颈口及直径较大的结石。

第四节 肾发育不全

【概述】

是指肾体积小于正常50％以上,但肾单位的发育及分化是正常的,输尿管亦正常,故也称为小肾畸形。发生原因和胚胎期血液供应障碍与肾胚基发育不良有关。肾外形呈幼稚型,有胚胎性分叶,较正常肾小一半以上,重30～100g,肾单位少而小,泌尿功能差,肾盏短粗,数目减少,肾盂狭小,输尿管可通也可不通。本病可为单侧发病、双侧发病或节段性发病,单侧发病者对侧肾常代偿性肥大。肾发育不全可单独存在,也可并发肾发育异常或其他脏器异常。

【诊断要点】

(一)临床表现

单侧肾发育不全者,如无其他并发症(高血压、感染、结石等),常难以被发现。约有半数患此症的儿童有患侧腰部疼痛和高血压,而被怀疑为肾源性做检查时才被发现。由于肾动脉的变异,并发症高血压常对降血压药物反应不佳,且发展迅速,在1～2年可出现视力障碍,甚至失明。

双肾发育不全者多在早年死亡,如能存活常有慢性肾功能不全的表现,但两侧肾大小可有差异。有时可发生肾性侏儒症和佝偻病。

在给病人做体检时,可发现血压异常,有时可触及对侧代偿性肥大之肾。

(二)影像学检查

1. B超检查 可提示一侧或双侧肾明显较正常者小,皮质变薄。

2. 核医学检查 肾图提示一侧或双侧肾功能受损,排泄延缓。

3．KUB＋IVU　可见一侧或双侧肾影明显缩小，患肾显影欠佳。

4．CT　可显示患肾实质及肾窦明显缩小。

5．肾动脉造影检查　显示肾动脉细小，肾血管网范围狭小、稀疏。

(三)实验室检查

由于肾动脉变异而并发高血压，故可测出肾素、血管紧张素值超出正常。对双侧肾发育不全者血清肌酐和尿素氮异常。

【治疗要点】

对单侧肾发育不全具有症状或有难治的并发症而对侧肾功能良好者，可将患肾切除。手术后肾性高血压常可随之消除，视力亦在术后短期内恢复。根据临床观察，年龄越小，恢复越快，预后越好。

两侧肾发育不全者无手术指征，以治疗并发症为主。如肾功能异常，按尿毒症处理。

【处方】

肾切除：适用于对单侧肾发育不全具有症状或有难治的并发症而对侧肾功能良好者。

【注意事项】

1．注意肾功能。

2．注意休息。

第五节　肾旋转异常

【概述】

肾旋转异常系肾蒂不在正常位置的先天性肾异常，可发生于单侧或双侧。肾在胚胎发育的不同时期，肾盂方向各不相同。胚胎第4周时，肾盂向前，自第7周始，肾自骨盆上升到腰部，肾盂向内侧旋转。在肾围绕长轴旋转过程中，可因各种因素致使肾旋转异常。按肾盂的位置将肾旋转异常分为腹侧旋转(旋转缺失)、腹中向旋转(不完全旋转)、侧向旋转(反向旋转)和背侧旋转(过度旋转)四种。

【诊断要点】

1. 临床表现　肾旋转异常本身无症状,但肾盂、输尿管连接部及上段输尿管被过多的纤维组织包绕及被附加血管压迫可引起梗阻,而出现肾积水症状,也可出现血尿及并发感染和结石。

(1)血尿:多为镜下血尿,剧烈活动可诱发或加重。

(2)腰痛:为持续性腹痛或不适,因肾盂引流不畅所致。

(3)并发结石、感染、积水,进而出现相应的症状。

2. 影像学检查　IVU 或逆行肾盂造影(RPG)可显示肾盂向前或向外,肾盏绕其周边排列或向内侧;肾长轴与中线交角变小(正常约 16°)或与中线平行;输尿管径路较正常者更偏离中线;有时可见肾盂输尿管交界处狭窄、扭曲或异位血管压迫征象。

【治疗要点】

在临床上肾旋转异常无重要意义,如无并发症存在,则无需治疗。

【处方】

合并结石、肾盂积水、感染可行手术矫正。

【注意事项】

明确诊断,预防并发症。

第六节　肾周围炎与肾周围脓肿

【概述】

肾周围炎是指肾周围脂肪、结缔组织之间发生的感染性炎症。如为化脓性感染形成脓肿,则称为肾周围脓肿。以右侧为多见。病变位于肾深筋膜与肾周围筋膜之间,以金黄色葡萄球菌及大肠埃希菌为多见。大部分患者系由肾皮质小脓肿破裂侵入肾周围组织而形成;少数病例也可由远处炎症通过血行感染直接到肾周围组织。以单侧为多见。

肾周围炎和肾周围脓肿是同一疾病的不同阶段。肾周围炎未经及时治疗,可发展成肾周围脓肿。肾周围脓肿能向上蔓延至膈下,也可沿腰大肌下行。

血源性所致者,致病菌以金黄色葡萄球菌为主;邻近组织蔓延而来者除球菌外,大肠埃希菌、铜绿假单胞菌、产气杆菌及变形杆菌均可致病。

【诊断要点】

(一)临床表现

急性起病,畏寒,持续性高热,腰痛。有时在患侧腰部可触及痛性肿块,由于炎症侵及膈下或腰大肌,可出现膈面向上膨起和患侧胸腔肺底胸膜渗出,以及腰大肌紧张,患侧肢体不能伸展。

(二)影像学检查

1. X 线胸片 可以发现胸腔积液、脓胸等病变。

2. KUB 和 IVU 脊柱可侧凸向患侧。肾轮廓不清,腰大肌阴影消失,患侧膈肌可抬高。IVU 显示患侧肾功能可有轻微受损而显影不佳。

3. B 超检查 患侧肾影不清,如探得液性暗区,可能为脓肿。

4. CT 扫描 目前认为 CT 是诊断本病的最佳方法,可以显示脓肿及其范围与邻近组织的解剖关系。在脓肿中可见气体或气液平面。CT 值为 0～20HU。

(三)实验室检查

由于病变在肾周围,故尿中仅有少量白细胞;若为肾内病变引起者,尿中可有多量脓细胞及致病菌。血常规检查白细胞计数明显增高,血培养出细菌则为败血症。

【治疗要点】

应用抗生素,及时引流。

【处方】

1. 卧床休息,解热镇痛,补充液体及应用有效抗生素。

(1)喹诺酮类。乳酸左氧氟沙星:成年人每日 0.3～0.6g,分 1～2 次静脉滴注。滴注时间应大于 60 分钟;环丙沙星:一日 0.5g,分 2 次口服,疗程 5～7 日。该类药物需注意:对喹诺酮类药物过敏者、癫痫患者、妊娠及哺乳期妇女、18 岁以下患者禁用。

(2)氨基糖苷类(对本品或其他氨基糖苷类过敏者禁用)

依替米星:静脉滴注,0.2g/次,1 次/日。

异帕米星:肌内注射或静脉滴注,0.4g/d,分 1～2 次给药。该类药物需注意:对本药或其他氨基糖苷类药过敏者禁用;注意耳、肾毒性。

(3)头孢 3 代药物(对头孢菌素或青霉素过敏者禁用)

头孢地嗪钠:成年人肌内注射、静脉注射、静脉滴注 1.0～2.0g/d,严重感染者可增加至 4.0g,1 次使用或分 2 次使用。

头孢他啶:成年人 6g/d,分 2～3 次给药。

头孢唑肟钠:1 次 1～2g,每 8～12 小时 1 次;严重感染者的剂量可增至 1 次 3～4g,每 8 小时 1 次。治疗非复杂性尿路感染时,1 次 0.5g,每 12 小时 1 次。

2. B 超探及有液性暗区时,应立即进行经皮穿刺引流。如为多房性肾周围脓肿,有时需在经皮穿刺引流后再做手术切开引流。

3. 如患侧肾功能已丧失伴有肾多处脓肿时,应考虑行患肾切除,彻底清创及术后引流。

【注意事项】

早期诊断;重在预防。

第七节 肾 损 伤

【概述】

此病常是严重多发性损伤的一部分,常见于男性青壮年,在泌尿系统损伤中仅次于尿道损伤,居第二位,占所有外伤的1%~5%。其原因分为闭合性损伤和开放性损伤两种,其中以闭合性损伤为主,交通事故、激烈的竞技运动、暴力性犯罪增加等为主要因素,当肾存在积水、结石、囊肿、肿瘤等病理改变时,损伤可能性更大。

【诊断要点】

1. 病史与体格检查　任何腹部、背部、下胸部外伤或受对冲力损伤的病人,无论是否有典型的腰、腹部疼痛,肿块、血尿等,均要注意肾损伤的可能。有时症状与肾损伤的严重程度并不平行。

2. 化验尿中含多量红细胞　血红蛋白与血细胞比容持续性降低提示有活动性出血。血白细胞增多应注意是否存在感染灶。

3. 特殊检查　B超:能提示肾损伤的部位及程度;CT:可清晰显示肾皮质裂伤、尿外渗和血肿范围,为首选检查;排泄性尿路造影:使用大剂量造影剂做静脉推注造影,可发现造影剂排泄减少,可评价肾损伤的范围及程度。

【治疗要点】

1. 肾损伤的处理与损伤程度直接有关,多数可用保守治疗,仅少数需手术治疗。

2. 休克时及早治疗。绝对卧床休息至少2周。

3. 定期检测血常规、尿常规及行B超检查,必要时重复CT检查。

【处方】

1. 大出血、休克的患者需迅速予以抢救措施,监测生命体征的同时,进行输血、补充胶体液、创伤性复苏。

2. 早期应用广谱抗生素以预防感染。

头孢唑肟钠:静脉滴注,1 次 1～2g,每 8～12 小时 1 次;严重感染者的剂量可增至 1 次 3～4g,每 8 小时 1 次。治疗非复杂性尿路感染时,1 次 0.5g,每 12 小时 1 次。

头孢他啶:静脉滴注,成年人 6g/d,分 2～3 次给药。

头孢美唑钠:静脉缓慢注射或静脉滴注。成年人 1 次 0.5～1g,每日 2 次。

青霉素:静脉滴注,每次 480 万 U,每日 2 次。

3. 适量使用镇痛、镇静药和止血药物

镇痛、镇静:哌替啶(度冷丁)50mg、肌内注射或皮下注射;异丙嗪 25mg 肌内注射。

止血:氨甲环酸口服,每次 0.25g,1 日 3～4 次。静脉注射或静脉滴注:每次 0.25g,1 日 1～2 次。静脉注射液以 25% 葡萄糖液稀释;静脉滴注液以 5%～10% 葡萄糖液稀释。

蛇毒血凝酶:口服给药,每次 1～2KU,每日 1～2 次。静脉注射:①一般出血:1～2KU,静脉注射、肌内注射、皮下注射均可。②紧急出血:立即静脉注射 0.25～0.5KU,同时肌内注射 1KU。

氨甲苯酸:0.2g 以 5% 葡萄糖盐水稀释,静脉滴注,每日 1 次。

4. 补充液体、纠正血容量,维持水、电解质平衡,纠正休克用乳酸林格化液 1000～2000ml,静脉滴注(45 分钟内输完)。如血压仍低且不稳定,高度怀疑失血性休克的可能,做好手术探查的准备。

5. 手术治疗:几乎所有开放性肾损伤的病人都要实施手术探查,清创、缝合及引流并探查腹部脏器有无损伤;闭合性肾损伤一旦确诊为严重肾裂伤、肾碎裂及肾蒂损伤需尽早经腹施行手术。

【注意事项】

1. 治疗期间随时了解病情变化、肾结构及功能的恢复情况,主要通过体格检查、尿常规、影像学检查、血清肾功能测定等检查进行评估。

2. 若保守治疗期间发生以下情况,需施行手术治疗:经抗休克后生命体征仍未见改善,提示内出血;血尿加重,血红蛋白和血细胞比容继续降低;腰腹部肿块明显增大;有腹腔脏器损伤的可能。

3. 肾损伤并发症发生率为 3%～33%,比较常见的有尿外渗与尿性囊肿、迟发性出血、肾周围脓肿、损伤后高血压、外伤后肾积水、动静脉瘘,较罕见的并发症有假性动脉瘤,超声和血管造影可以明确诊断。选择性血管栓塞术是首选治疗方法。

【护理处方】

(一)非手术治疗病人的护理

1. 一般护理　绝对卧床休息 2～4 周,即使血尿消失,仍需继续卧床休息至预定时间。过早、过多离床活动,均有可能再度发生出血。

2. 病情观察

(1)动态观察血尿颜色的变化,若血尿颜色逐渐加深,说明出血加重。

(2)准确测量并记录腰腹部肿块的大小,观察腹膜刺激症状的轻重,以判断渗血、渗尿情况,若肿块逐渐增大,说明有进行性出血或尿外渗。

(3)定时观察体温和血白细胞计数,以判断有无继发感染。

3. 维持水、电解质及血容量的平衡　及时输液,保持足够的尿量,在病情允许情况下,应鼓励病人经口摄入,使用止血药物,减少或控制出血,根据病情及时补充血容量,预防休克发生。

4. 对症护理　高热者给予物理降温,腰腹部疼痛明显者,给予镇痛、镇静药,以减轻疼痛,避免躁动而加重出血。

(二)手术治疗病人的护理

1. 术前护理

(1)病情观察:密切观察生命体征,每隔 1～2 小时测量血压、脉搏、呼吸 1 次,并注意病人全身症状。

(2)防治休克:保证休克病人输血输液的通畅,补充血容量。

(3)术前准备:有手术指征者,在抗休克同时,积极进行各项术前准备。危重病人尽量减少搬动,以免加重损伤和休克。

(4)心理护理。

2. 术后护理

(1)一般护理:麻醉作用消失后血压平稳者,为利于引流和呼吸,可取半卧位。肾损伤修补、肾周引流术后病人需卧床休息 2～4 周,禁食 2～3 日,待肠蠕动恢复后开始进食。

(2)预防感染:定时观察体温,了解血、尿白细胞计数变化,及时发现有无感染。严格无菌操作,加强损伤局部的护理,早期应用广谱抗生素,预防感染。

(3)伤口护理:保持手术切口清洁干燥,换药时注意无菌操作。

(4)引流管的护理:妥善固定肾周引流管及集尿袋,防止牵拉和滑脱,保持引流通畅,翻身活动时避免引流管被拉出、扭曲和引流袋接口脱落。观察引流物的量、颜色、性状和气味。

(5)心理护理:术后给予病人和家属心理上的支持。

【健康教育】

需长期卧床的病人,应适当翻身和改变体位,预防压疮,并进行肌肉锻炼,防止四肢肌肉萎缩。肾挫裂伤 4～6 周后肾组织才能趋于愈合,过早活动易使血管内血凝块脱落,可发生继发性出血。伤后 2～3 个月内不宜参加体力劳动或剧烈运动。严重损伤致肾切除后,应注意保护对侧肾,尽量不服用对肾有损害的药物,在医生指导下服药,以免造成健侧肾功能损害。

第3章

输尿管疾病

第一节　巨输尿管

【概述】

先天性巨输尿管(primary megaloureter)又称原发性巨输尿管或先天性输尿管末端功能性梗阻。一般特指接近膀胱的一段输尿管异常扩大,邻近肾的一段输尿管基本正常。男性多于女性。单侧多见,且以左侧较多,如双侧同时患病时则其一侧常较另一侧重,病变常在输尿管盆腔段,偶尔亦可在输尿管中段。

病因目前尚未完全阐明。目前存在多种解释:①近膀胱0.5～4cm节段的输尿管缺乏蠕动而不能使尿液以正常速度排入膀胱;②末端输尿管壁内纵肌缺乏(环肌正常),因而尿液不能通过梗阻;③末端输尿管肌层和神经均是正常的,当肌层内存在异常的胶原纤维干扰了融合细胞层排列,阻碍了蠕动波传送而产生功能性梗阻。成年人患者输尿管扩张大多局限于功能性梗阻段,呈纺锤状或球状扩张,常见的部位在盆腔段,同侧的肾受损轻微或良好。小儿患者,输尿管明显扩张,全长伸直或扭曲,肾受损较严重,肾盏的扩张较肾盂更为显著。扩张段输尿管的肌肉层保持着正常不规则的排列,并呈现明显的肌层肥厚、纺锤状或输尿管内可见多个小结石。

【诊断要点】

(一)临床表现

1. 尿路感染　反复出现尿频、尿急、尿痛、脓尿,有时可合并血尿,重者可有全身中毒症状,如高热等。

2. 腰腹部疼痛　患者可有反复的腹部疼痛,尤其是合并感染时。

3. 腹部包块　有时在腹部一侧可触及长条状囊性包块。

4. 肾功能受损　小儿病例常常肾损害较重,故症状较明显。

5. 其他　部分患者可出现消化道症状,如恶心、呕吐、食欲减退等,患儿常发育迟缓。

(二)影像学检查

1. B超　可显示患侧扩张的输尿管,同时可了解双肾有无积水。

2. IVU　可见病变侧扩张的巨大输尿管,末端有扭曲,输尿管排空时间延长,但肾积水情况较轻。

3. 磁共振水成像(MRU)　可显示输尿管增粗扭曲的情况和肾积水,并可了解肾皮质的厚度。

4. 膀胱镜检查逆行造影　自膀胱向输尿管逆行插管常无困难表示尚无机械性梗阻。早期病人造影片仅见输尿管下段呈纺锤状或球状扩张;注射造影剂后立即拔除输尿管导管并拍摄造影剂有逆蠕动反流到肾盂的现象。本症应与继发性梗阻性巨输尿管和逆流性巨输尿管相鉴别。

先天性巨输尿管的基本特征为:①具有不同程度的输尿管扩张,直径大于 3cm;②无器质性机械性的输尿管梗阻;③无下尿路梗阻性病变;④无膀胱输尿管逆流;⑤无神经源性膀胱功能紊乱;⑥输尿管膀胱连接处的解剖基本正常,包括正常的输尿管开口与位置、膀胱三角区发育良好;⑦扩张段的远端的输尿管径大多正常。

【治疗要点】

原发性巨输尿管的治疗,目前存在较多分歧,特别是对于小儿,近年来保守治疗的趋势增加。

【处方】

1. 保守治疗　对于症状不重,扩张较轻,无明显肾积水者,且病变相对稳定,肾功能大多保持良好者,可采用保守治疗,定期复查,严密观察病情变化。

2. 输尿管膀胱再植术　若出现明显肾积水、反复尿路感染、血尿和腰痛等,可行外科手术治疗。如可采用输尿管裁剪和抗逆流的输尿管膀胱再植术。

3. 肾及输尿管全切除术　如严重的巨输尿管及其肾已遭不可逆的破坏,而对侧肾功能良好,则可把患侧肾和输尿管一并切除。注意切除术应慎重。

【护理处方】

1. 生命体征。

2. 患侧腰部包块情况。

3. 有无疼痛、血尿、排尿困难及尿路刺激情况。

4. 各种化验检查的指标。

5. 评估患者对肾积水认知程度及心理承受能力。

6. 评估家庭支持力度。

【护理措施】

1. 术前护理

(1)了解病人肾积水程度,加以保护,注意休息,活动适度,避免肾区受碰撞,导致肾损伤,如破裂出血。

(2)预防泌尿系统感染,适量饮水,保持外阴部清洁,勤换内衣。必要时可口服抗生素。

(3)同外科术前护理。

2. 术后护理

(1)监测生命体征。

（2）保持引流管通畅：术后应保持各引流管通畅、切口清洁。若切口处引流管内流出较多的淡黄色液体，提示吻合口瘘的发生，及时与医生联系，给予相应处理。

（3）遵医嘱用药，高热者给予物理降温，合理使用抗生素。

（4）加强营养，提高机体抵抗力，促进吻合口愈合，同时应用抗生素抗感染。

（5）观察和预防肾衰竭：严格限制入水量，遵医嘱计 24 小时出入量。予以低盐、低蛋白、高热量饮食。

【注意事项】

1. 该疾病应遵循早发现、早对症，以免延误治疗。

2. 本病需和继发性梗阻性巨输尿管和反流性巨输尿管相鉴别。

3. 留置输尿管支架管，手术后 4～6 周拔出。

4. 院外带管期间需防止感染。

5. 术后 6 个月行静脉尿路造影检查，观察肾积水程度是否减轻及肾功能恢复情况。

第二节　肾输尿管结核

【概述】

泌尿生殖系统结核病继发于身体其他部位的结核病灶。泌尿系统各个器官都可发生结核病变，其中最主要的是肾结核，其他泌尿器官的结核病变大多继发于肾结核。

肾结核的病原菌主要来自肺结核的血行播散。肾内结核病灶可在肾内发生播散，肾实质逐渐被破坏，以致肾功能完全丧失。带菌的尿液可引起输尿管结核、膀胱结核及尿道结核。病理性肾结核绝大多数是两侧性的，但多数病灶能自行愈合，所以发展到临床肾结核阶段，多数为单侧性，大致 10％肾结核为双侧性。

【诊断要点】

(一)临床表现

1. 膀胱刺激征 尿频、尿痛、尿急是泌尿系统结核最典型的症状之一,尿频往往出现最早。当输尿管结核发展到输尿管梗阻时,出现"肾自截",膀胱刺激征消失。

2. 血尿 输尿管结核引起的血尿多为全程血尿。

3. 脓尿 尿多为米汤样,尿中可含干酪样物质或血丝,这在肾结核患者中普遍存在,只是程度不同。

4. 腰痛及包块 较少见,主要表现为肾区疼痛,多为不同程度的持续性钝痛,大量饮水后可加重。有时因结石或血凝块引起急性绞痛,但少见。当明显肾积水时,有时可触及腰部或腹部包块。

(二)影像学检查

1. IVU检查 早期输尿管结核主要表现为输尿管扩张,粗细不一,边缘不规则,失去自然形态,有时呈串珠状。晚期表现为挛缩而强直,可有条索状钙化。重度输尿管狭窄可造成患侧肾及输尿管不显影,逆行造影可显示输尿管病变情况。必要时行大剂量静脉尿路造影和顺行穿刺肾盂造影。

2. CT检查 只能大范围的连续扫描,才能显示输尿管中段和远端的狭窄,否则只能显示肾盂及输尿管的扩张。所以近端输尿管狭窄CT在显示肾结核的同时,常能显示输尿管壁增厚和管腔缩小。CT还可以显示输尿管管壁的钙化,并与结石鉴别。

3. MRI检查 可以很好地显示扩张的输尿管及输尿管狭窄处,在一定程度上能代替传统的IVU。在肾结核的显示上,MRI较CT无明显的优势。

(三)实验室检查

1. 尿液常规 有大量红细胞和白细胞,有时可找到结核分枝杆菌。

2. 红细胞沉降率(ESR) 沉降增快,对诊断有参考价值。

(四)特殊检查

膀胱镜检查:可见患侧输尿管口充血、水肿或出现结核结节及溃疡,如纤维化瘢痕严重,输尿管口被拉向外上方,管口扩张,蠕动消失,即所谓高尔夫洞穴样输尿管口。

【治疗要点】

治疗开始前必须明确诊断。对于确诊为肾结核的病人,无论其病变程度如何及是否需行手术治疗,均需按规定进行抗结核的药物治疗。

1. 应用抗结核药物的适应证为以下几种。

(1)孤立肾结核。

(2)局限性的一侧或双侧肾结核。

(3)伴有身体其他部位的活动性结核,暂时不宜手术者。

(4)双侧重度肾结核不宜手术者。

(5)配合手术治疗,作为手术前用药。

2. 肾切除的适应证为以下几种。

(1)单侧肾结核病灶破坏范围超过50%。

(2)全肾结核性破坏,肾功能已丧失。

(3)结核性脓肾。

(4)双侧肾结核,一侧破坏严重,而另一侧为较轻度结核。

(5)自截肾。

【处方】

(一)非手术治疗

1. 肾结核手术后的常规用药 常用的药物有链霉素每日0.75~1g;利福平0.45g/d;异烟肼0.3g/d;吡嗪酰胺1.5g/d;乙胺丁醇0.75g/d。用药期间应注意预防异烟肼和链霉素对神经系统及利福平对肝的不良反应。用药目的是尽快杀灭结核病灶中的结核杆菌,使病变组织修复,达到持久的临床治愈。长期抗结核治疗用药一般选用2~3种药物联合应用,可采用长程疗法,持续用药1~2年。

2. 手术治疗　常用的手术方法是肾切除。部分肾切除和肾病灶切除术很少应用。

(二)手术治疗

手术治疗方式应根据狭窄部位及肾功能情况而定。

1. 如狭窄邻近于膀胱,切除狭窄段,可行输尿管与膀胱再植术。

2. 对肾盂输尿管连接部孤立性狭窄,可行肾盂整形术。

3. 对狭窄位于中 1/3 及下 1/3 段,可行输尿管松解术。对较长段狭窄而肾功能未遭严重破坏者,可采用肠道代输尿管。

4. 长段输尿管狭窄患者肾功能较差或已自截,应行肾、输尿管全长切除。

【注意事项】

1. 休息,营养,阳光,空气。

2. 肾结核手术切除后仍需进行一段时间抗结核治疗,根据情况需 1 个月或 1 个月以上。对侧肾积水及肾功能较差者应先行肾造瘘,待肾功能好转后,切除病肾。一侧肾结核对侧肾积水时,在切除病肾后,对侧肾积水可采用肾造瘘、输尿管腹壁造瘘或膀胱扩大术等。

3. 抗结核药的停药标准:全身情况明显改善,红细胞沉降率正常。排尿症状完全消失。反复多次尿常规检查正常。尿抗酸杆菌检查多次阴性。泌尿系统造影检查病灶稳定或已愈合。全身检查无其他结核病灶。

第三节　肾盂输尿管连接部梗阻

【概述】

肾盂输尿管连接部梗阻(ureteropelvic junction obstruction,PUJO)是小儿及青少年期肾积水常见的原因。可见于各年龄组,约 25% 于 1 岁内得到诊断,50% 于 5 岁内诊断。但儿童及男性发病更多,亦多见于左侧。双侧病变约占18%。

1. **肾盂输尿管连接部狭窄** 最常见的病因,约占85%以上。狭窄段长度在0.5~2.0cm。

2. **高位输尿管开口** 正常情况下输尿管起始于肾盂最低位,形成漏斗状,有利于尿液引流。若输尿管起始部位偏高造成折角,则尿液排流不畅而导致肾积水。

3. **迷走血管压迫** 肾动脉过早发出供应肾下极的分支或来自腹主动脉的供应肾下极的副肾动脉常横跨输尿管而造成梗阻。

4. **肾盂输尿管连接处瓣膜** 临床较少见。

5. **输尿管起始部扭曲或粘连折叠**

6. **肾盂输尿管连接部蠕动功能障碍** 肾集合系统扩张可导致肾髓质血管伸长和肾实质受压缺血,肾组织逐渐萎缩与硬化,造成不可逆性损害。肾外型肾盂病情发展慢、肾实质损害轻;肾内型肾盂、肾实质受压力损害较重,肾实质萎缩,肾功能损害进展快。

双肾积水或一侧肾积水,梗阻解除后有显著尿量增多、排钠利尿现象,一侧肾积水梗阻解除后变化不明显。

经电子显微镜检查发现,肾盂输尿管连接部有大量胶原纤维介于肌细胞之间,使肌细胞失去正常的排列,互相分离,阻碍了细胞间的信息传递,阻断了正常蠕动的传送。以往认为这种异常只存在于肾盂输尿管连接部,但近年来在扩张的肾盂壁上也发现这种异常,提示手术中要考虑切除过多的肾盂壁。

【诊断要点】

(一)症状与体征

1. **腰痛** 为持续性钝痛或坠胀不适,但有急性梗阻发作时,可能出现肾绞痛。伴有消化道症状。当继发性感染时可伴有发热。

2. **腰腹部肿块** 起始于肋缘下,为表面光滑的囊性肿块,边缘齐、有波动感,压痛不明显,大者可越过腹中线。

3. **血尿** 常为镜下血尿,合并感染、结石、外伤时,血尿加重。

4. **尿少与尿多交替出现** 慢性梗阻急性发作时,表现为肾绞痛、尿少、呕吐,而急性发作缓解后,则尿量增多,疼痛缓解,肿块消失。

5. **高血压** 重度肾积水病人可出现高血压,血压呈轻度或中度升高。

6. **肾破裂** 积水肾在外伤下可导致肾破裂、肾破裂后肾周围血肿及尿外渗。

7. **尿毒症** 双肾积水或一侧肾积水晚期可有肾功能不全表现。

(二)影像学检查

1. **B超检查** 目前常可在产前经B超检出有肾积水,但应于小儿出生后复查。

2. **IVU** 可见肾盂肾盏扩张,或造影剂突然终止于肾盂输尿管连接部,其下输尿管不显影或正常。如有输尿管扩张(必要时延时摄片),则说明病变部位不在肾盂输尿管连接部。

3. **磁共振尿路造影(MRU)** IVU显影不良或者不宜行IVU和RPG者,对梗阻定位及定性诊断很有帮助,特别是MRU可显示UPJO梗阻部位和积水程度。

4. **利尿性肾图** 对明确早期病变、判断轻度肾积水是否需要手术治疗很有帮助,尤其双侧肾积水时,一侧轻、一侧重,对肾积水较轻侧是否行手术治疗具有决定作用。

(三)积水肾功能的可复性预测

争取保留病肾已成为公认的治疗原则,应在术前、术中准确判断患肾功能及梗阻解除后肾功能的可复性。

1. **肾皮质厚度测定** 当肾皮质厚度<2mm时,光镜下观察不到肾小球、肾小管,完全丧失肾结构,电镜下观察不到细胞结构,只见大量胶原纤维,则该肾已无保留价值。但在术中发现许多病肾实质非均匀变薄,即便是大部分肾皮质厚度均<2mm,术

后随访证实保留的病肾仍有功能存在和改善。

2. 积水肾尿溶质的分析 尿 pH<6 则肾功能恢复理想,6.0≤pH≤7.0 则部分肾功能恢复,pH>7.0 时肾功能恢复可能性不大。

3. 肾积水容量和压力 巨大肾积水和压力<15cmH$_2$O 则肾功能恢复不良。

【治疗要点】

UPJO 的治疗应综合分析、权衡考虑,其中也包括年龄、体质差异及并发症等因素。其治疗指征应包括:症状、肾功能损害程度及是否并发结石或感染。治疗主要目的是解除梗阻和改善肾功能。

【处方】

1. 一般情况下,治疗是重建性的,旨在恢复无梗阻的尿路及尿流。特别是对于新生儿、婴儿、儿童很重要,因为随着梗阻的解除,将使他们有机会恢复和改善肾功能。UPJO 可能至中年或老年时表现出来,即使患者没有症状或无明显的梗阻后的病理变化,也应定期随访观察。无论如何,重建性治疗对绝大部分 UPJO 患者都是有益的。

2. 手术治疗

(1)手术原则:UPJO 梗阻较轻、肾盂肾盏扩张不重者应行单纯矫形手术;扩张明显者,应切除病变段及扩张肾盂,再行吻合术;更重者则行肾造瘘或肾切除术。

(2)手术方式

1)对有轻度肾盂肾盏扩张的病例,可继续随诊观察至 3～6个月,如病情加重或有明显肾盂肾盏扩张,应于 3 周岁后手术较为理想。

2)对不能用药物控制合并感染的肾积水,应先做经皮肾穿刺造瘘引流。

3)绝大多数梗阻的肾保存 1/3 以上的功能,应做离断性肾盂成形术(Anderson-Hynes 术式),手术成功率可达 97％以上。

4)对于双侧性肾积水,一般可行一期双侧离断性肾盂成形术。手术后症状消失,但已扩张的肾盂肾盏仅 10％能恢复正常。

5)如对侧肾正常,患肾功能严重丧失,经引流后患肾功能小于 10％或合并有肾发育异常时,应做肾切除术。

【注意事项】

双侧 UPJO 手术注意事项如下。

1. 一侧积水重、另一侧积水轻:可先考虑治疗严重侧,以求肾功能损害不大,安全度过手术期,待手术成功后可增加对侧手术的安全性。

2. 两侧积水皆严重:可分期治疗,但仍以先处理轻侧为好。

3. 两侧积水都轻:要仔细确定手术适应证,多以容易施行手术一侧为先。对于 UPJO 合并急性梗阻(原发或继发性)时,不论积水程度如何,都应该首先解决急性梗阻一侧以保护肾功能。

4. 肾盂成形术中常规留置双 J 管,一般于术后 2～3 个月拔除。

【护理措施】

1. 术前护理

(1)了解病人肾积水程度,加以保护,注意休息,活动适度,避免肾区受碰撞,导致肾损伤,如破裂出血。

(2)预防泌尿系统感染,适量饮水,保持外阴部清洁,勤换内衣。必要时可口服抗生素。

(3)同外科术前护理。

2. 术后护理

(1)监测生命体征。

(2)保持引流管通畅:肾盂成形术后应保持各引流管通畅、切口清洁。若切口处或肾周引流管内流出较多的淡黄色液体,提示吻合口瘘的发生,及时与医生联系,给予相应处理。

(3)遵医嘱用药。高热者给予物理降温,合理使用抗生素。

(4)加强营养,提高机体抵抗力,促进吻合口愈合,同时应用抗生素抗感染。

(5)观察和预防肾衰竭:严格限制入水量,遵医嘱记 24 小时出入量。予以低盐、低蛋白、高热量饮食。

【健康指导】

肾盂输尿管成形术需留置输尿管支架管,手术后 4～6 周拔出,拔管在门诊膀胱镜下进行(成年人患者)。儿童患者 7～12 天拔尿管,4～6 周拔肾造瘘输尿管支架引流管,2～3 日后再拔肾周引流管。院外带管期间需防止感染。术后 6 个月行静脉尿路造影检查,观察肾积水程度是否减轻及肾功能恢复情况。

第四节　输尿管结石

【概述】

输尿管结石是常见的泌尿系统疾病。输尿管结石大多来自肾。根据输尿管的解剖特点,结石容易出现在以下几个部位:①肾盂输尿管连接处;②输尿管髂动脉交接处;③女性阔韧带,男性输精管横跨交界处;④输尿管膀胱壁间段;⑤输尿管膀胱开口处。据报道,输尿管结石位于腰椎 3～4 水平及盆腔内段的占大多数。

输尿管结石多发生于中年人,儿童、老年人较少见。一般约 70% 发生于 20—50 岁。男性患者明显较女性为多,男女比例为 4:1,多为单侧结石,5% 左右为双侧结石。结石大多是单个,左、右侧发病率几乎相同。

泌尿系统结石形成的因素可能是综合性的,不同成分和不同部位结石的形成显然不尽相同。有些与外界环境有关,有些则与内在因素有关,如营养不良、维生素 A 缺乏、地理环境、饮食习惯、遗传倾向、代谢改变和尿路局部改变均为重要因素。例如甲状旁腺功能亢进、尿路梗阻、感染、异物等与尿路结石形成的关系已完全肯定。输尿管结石是泌尿系统结石的一种,其形成原因也是多元性的。

输尿管结石引起的病理变化表现多种多样,与结石大小、形状、嵌顿程度、肾及输尿管积水情况、有无伴发感染,以及单侧或双侧结石等因素有关。大致有 4 种情况:①无明显病理损害;②机械性损害;③尿流动力学改变;④感染性损害。

【诊断要点】

(一)临床表现

疼痛和血尿是输尿管结石的主要症状。其他症状包括恶心、呕吐、尿频、发热、寒战和排石史等。

1. 疼痛 多为突发性绞痛,发生在患侧上腹部及肾区,沿输尿管向下放射到阴囊或阴唇和大腿内侧,同时伴有出冷汗、恶心、呕吐与休克等症状。

2. 血尿 常于绞痛发作时出现。

3. 尿频、尿痛 多见于输尿管下 1/3 段的结石。

4. 腰部包块 输尿管梗阻引起不同程度的肾积水时,可摸到肿大的肾。

5. 无尿 比较少见,一般发生于双侧输尿管结石完全梗阻或者孤立肾时的输尿管结石完全性梗阻。

(二)实验室检查

尿液常规检查可见到红细胞,如结石存在已久,有感染时,尚可见脓细胞或管型。

(三)定位检查

1. KUB、IVU KUB 及 IVU 或逆行性尿路造影,以判断结石的准确部位和影响肾功能的程度。95% 以上的输尿管结石均能在 X 线片上显影。

2. 膀胱镜检查 如结石下降至开口处,通过膀胱镜检查,可见到输尿管开口以上隆起现象。输尿管膀胱开口处结石,有时在膀胱镜下能窥见部分结石露出于开口。

3. B 超 有助于输尿管结石特别是阴性结石的诊断,并可了解患侧肾和输尿管有无积水和输尿管扩张。

4. 核医学检查　肾图可了解患侧功能及上尿路梗阻情况,肾绞痛发作时有助于诊断。

【治疗要点】

以去除结石,解除梗阻,保护肾功能为原则。

【处方】

1. 一般治疗

(1)大量饮水:尽可能维持每日尿量在 2000~3000ml。大量饮水配合利尿解痉药物,可促使小的结石排出。在感染时,大量饮水及利尿可促进引流,有利于感染的控制。

(2)针灸及应用排石药:针灸有解痉镇痛作用。排石药利尿解痉,促进输尿管蠕动,有利于小结石的排出。

(3)解痉镇痛药:阿托品 0.5mg,皮下注射;维生素 K_3 4~8mg 肌内注射或黄体酮 20mg,肌内注射;或选用双氯芬酸(凯扶兰)25mg 含服;结石位于输尿管下段时可选用 α 受体阻滞药,如坦洛新和多沙唑嗪,有助于排石。对于绞痛剧烈者,可适当应用哌替啶 50mg 肌内注射。

(4)肾区热敷、理疗。

2. 非手术治疗

(1)指征

1)结石呈椭圆形,直径＜1.0cm,症状不明显而无尿路感染者。

2)反复发作绞痛,而结石位置有移动,即使有轻度积水,但肾功能尚良好者可暂做非手术治疗进一步观察。

3)年老体弱、全身情况不佳,结石直径＞1.0cm,肾功能尚好,尿流阻滞较轻者。

(2)方法

1)中药排石:采用排石冲剂或金钱草冲剂治疗,同时大量饮水,多活动或做跳跃动作,以助结石自行排出。

四金化瘀排石汤(张志发中医师经验方):半枝莲 30g,金钱草 30g,鸡内金 12g,石韦 30g,郁金 20g,三棱 18g,滑石 30g,瞿麦 15g,怀牛膝 15g,海金沙 30g,木通 10g,茅根 30g,甘草 10g。用水煎服即可,每日 1 剂,日服 2 次。

邓氏通淋汤:海金沙 10g,鸡内金 10g,金钱草 30g,石韦 15g,黄柏 20g,金银花 15g,元胡 10g,地肤子 15g,木通 10g,瞿麦 10g,川牛膝 10g。水煎服,每日 1 剂。

如果是大便干结的,加大黄 10g;若尿中带血的,加茜草根 10g;若小腹胀的,加青皮 10g,乌药 10g;如果是有尿路梗阻的,肾功能不良的,加黄芪 15g,黄精 12g,王不留行 15g,白茅根 15g。

排石镇痛汤剂:白茅根 30g,冬葵子 15g,车前子 12g,牛膝 9g,川楝子 9g,香附 9g,炒蒲黄 9g,木通 6g,乳香 6g,没药 6g,甘草 6g。用法:150ml,每日 2 次,口服。

2)体外冲击波(ESWL):一般采用原位碎石,输尿管上段结石如原位碎石未成功,可以逆行输尿管插管,将结石排回肾,或将导管头端绕过结石近端后再行碎石,以提高碎石成功率。

3. 腔内手术

(1)经尿道输尿管镜碎石术:适用于结石直径＞0.8cm,形状不规则,表面不光滑者;结石嵌顿或其周围被输尿管息肉样组织包裹者;ESWL 治疗失败或治疗后形成较大结石者。

目前有超声碎石、气压弹道碎石和激光碎石术,一般输尿管中下段结石成功率高于输尿管上段结石。

(2)腹腔镜输尿管切开取石术:主要适用于输尿管上段结石较大者。

4. 手术治疗

(1)指征

1)长期停留的嵌顿结石,合并输尿管先天性畸形、息肉或狭窄。

2)结石合并难以控制的尿路感染。

3)结石引起输尿管梗阻性无尿症等情况,或伴有肾盂肾炎,或有肾盂积水倾向者。

(2)方法:做输尿管切开取石术。输尿管上 1/3 结石,采取腰切口;中 1/3 结石用腹直肌旁切口或经背部切口;下 1/3 结石用耻骨切口。

注意事项:①术前需摄 KUB 助结石定位;②原有输尿管梗阻病变,手术取石同时一并处理;③术中应置双 J 管内引流,可减少尿瘘、输尿管狭窄等并发症的发生。

【注意事项】

1. 血尿　较轻并于 1~2 天后自行消失,无需处理。

2. 绞痛　在排石过程中少数患者会出现输尿管绞痛,应用解痉镇痛药可缓解。

3. 发热　多由于碎石堆积引起尿路梗阻或尿路感染未被控制所造成。应积极予以抗感染治疗并解除梗阻。

4. 输尿管内石街形成　肾结石过大未分次行 ESWL 后,易发生输尿管内石街。对无症状的输尿管内石街,应严密观察其排石情况,如超过 1 周仍无变化,应对石街进行碎石治疗;如仍无效时可考虑行经皮肾镜或输尿管镜下气压弹道碎石术。

5. 消化道并发症　ESWL 后部分患者出现恶心、呕吐、腹痛、黑粪,多不需要特殊处理后即能自愈。

6. 注意膳食结构　尿石的生成和饮食结构有一定的关系。因此,注意调整膳食结构能够预防结石复发。根据尿石成分的不同,饮食调理应该采取不同的方案。如草酸钙结石患者宜少食草酸钙含量高的食品,如菠菜、西红柿、马铃薯、草莓等。

7. 复查　定期尿液检查、X 线或 B 超检查,观察有无复发及残余结石情况。若出现剧烈肾绞痛、恶心、呕吐、寒战、高热、血尿等症状,及时就诊。

【健康指导】

1. 多饮水,每天在 2500ml 以上。一般餐后 3 小时或剧烈运动后要多饮水,此外要养成午夜排尿后再饮水一杯及清晨起床后饮水的习惯。

2. 饮食方面:尽量减少钙、磷含量多的食物,多吃蔬菜水果,饮食宜清淡,如玉米粉、麦片、藕粉、蛋、水果、甜菜、黄瓜、茄子等,严格限制鲜肉、鱼、禽类及肝、肾等动物内脏的摄入,尽可能少食牛奶、白菜、胡桃、花生、扁豆,禁食红茶、可可、烈性酒、啤酒。

3. 长期卧床的患者,应多翻身,及时排尿,防止尿潴留。行保守治疗的尿石症,如无疼痛或呕吐等症状,可以做上下台阶、跳绳、跑步等活动,以促进自然排石,但以不致疲劳为限。如是术后出院者,应从轻度活动开始,逐渐增加活动量,活动时注意使切口部位均匀着力,勿扭伤肾部。

4. 出院后定期复查。如出现血尿、疼痛、腰酸等,应到医院诊治。

【护理措施】

1. **非手术治疗护理**

(1)药物排石治疗的病人,嘱病人将每次尿液排在指定的容器内,了解结石排出的情况。

(2)调整饮食结构。

(3)结石合并感染者,根据细菌培养及药物敏感试验结果,遵医嘱应用抗生素,控制感染,注意病人排尿次数及疗效的观察。

(4)肾绞痛的病人,遵医嘱输液及给予解痉镇痛药物,以缓解疼痛。

(5)遵医嘱测量尿液 pH,对尿酸和胱氨酸结石的病人给予口服枸橼酸钾合剂,以碱化尿液;若需要酸化尿液,遵医嘱口服氯化铵。

(6)在不增加病人心肺负荷及体力能力承受的情况下,可适当进行跳跃等活动,促进结石的排出。

2. **体外冲击波碎石护理**

(1)告知病人在治疗过程中不可随意移动体位;治疗中有较

大的声响及治疗后出现血尿属正常现象,以减少紧张心理,取得配合。

(2)为避免腹部胀气,术前 3 天禁食易产气的食物,手术日早晨禁食水。

(3)术后取平卧位,定时监测血压、脉搏的变化,发现异常及时通知医生。

(4)病人术后若出现头晕、恶心、呕吐等药物反应,嘱其卧床休息、禁食,遵医嘱静脉补充营养与水;无反应者可正常进食。

(5)观察并记录初次排尿的时间、每次间隔时间,以了解有无尿路梗阻及急性尿潴留征象。

(6)观察尿液的颜色、性质及量,术后多有血尿,记录血尿开始时间及终止时间,发现异常立即通知医生。

(7)鼓励病人每天饮水 3000ml 以上,嘱病人经常更换体位,减少输尿管急性尿潴留征象。

(8)嘱病人观察每次排出尿液,观察结石排出情况。

(9)碎石后肾绞痛的病人,遵医嘱给予解痉镇痛药。

(10)碎石后出现大量血尿应及时通知医生,遵医嘱给予止血药,并观察排尿情况。

(11)巨大结石碎石后,有可能梗阻尿路,严重者可引起肾功能的改变,嘱病人卧床休息 48 小时,鼓励其多饮水、更换体位,促进结石的排出。

3. 手术治疗护理

(1)术前护理

1)指导病人正确留取尿标本,对自理能力较差者给予协助。

2)肾、肾盂、输尿管切开取石合并有一侧肾功能不全的病人,应了解健侧肾功能情况,遵医嘱记录 24 小时尿量。

3)结石合并感染的病人,遵医嘱给予抗生素。

4)输尿管切开取石的病人,术前常规进行 X 线摄片定位,送手术室时应保持定位时的体位。

5)遵医嘱及手术要求做好术前体位。

（2）术后护理

1）监测生命体征。

2）术后 48 小时后取半卧位,观察引流是否通畅及有无漏尿的现象;肾实质切开取石者,绝对卧床 2 周,以减轻肾的损伤,防止再出血;输尿管切开取石术后,第 1 次排尿为血性,提示输尿管通畅;耻骨上膀胱切开取石术后病人,卧床休息 3 天。

3）内镜取石术后的病人,观察有无腹痛及尿中结石排出情况。

4）遵医嘱给予镇痛、预防感染的药物。

5）鼓励病人多饮水,起到自然冲洗的作用。

6）保持引流通畅,肾造瘘者不宜进行冲洗,以免引起感染,必须冲洗时,应严格无菌操作并在医生指导下进行。

7）保持造瘘口局部清洁、干燥,尿液浸湿敷料应及时更换。

8）肠蠕动恢复后,可遵医嘱进食。嘱病人饮水 2000～3000ml,并遵医嘱给予调整尿液酸碱度的药物,以防结石复发。

【健康指导】

1. 养成饮水的习惯,每天饮水 2000ml 以上,最好饮用磁化水,少饮矿泉水、浓咖啡、可可、茶及酒精类饮料。

2. 术中留置双 J 管的病人 4～6 个月膀胱镜下拔管。

3. 调整饮食种类,减少或预防结石的复发。

第五节　输尿管开口异位

【概述】

如果输尿管不开口于膀胱三角区上角,而开口于膀胱内或膀胱外,均称输尿管开口异位。几乎所有的输尿管开口异位都是完全性重复输尿管,即输尿管开口异位来自上肾部。输尿管开口异位多见于女性,在女性中 80% 输尿管开口异位合并重复畸形。

【诊断要点】

1. 男性常无症状,除非有梗阻或感染,由于持续有小量尿流入后尿道,可能有尿频、尿急。如输尿管开口异位于生殖道,可有前列腺炎、精囊炎、附睾炎。

2. 女性半数有尿失禁,表现为正常分次排尿及持续滴尿。如尿储存于扩大的输尿管中,则患者于仰卧时不遗尿,但站立时则有尿失禁。

3. 较高位的异位输尿管开口中 75% 有膀胱输尿管反流,也就是既反流又梗阻,常并发感染,多见于幼儿。小婴儿也可因梗阻出现腹部肿物。

4. 辅助检查:尿常规、静脉尿路造影、CT 检查、膀胱尿道镜检及逆行肾盂造影、超声检查。

【治疗要点】

根据肾功能情况及输尿管发育情况,并开口畸形位置来决定治疗方案。

【处方】

1. 如单一输尿管开口于生殖道,肾功能常严重丧失,则做肾、输尿管切除术。

2. 如异位开口于膀胱颈或尿道,肾功能常较好,则做输尿管膀胱再吻合术。

3. 如并发重肾,上肾部功能丧失,则做上半肾切除术。

4. 偶见单一输尿管开口异位并发于发育不全的小肾,输尿管细而不扩张,则需做腹腔镜协助诊断及治疗(发育不全的小肾切除)。

5. 双侧单一输尿管开口异位,如输尿管位于尿道,则膀胱三角区及膀胱颈均发育差。多见于女性,患者有完全性尿失禁。可试做重建手术,包括输尿管膀胱再吻合,用肠管扩大膀胱及Young-Dees-Leadbetter 膀胱颈重建术。如仍不能控制排尿,可考虑做以阑尾为输出道的可控性尿路改流术(Mitrofanoff 术)。

【注意事项】

1. 如发现输尿管开口异位相应症状，及时就诊，行肾功能检查及相应辅助性检查，手术治疗。

2. 术后注意梗阻、反流和感染。

第六节　输尿管口囊肿

【概述】

输尿管口囊肿又称输尿管口膨出，是指输尿管末端向膀胱内呈囊性扩张。非真正的囊肿，应称输尿管口膨出或输尿管脱垂。多为单侧病变，双侧者占 10%。可分为两型：①单纯性：又称原位型输尿管口膨出，多见于成年人及男性；②异位型：多见于女性，多位于膀胱基底部，近膀胱颈或者尿道内，甚至脱出尿道，容易引起尿路梗阻。输尿管膨出小者 1～2cm，大者几乎充满膀胱。属先天性发育异常。多见于小儿，尤其多见于女童，为男童的 2～3 倍。左右侧发生率无明显差别，双侧占 10%～20%。输尿管口囊肿异位型约占 80%，可与肾及输尿管重复畸形同时存在，而且往往发生于肾段所属的输尿管末端。

临床分为四种。①单纯性囊肿：单侧或双侧；②脱垂性囊肿：女性可脱垂至尿道口，男性可至后尿道；③输尿管异位开口：在尿道内或膀胱憩室内；④输尿管开口形成盲端。

病因目前尚不十分清楚。一般认为，在胚胎 15cm 长时，输尿管和尿生殖窦之间被一层膜所隔开；胚胎发育至 25cm 时，后肾开始泌尿，此膜便破裂或吸收而形成输尿管口；在某些情况下，此膜可继续存在或吸收不全，形成输尿管口闭锁或狭窄，排尿不畅或受阻，输尿管内压增高，致使输尿管末端扩张，隆起而成囊肿。此外，也有人认为输尿管鞘（Waldeyer 鞘）先天性发育不全，导致膀胱壁间段输尿管松弛，易于扩张而形成囊肿。膀胱壁间段输尿管分为壁内段和黏膜下段两部分。壁内段通过输尿管裂隙斜行于膀胱壁,被逼尿肌、Waldeyer 鞘围绕和支持,而黏膜下段仅在后面有逼尿肌支持,此薄弱处是容易形成囊肿的部位。

输尿管口囊肿表面覆盖膀胱黏膜,中间为薄层肌肉层胶原组织,内层为输尿管黏膜。囊壁肌层由输尿管纵肌纤维延伸而成,常有明显膨出和肥大,并可引起膀胱浅三角和深三角分离抬高,影响尿流通畅,增加反流的机会。

【诊断要点】

1. 临床表现

(1)排尿困难:若囊肿位置较低囊肿较大,常堵塞尿道内口引起排尿阻力增加,女性患者出现囊肿膨出尿道口外嵌顿出血,诱发尿路感染。

(2)尿路感染:患者常表现为尿频、尿急、脓尿及反复发热。

(3)血尿:合并结石可出现血尿。上尿路梗阻症状,长期梗阻可导致肾积水及输尿管扩张,患者可有腰部胀痛,有时可因腹部肿块就诊。

2. 影像学检查

(1)B 超:可发现膀胱内囊性肿物,时大时小。

(2)静脉尿路造影:可见膀胱内有囊肿影,呈"海蛇头"样。

(3)IVU:观察有无肾盂输尿管重复畸形,有无肾积水,患侧输尿管有无过度纤曲及扩张。膀胱内可见蛇头或球形充盈缺损。

(4)膀胱造影:可弥补静脉尿路造影不足。对异位输尿管囊肿伴膀胱后壁软弱病例,排尿性膀胱造影往往显示囊肿周围有一膀胱黏膜的环状沟突出于正常的膀胱边缘之外。

(5)膀胱镜检查:对原位小囊肿,可见其全貌。对大的囊肿可见大片有血管分布的囊壁,节律性收缩或充盈。

【治疗要点】

根据输尿管膨出的大小、有无合并其他泌尿系统畸形及肾功能制订个体化的治疗方案,其治疗原则是解除梗阻、防止反流及处理并发症。

1. 保守治疗　成年人的单纯性输尿管口囊肿较小、无临床症状及并发症，一般不需治疗。

2. 输尿管口囊肿微创手术　可膀胱镜下行输尿管口囊肿电切开囊肿，适用于以下情况：①出现相应临床症状或对侧肾积水，对侧肾功能良好者；②严重尿路感染，药物未能控制，一般情况较差患者，可先行开窗引流以控制和缓解症状，2～3 个月后根据膀胱尿路造影及相关影像学检查结果决定下一步治疗方案。

3. 上半肾及输尿管切除术　适用于重复肾输尿管畸形合并上肾段输尿管膨出，已发生严重输尿管扩张，上肾部功能丧失者。

4. 输尿管膀胱再植术　若输尿管囊肿切除后出现输尿管膀胱反流，则应考虑作输尿管膀胱抗反流再植术。

【处方】

1. 膨出小，无临床症状，无肾积水，一般不需要治疗。

2. 如有尿路感染，先行囊肿开窗引流，2～3 个月后再做进一步的治疗。

3. 手术方式①经尿道囊肿切开术；②囊肿开窗去顶术。

【注意事项】

1. 术后每 3 个月复查尿常规、B 超及膀胱造影。

2. 1 年后每年复查 1 次。

3. 主要是了解输尿管膨出是否缩小，有无输尿管反流。

第七节　输尿管瘘

【概述】

尿瘘是指部分或全部尿液经尿路的异常通道排出体外或流经其他器官再排出体外后的一种病理状态。根据发生的部位可分为输尿管瘘、膀胱瘘和尿道瘘等。根据瘘道通往的部位可分为外瘘及内瘘，前者是指尿液经瘘道直接排出体外，后者是指尿液经瘘道先排入其他器官，然后再排出体外。常见的输尿管瘘包括输尿管阴道瘘、输尿管皮肤瘘。

【诊断要点】

1. 输尿管瘘的特点是持续性阴道或皮肤瘘口漏尿,但患者仍可正常排尿。

2. 静脉尿路造影及逆行输尿管肾盂造影可协助诊断。

【治疗要点】

输尿管瘘的治疗目的是切除瘘管,恢复输尿管正常通道。

1. 输尿管支架管引流　输尿管支架管不仅对修复后的输尿管起着支撑引流、防止尿外渗的作用,还适用于管壁部分缺损的损伤性输尿管瘘。

2. 近段输尿管瘘的修复　如输尿管瘘接近膀胱,则用输尿管膀胱抗反流吻合术;如瘘远端正常输尿管长度足够,则直接将松解的输尿管近端与其吻合,周围可用大网膜包裹;如远端输尿管不正常,难以利用,则可行膀胱腰大肌悬吊术或膀胱壁瓣输尿管成形术来解决。

3. 中段输尿管瘘的修补　缺损不长,采用单纯的匙状重叠吻合术;缺损过长,吻合口张力大,则加用带蒂大网膜包裹;其他方法还有自体肾移植术及近端输尿管与对侧输尿管端侧吻合术。

【处方】

1. 输尿管膀胱吻合术,膀胱壁瓣输尿管成形术。

2. 自体肾移植术及近端输尿管与对侧输尿管端侧吻合术。

【注意事项】

1. 注意手术时机。

2. 预防感染。

3. 无张力缝合。

4. 漏尿。

5. 再次形成输尿管瘘。

6. 输尿管狭窄。

7. 肾积水。

第八节　输尿管损伤

【概述】

输尿管位于腹膜后间隙,为一细长而由肌肉黏膜构成的管型器官,是连接肾盂和膀胱的尿液引流器,受到周围组织的良好保护,且有一定的活动度,因此外界暴力所致的损伤较为少见。多为医源性损伤,其发病率甚难确定,损伤后易被忽视,因症状不明显而未能确定诊断。

输尿管损伤(injury of the ureter)多见于贯穿性腹部损伤和医源性损伤。由于外伤所致的贯穿性或非贯穿性暴力损伤少见,而临床上因腹部、盆腔手术、妇科及泌尿外科手术或内镜检查或手术及其他输尿管本身的手术而造成的输尿管各种损伤却常有发生。若未及时发现或处理不当,近期可引起漏尿、感染、腹膜炎、脓毒血症等;晚期可产生输尿管瘘、狭窄、梗阻等严重后果。因此,外源性损伤较少,但医源性损伤较为常见,值得高度重视。

1. **外源性损伤**　贯穿性损伤是输尿管损伤最常见的原因,主要是枪或刀器刺割伤;非贯穿性损伤少见,多发生于车祸、高处坠跌。

2. **医源性损伤**　①手术损伤,常见于下腹部或盆腔部手术,以输尿管下 1/3 段损伤最为多见,尤其是根治性或次全子宫切除术、巨大卵巢瘤切除术、结肠或直肠肿瘤根治术。此外,剖宫产、髂血管手术,亦可引起输尿管损伤。手术损伤的类型很多,常见的是输尿管被误扎、切开、切断、撕裂、钳夹或部分切除。有时虽未直接损伤输尿管,但损伤了输尿管的血液供应,也会引起输尿管缺血坏死。以妇科手术最为多见,占医源性损伤的 50％以上。②腔内器械损伤,多见于输尿管镜、腔内弹道碎石、输尿管插管和输尿管套石等,但不多见,往往易造成输尿管穿孔或撕裂。③放射性损伤,高强度的放射性物质如^{60}钴外照射、镭内照射等治疗膀胱肿瘤、子宫颈癌或其他盆腔肿瘤,有时会引起输尿管的放射性损伤。表现为膀胱近端输尿管局限性狭窄、广泛性盆腔输尿管狭窄或广泛性输尿管壁放射性硬化等。

【诊断要点】

（一）临床表现

输尿管损伤的临床表现决定于发现时间、单侧或双侧损伤、感染存在与否及尿瘘发生的时间及部位。少数病例,一侧输尿管已被误扎,当时没有发现,事后也不出现任何症状,在以后行静脉尿路造影等检查时,才发现患侧肾功能已丧失。

1. 尿瘘或尿外渗

（1）尿瘘或尿外渗:表现为即时或数天内出现漏尿、腹腔积尿、阴道漏尿。尿液进入腹腔引起腹膜炎,出现腹膜刺激症状。尿液渗出至伤口,可见伤口内引流量增加,且引流液生化检查有肌酐、尿素氮存在。尿液进入腹膜后,形成局部膨隆或肿胀。输尿管肾盂连接处撕脱时,尿液可积聚于肾旁形成尿液囊肿。

（2）慢性尿瘘:最常见的是输尿管阴道瘘,常发生于损伤后2～3周。偶见输尿管皮肤瘘。

2. 感染　有尿瘘或尿外渗时可引起感染。若局限于腹膜后间隙,则表现为体温升高、腰痛、腰部压痛等全身和局部症状。当尿液渗入腹腔时,可出现腹膜炎症状。

3. 无尿　若双侧输尿管损伤,尤其是双侧输尿管被结扎或断裂会出现无尿。应注意与创伤性休克后急性肾衰竭引起的无尿鉴别。

4. 血尿　外伤引起的输尿管损伤90%会出现血尿,而医源性损伤仅11%的病例会出现血尿。一旦出现血尿,则应高度怀疑输尿管损伤;而未出现血尿,也并不能排除输尿管的损伤。

5. 梗阻　表现为腰痛、肾及损伤部位近端输尿管积水,可能继发肾感染,甚至肾功能损害。

(二)影像学检查

1. IVU　95％以上的输尿管损伤都能通过 IVU 确诊。①输尿管误扎,可表现为输尿管完全梗阻,造影剂排泄受阻或肾盂输尿管不显影;②输尿管扭曲或成角,可表现为输尿管不完全性梗阻,造影剂排泄受阻,病变上方肾盂输尿管可见扩张;③输尿管断裂、穿孔、撕脱等,可表现为造影剂外渗,损伤部位以上输尿管肾盂扩张等。

2. 逆行输尿管插管和肾盂输尿管造影　当 IVU 不能明确诊断或有疑问时,应配合输尿管插管和造影以提高损伤的诊断率。

3. B 超　可显示肾盂输尿管有无积水和扩张,损伤部位外渗情况是术后早期排除输尿管损伤的最好方式。

4. 核医学检查　有梗阻时,表现为梗阻以上肾盂输尿管内放射性浓集、排泄缓慢呈梗阻曲线;当有尿外渗时,表现为尿外渗区域的放射性浓集;如肾功能受损严重,则表现为放射性稀疏。

5. CT　平扫常不能显示输尿管损伤的确切位置,但对尿外渗观察极为准确。增强扫描,可见尿外渗区域造影剂积聚。对输尿管结扎者,可见肾盂输尿管扩张,肾功能受损。

6. MRI　尿外渗时表现为均匀的长 T_1 长 T_2 信号。如合并出血,因出血量不同,囊液可表现不同的信号。MRU 表现为输尿管周围大片模糊的中高信号的渗液。输尿管结扎表现为梗阻的 MRI 征象。

【治疗要点】

输尿管损伤的治疗目的是尽早恢复正常排尿通路,保护患侧肾功能。输尿管损伤的治疗,只要病情允许,损伤应尽早修复,保证尿液通畅,保护肾功能。尿外渗应彻底引流,避免继发感染。输尿管挫伤和逆行性插管所致的小穿刺伤可不做特殊处理。

(一)急诊处理

1. 首先抗休克治疗,积极处理引起输尿管损伤的病因。

2. 术中发现的新鲜无坏死(电灼和热损伤)、感染的输尿管伤口,应一期修复。

3. 输尿管损伤超过 24 小时,组织发生水肿或伤口有污染,一期修复困难时,可以先行肾造瘘术,引流外渗尿液,避免继发感染,待情况好转后再重新修复输尿管。

4. 对于输尿管器械性损伤(部分损伤)可立即插入双 J 管,以利损伤的修复与狭窄的改善。同时给予抗生素治疗、休息和多饮水等,多可自行痊愈。

(二)手术治疗

1. **输尿管支架管置放术**　对于输尿管小穿孔、部分断裂或误扎松解者,可放置双 J 管,并留置 4 周以上,一般都能愈合。

2. **输尿管-输尿管吻合术**　若输尿管损伤范围在 2cm 以内,则可以行输尿管端端吻合术式一期修复。术中如发现输尿管断裂或仅被缝扎,可将缝扎线松解后,切除失活输尿管长度 1.0cm左右,将两端输尿管充分游离,使吻合口无张力,输尿管内留置双J 管,创面充分引流。

3. **延期发现**　输尿管损伤若在手术后 7~10 天时才确诊,其治疗原则为:①引流外渗尿液;②适当的尿流改造;③在积极抗炎的基础上应尽早手术修复。

4. **输尿管缺损的后期修复**

(1)手术时间的选择:取决于两个因素,首先是病人的全身情况,是否能承受再次手术;其次是尿路梗阻及感染情况如何。如感染严重,梗阻一时不能解除,可先行肾盂造口,待局部炎症控制以后再进行手术。一般而言,自瘘发生至再次手术的时间以 3 个月以上为宜。

(2)手术方式的选择

①输尿管端端吻合术:各种原因所致的输尿管损伤,如外伤性断裂、弹伤或偶因困难的妇产科手术损伤,局部炎症不明显者,均可采用此法。

②输尿管-膀胱吻合:适应于近膀胱 5cm 以内的各种输尿

管损伤。

③输尿管膀胱瓣吻合术：输尿管下段损伤或狭窄，其缺损或病变段在 6～9cm 者，患者的膀胱有足够的容量和良好的伸张能力，适合采用本术式。

④回肠代输尿管术：一侧或双侧输尿管损伤，缺损或病变段较长，不能做输尿管端端吻合或输尿管膀胱瓣吻合，而肾功能尚好者，适合采用本术式。

⑤膀胱腰大肌固定术：输尿管下段广泛损伤，长度达输尿管全长的一半时，再次或短时间内输尿管膀胱吻合失败者；全长输尿管。

⑥肾向下移位术：输尿管上中段缺损广泛，以至无法做端端吻合时。可将肾、肾蒂及断裂以上的输尿管全部游离，使肾向下移位，以便将输尿管吻合而无张力。

⑦自体肾移植术：当输尿管损伤长度难以完成上述手术时，可以将肾移植到髂窝中。

⑧肾切除术：损伤侧输尿管所致肾严重积水或感染，肾功能严重受损或肾萎缩者，如对侧肾功能正常，则可施行肾切除术。

上述手术方法均各有利弊。对于输尿管损伤后的修复，应该采用哪种手术方法为宜，应当尽可能保存有活力的输尿管和选择较为简单的术式。有时损伤较轻的，可采用膀胱镜放置双J管内引流，从而使输尿管损伤愈合。

【处方】

1. 钳夹伤或小穿孔　宜从输尿管切口插入双J型输尿管支架引流管(F6)，其近端插入肾盂，远端进入膀胱壁，留置 7～10 天后，经膀胱镜拔除。

2. 输尿管被结扎　一旦发现结扎有误，立即去除结扎线，除大块组织结扎外，一般都会引起该处缺血坏死，需切除该处输尿管缺血段，做对端吻合，并留置输尿管支架引流管 3～4 周。

3. 输尿管断离、部分缺损　输尿管断离部位较高，两断端对合后无张力者可施行对端吻合术。下 1/3 损伤,部分缺损宜做输尿管膀胱再吻合或膀胱壁瓣输尿管下段成形术。对输尿管中段或下段部分缺损难以实施上述手术者,也可将断离的输尿管与对侧的输尿管做端侧吻合。输尿管缺损较长时,游离并下移患侧肾,右侧还可将肾静脉切断并吻合于较低部位,以缩短肾和膀胱距离。若输尿管缺损过多,按具体情况做输尿管皮肤造口术、自体肾移植术或回肠代输尿管术。

【注意事项】

1. 输尿管狭窄:可试行输尿管插管、扩张或留置双 J 型输尿管支架引流管(F6),依不同情况决定留置时间长短。狭窄严重或置管不成功,应视具体病情决定手术,进行输尿管周围粘连松解术或狭窄段切除术。

2. 尿瘘:输尿管皮肤瘘或输尿管阴道瘘发生 3 个月左右,伤口红肿、尿外渗及感染所致炎性反应消退,病人全身情况允许,应行输尿管修复,一般应找出输尿管近端,游离后与膀胱或膀胱壁瓣吻合。

3. 对输尿管损伤所致完全性梗阻暂不能解除时,可先行肾造瘘术,1～2 个月后再行输尿管修复术。

4. 对损伤性输尿管狭窄所致严重肾积水或感染,肾功能重度损害或丧失者,若对侧肾功能正常,可施行肾切除术。

第九节　输尿管炎

【概述】

输尿管炎是输尿管管壁的炎性病变。常由大肠埃希菌、变形杆菌、葡萄球菌等致病菌所引起。原发性输尿管炎很少见,常继发于泌尿系统其他部位的感染、内源性或外源性损伤。另外部分输尿管神经支配缺陷引起的尿流迟缓(尿流停顿)。

非特异性输尿管炎(non-specific ureteritis)是非特异性细菌

感染引起的输尿管炎性病变,输尿管黏膜遭受反复炎症损害,导致管壁变厚、变硬、管腔狭窄。分为原发性和继发性两大类。到目前为止,原发性非特异性输尿管炎较为罕见。继发性输尿管炎多伴随其原发疾病而存在,不构成一种独立的疾病。多数患者须通过手术探查及病理组织检查才能确诊。

原发性输尿管炎,病因至今未明确。多数认为与机体的免疫功能有关。

继发性输尿管炎最主要的病因是梗阻,严重的肾感染、输尿管管腔内器械损伤及化学刺激等。急性输尿管炎的病理改变主要表现为黏膜化脓性炎症,而慢性输尿管炎可表现为输尿管壁扩张、变薄,亦可表现为输尿管壁增厚、变硬、强直,管腔逐渐缩小,致肾积水。

【诊断要点】

(一)临床表现

1. 病史　常有肾盂肾炎、膀胱炎等病史或应用尿道器械检查史。

2. 症状　主要表现为尿急、尿频,伴有腰酸、腰痛、乏力、尿液浑浊等,严重时可发生血尿、肾绞痛;急性发作时可伴有发热等全身症状。

3. 体征　肾区或腰部有叩击痛。如输尿管炎引起狭窄,可触及积水的肾。

(二)实验室检查

尿常规检查　见有大量红细胞、白细胞。中段尿培养可见有致病菌生长。

(三)影像学检查

1. IVU　可见输尿管扩张或狭窄,输尿管强直且边缘不规则。输尿管逆行插管造影时导管插入患侧输尿管数厘米后受阻。

2. X 线检查　静脉尿路造影可见输尿管扩张或狭窄,黏膜面粗糙,输尿管变形扭曲等。

【治疗要点】

1. **全身** 卧床休息,补液,多饮水,维持尿量 1500ml/d 以上,进食易消化、富含热量及维生素的食物。

2. **抗感染治疗** 可考虑喹诺酮类药物,其抗菌谱广、作用强、不良反应少,除不宜用于儿童及孕妇外,临床可广泛使用。

3. **手术治疗** 病变较重、范围较小者,可切除病灶段后行吻合或膀胱再植术;狭窄严重,长度>3cm 者,可采用膀胱瓣与输尿管吻合,回肠代输尿管术;如果患肾无功能,可行肾及输尿管切除术。

【处方】

1. **急性输尿管炎** 病人卧床休息,多饮水,碱化尿液,根据细菌培养和药敏试验选择有效的抗生素,应持续到体温正常,全身症状消失,细菌培养阴性后 2 周。

(1)头孢噻肟钠:一般感染,1g/次,2 次/d;中度或较重感染,3~6g/d,分 3 次给药;极严重感染 1 日不超过 12g,分 6 次给药。

(2)头孢唑肟钠:1 次 1~3g,每 8~12 小时 1 次;严重感染者的剂量可增至 3~6g,每 8 小时 1 次;治疗非复杂性尿路感染时,1 次 0.5g,每 12 小时 1 次。

(3)头孢哌酮钠:成年人 2~4g/d,严重感染可增至 6~8g/d,分 1~2 次给药。儿童每日 50~150mg/kg,分 2~4 次给药。

2. **慢性输尿管炎** 应采取综合治疗措施。包括:全身支持疗法;加强抗生素药物的治疗,抗菌药物的应用至少 2~3 周,小剂量口服抗生素需维持几个月直至反复尿培养阴性;彻底控制和清除体内感染病灶;外科治疗纠正引起感染的原发病灶。

3. **手术治疗** 病变较重、范围较小者,可切除病灶段后行吻合或膀胱再植术;狭窄严重,长度超过 3cm 者,可采用膀胱瓣与输尿管吻合,回肠代输尿管术。如果患肾无功能,可行肾及输尿管切除术。

【注意事项】

1. 卧床休息,补液,多饮水,维持尿量在 1500ml/d 以上,进食易消化、富含热量及维生素的食物。

2. 注意个人卫生,注意休息,急性期短期内避免性生活。

3. 尽量避免使用尿路易感染器械和插管。

第十节　输尿管肿瘤

【概述】

输尿管肿瘤(tumor of the ureter)临床较少见。但近 10 年来,我国输尿管移行细胞癌的发病率有升高的趋势。我国输尿管移行细胞癌多见于 40－70 岁人群,男女比例约为 3:1。73% 发生于输尿管下 1/3,与膀胱移行细胞癌及肾盂移行细胞癌的生物学特性相似。其占输尿管肿瘤 90% 以上。输尿管鳞状细胞癌少见,占输尿管原发癌的 5%,多为男性,60－70 岁多见。输尿管腺癌更少见。

输尿管移行细胞癌的确切病因尚不完全清楚,目前比较确定的危险因素有吸烟、滥用镇痛药、接触致癌物、中药(含马兜铃酸)等。

1. 化学致癌物　尿路上皮接触的致癌物是相同的,与膀胱癌有关的联苯胺、油漆、农药和制革等都可能是输尿管致癌原因。

2. 吸烟与饮食　吸烟与尿路上皮肿瘤的发病率之间的关系虽然不如肺癌发病率之间那样密切,但目前的研究已经肯定吸烟为尿路上皮肿瘤发病的危险因素,吸烟者发生尿路移行上皮癌的风险是不吸烟者的 3 倍。

3. 药物　如镇痛药和某些中药内含马兜铃酸的成药,导致肾衰竭后并发肿瘤的报道越来越多。

4. 多器官发病倾向　目前基本一致的观点认为尿路上皮肿瘤是一个多中心发生的肿瘤,双侧同时发病率为 5%～8%。肾盂癌患者发生输尿管癌的概率明显高于普通人。

5. 种植癌　肿瘤细胞可由肾盂随尿液下流而种植,肿瘤种植有时与多器官同时发病难以区别。

输尿管良性肿瘤少见。移行上皮细胞癌占 90%,鳞状细胞癌、腺癌少见。移行上皮细胞癌呈绒毛乳头状,肿瘤细胞核浓染,核分裂。移行上皮向鳞状上皮化生,形成鳞状上皮细胞巢或癌珠。

输尿管肿瘤的病理与临床分期和膀胱癌相似,肿瘤的分期决定了治疗的方法和预后。分期的原则是肿瘤是否侵及输尿管平滑肌及是否扩展到周围组织,有无远处转移病灶。

【诊断要点】

(一)临床表现

1. 血尿　最常见,约占 75%。通常间歇性、无痛性、肉眼全程血尿,并可出现条索血块。有时出血则可以连续几天。出血停止后,尿液重新变得清晰,活动及劳累可诱发出血。

2. 疼痛　60% 左右的病例有患侧腰部疼痛,一方面与肿瘤周围组织浸润,侵犯附近的神经组织或骨骼转移有关。另一方面是因为肿瘤日渐增大导致输尿管梗阻。一般表现为腰部或沿输尿管方向的放射性钝痛或胀痛,血块堵塞引起者会发生剧烈的绞痛。

(二)实验室检查

1. 尿常规检查　可见红细胞。

2. 尿脱落细胞检查　应用流式细胞仪(FCM)可以更敏感地发现肿瘤细胞。

(三)影像学检查

1. IVU　可显示输尿管有偏心性或中心性充盈缺损,表面毛糙不平、凹凸不平,形状不整或呈长圆形;病灶处输尿管轮廓消失,梗阻上方有不同程度积水,肾功能减退;肿瘤下方呈杯口状扩张。

2. 逆行尿路造影　逆行插管造影可显示肿瘤下方输尿管扩大呈"高脚杯"状,对确诊有重要意义。

3. B超检查　直接发现输尿管肿瘤较困难,一般只能发现肾积水和较大的转移灶。有时可见肿瘤实性团块回声,其上方输尿管扩张。

4. CT　早期小肿瘤<1cm时难以发现,但可观察到肾积水及周围组织浸润的淋巴结转移情况。对于>1cm的肿瘤,$T_3 \sim T_4$输尿管肿瘤,约80%的病例可以确认,需追踪至输尿管梗阻段补充扫描,若见输尿管环不均匀性增厚并强化,可提示输尿管癌的诊断。

5. MRI　在肿瘤分期上较CT明确。对诊断不清的梗阻性肿瘤诊断有帮助。

(四)器械检查

1. 膀胱镜检查　急性出血时进行膀胱镜检查,不但可对出血源进行定位,偶然肿瘤可自输尿管开口伸展出来,则可进行活组织检查。在输尿管开口附近有膀胱肿瘤存在时,应怀疑同侧输尿管有肿瘤的可能。

2. 输尿管镜检查　可直接到达肿瘤部位,观察肿瘤形态、大小并取活检,86%～92%的患者可以确诊。

【治疗要点】

输尿管肿瘤以手术治疗为主,根据术前的肿瘤分期和分组,可采用根治性肾盂输尿管切除术、保守性切除术和经输尿管镜治疗。输尿管肿瘤手术方法取决于患者的一般情况、输尿管病变部位和范围及有无转移病灶。在治疗中还应注意是否双侧输尿管病变及患侧肾和对侧肾功能情况。

【处方】

1. 根治性肾盂输尿管切除术　是传统的基本治疗方法,现被国内外绝大多数单位接受和执行,对侧肾功能良好的病例,一般都主张做根治性手术切除,切除范围包括:该侧肾、全部输尿管及输尿管开口周围的膀胱壁。

2. **保守性切除** 若输尿管肿瘤属于低级低期,采用保守性切除手术或根治手术两种手术方式治疗效果均满意。保守性切除的适应证为:①肾功能不全,孤立肾或双肾肿瘤的病人;②输尿管内有息肉样充盈缺损,经影像学证明肿瘤是局部的,患肾功能良好,术中输尿管未见癌变,无肿瘤转移。手术方法可以采用输尿管肿瘤局部切除再吻合或输尿管膀胱再植术。病变在输尿管上段肿瘤切除后行肾盂再吻合术。输尿管下段肿瘤需切除末端输尿管及其膀胱袖口状切除,再将输尿管移植于膀胱。若缺损较长,可行输尿管膀胱瓣成形术、自体肾移植术、输尿管皮肤造口术或回肠膀胱术。

保守性切除原发肿瘤后,需要进行持续的膀胱监视。术后前2年每隔3个月复查1次膀胱镜。

3. **输尿管镜治疗** 其适应证为孤立肾或对侧肾功能严重受损;双侧肾功能均好,肿瘤分化,且为表浅肿瘤(T_1-T_2),肿瘤能经输尿管镜清楚观察并触及者。输尿管镜可以对肿瘤进行激光切割、电切除术或电凝术或电切和激光联合治疗应用。术后留置输尿管支架管4～6周,定期进行输尿管镜检查,或膀胱镜检查。

4. **术后辅助治疗**

(1)化疗

NS50ml,丝裂霉素 20～40mg,膀胱灌注,每周 1 次,共 8 次。以后 2 周 1 次,再灌 4 次。

或 NS50ml,羟喜树碱 20mg,膀胱灌注,每周 1 次,共 8 次。

或 NS30ml,表柔比星 30mg,膀胱灌注,每周 1 次,共 8 次。

(2)GC 方案

吉西他滨 800～1000mg/m²,静脉滴注,第 1、8、15 天。

顺铂 70mg/m²,静脉滴注,第 2 天。

4 周重复上述疗程,共用 2～6 个周期。

(3)MAVC 方案

甲氨蝶呤 30mg/m^2,静脉滴注,第1、15、22天。

长春新碱 3mg/m^2,静脉滴注,第2、15、22天。

多柔比星 30mg/m^2,静脉滴注,第2天。

顺铂 70mg/m^2,静脉滴注,第2天。

4周重复上述疗程,共用2~6个周期。

（4）免疫治疗

NS40ml,卡介苗（BCG）75~150U,膀胱灌注,每周1次,6次;再2周1次,4次;再1个月1次,6次;再3个月1次,共进行4年。

【注意事项】

1. 输尿管癌的存活率与肿瘤细胞的分化程度有关。

2. 分化良好的Ⅰ、Ⅱ级的癌5年存活率约为67%;分化不佳的约16%;非浸润性的存活5年的约有60%,而浸润性的约占28%;有转移者存活期低于3年。

3. 由于输尿管管壁较薄,恶性肿瘤极易侵入管壁,故总的预后不良。即使切除复发率仍然高。

第十一节 特发性腹膜后纤维化

【概述】

特发性腹膜后纤维化（idiopathic retroperitoneal fibrosis）是指由于不同病因引起的腹膜后结缔组织的炎性反应与纤维化,形成致密的纤维组织包绕并压迫腹膜后的脏器（如输尿管和邻近大血管）。压迫输尿管可引起上尿路梗阻,严重时可影响肾功能,导致尿毒症。原发性腹膜后纤维化的病因不明。通过病史或手术探查发现病因者称为继发性腹膜后纤维化。某些药物、疾病及放射治疗可导致继发性腹膜后纤维化,如长期服用治疗偏头痛的麦角衍生物麦角克碱、麦角酰二乙胺（LSD）引起腹膜后纤维化病例,至少3mg/d,应用＞1年。血、尿外渗至腹膜后或出现腹膜后炎症的疾病,如慢性尿路感染、下肢炎性疾病出现上行性淋巴管炎、结核病、淋病、腹主动脉瘤、过敏性紫癜出血,多次腹部手术等引起腹膜炎性反应和纤维化,导致该病发生。全关节置换常用黏固剂甲基丙烯酸树脂,可穿透盆腔引起远端输尿管及髂血管闭塞。盆腔放射治疗亦可导致腹膜后纤维化和输尿管梗阻。另外,本病可能与遗传及免疫异常有关。

几乎所有病例均为病程的最后阶段,即出现输尿管及大血管的梗阻。此时肉眼看到的病变为扁平、坚实、没有被膜的灰白色纤维斑块,致密粘连于腹膜后正中部,一般厚度数厘米,最厚可达12cm。纤维斑块有明显边缘,一般局限于第 3 腰椎和骶岬之间,两旁不超过输尿管径路外侧 2cm。输尿管、腹主动脉下段髂总动脉及下腔静脉被纤维组织包绕,少数病变向上达肾蒂,甚至通过横膈至纵隔,下达盆腔内。腹膜后输尿管纤维化的另一表现是纤维组织包绕一侧或双侧上、中段输尿管,而其他部位正常。显微镜下改变是一种亚急性、非特异性、具有不同程度的纤维脂肪组织炎症反应。以纤维组织为主要成分伴多核白细胞、淋巴细胞、单核细胞浸润,间有脂肪细胞积聚及硬化性脂肪肉芽肿,某些部位有特别致密的腹膜纤维束,并出现玻璃样变性。病变先发源于腹膜正中、大血管周围,以后向两侧延伸至输尿管,管壁一般无明显累及。

【诊断要点】

(一)临床表现

1. 症状　本病症状与病程有密切关系。约 90% 的病人早期有典型的疼痛症状,表现为两侧下腹部钝痛,有时可放射至外阴部。后期出现输尿管梗阻症状,可导致肾积水、肾功能损害,最终因输尿管完全梗阻闭塞而无尿。当纤维化病变累及下腔静脉或髂静脉时,可出现下肢水肿、血栓性静脉炎或静脉曲张。当累及腹主动脉或髂总动脉时,可出现间歇性跛行、勃起功能障碍等。

2. 体征　体格检查时下腹部及腰部常有压痛,肾区可有叩击痛或触及肿大的肾。腹膜后纤维斑块一般不易触及。可伴有高血压。

（二）实验室检查

1. 血液检查　红细胞沉降率加快、血红蛋白降低、白细胞总数升高，特别是嗜酸性粒细胞的百分率增加。

2. 尿常规检查　一般无异常，当并发尿路感染时，尿中可有白细胞。

3. 肾功能检查　血肌酐、尿素氮升高。

4. 血浆蛋白　白蛋白与球蛋白比例（A/G）可倒置，球蛋白中 α 和 γ 球蛋白值增加。

（三）其他辅助检查

1. X 线检查

（1）排泄性尿路造影：①双侧性肾盂、输尿管上段扩张，输尿管扭曲；②输尿管管腔变细，甚至强直、狭窄，狭窄段一般位于第3、4 腰椎水平，长为 3～6cm，管腔内光滑；③狭窄段输尿管同时向中线移位；④输尿管完全性梗阻时，患肾可以不显影。

（2）逆行尿路造影：当 IVU 肾、输尿管显示不清时，逆行尿路造影可见输尿管上段扩张，管腔变细，狭窄段输尿管向正中移位。

2. 膀胱镜检查　膀胱内一般正常。逆行插管常无困难，当输尿管导管越过梗阻部位时，即可见尿液快速滴出，这是本疾病的特点。一旦输尿管导管拉至狭窄的部位，尿流即立即停止。

3. B 超检查　可了解肾和输尿管的积水情况，能显示腹膜后纤维斑块，表现为腹主动脉周围低回声不规则实性肿块。

4. CT 检查　是腹膜后纤维化诊断及随访的主要手段。表现为主动脉周围厚度不一的软组织影，包绕主动脉及下腔静脉。输尿管周围被肿块包裹，并有不同程度的肾积水。CT 可显示病变的活跃或退化期。但难以鉴别良性与恶性。

5. MRI 检查　也可很好地显示纤维斑块的解剖位置与外形。MRI 可多轴面成像，显示斑块纵向范围优于 CT 检查。其显示腹部大血管受累的狭窄程度及侧支循环也较 CT 清楚。

6. 穿刺活检 在 B 超或 CT 引导下行腹膜后肿块针吸或穿刺活检有助于病变性质的确定。

【治疗要点】

治疗目的是及时解除梗阻,恢复肾功能,防止炎症进一步的发展导致再次梗阻。

【处方】

1. 药物治疗 立即停用麦角衍生物,一般来说停药即能解除症状及使纤维化消退。但如再次服药,纤维化会复发。应用皮质激素,可抑制慢性炎症的进展,解除患者因水肿引起的急性梗阻,避免急诊手术。也可作为手术后的辅助用药,还可治疗手术后的再次梗阻。

他莫昔芬(10～20mg,2 次/日)等免疫抑制药的应用也有一定的疗效。

2. 尿液引流 通过膀胱镜输尿管内放置双 J 管或采用经皮肾穿刺造瘘,以解除梗阻,缓解症状。

3. 手术治疗 通常采用输尿管游离松解术。这是本病的主要治疗方法,可解除输尿管梗阻,改善肾功能。由于该病通常影响双侧输尿管,宜选择经腹切口,在十二指肠和下腔静脉之间的正中线上切开后腹膜,向两侧翻开,暴露腹膜后区和双侧输尿管。输尿管松解后可以采用以下两种方法处理:①将游离出来的输尿管置于腹腔内,使输尿管腹腔化;②将输尿管向侧方移位,在输尿管和纤维组织之间填入腹膜后脂肪,或用大网膜将其包裹。当输尿管游离手术不能完成,或再次出现梗阻可行自体肾移植或回肠代输尿管手术。由于此病有两侧受累倾向,即使是单侧肾严重损害,也应尽力保留,不可贸然行肾切除术。另外最近已经被采用的新手术方法有:将 Gore-Tex 外科膜放置在输尿管和后腹膜之间;腹腔镜下行输尿管游离术。

【注意事项】

1. 特发性腹膜后纤维化可合并硬化性胆管炎、Riedel 甲状腺炎、克罗恩病、动脉炎等全身性疾病。

2. 良性腹膜后纤维化(RPF)的预后通常较好,不过这主要取决于病灶的性质,RPF 可导致多种并发症,例如肾衰竭,但在大多数情况下,特发性 RPF 的发病率及死亡率比较低;另一方面,恶性腹膜后纤维化预后差,平均生存时间为 3～6 个月。

3. RPF 是一种罕见的疾病,约 30% 为继发性的,其中约 8% 的病因与恶性肿瘤有关;虽然特发性 RPF 的预后良好,但是继发于恶性肿瘤的腹膜后纤维化预后较差;CT 及 MRI 能全面、准确地反映疾病的范围及合并症,但是特发性 RPF 及继发性 RPF 的影像表现并无本质的区别。

4. 最终诊断主要依靠活检证实。

第4章

膀胱疾病

第一节　尿　失　禁

【概述】

尿失禁是由于膀胱括约肌损伤或神经功能障碍而丧失排尿自控能力,使尿液不自主地流出。尿失禁按照症状可分为充溢性尿失禁、无阻力性尿失禁、反射性尿失禁、急迫性尿失禁及压力性尿失禁5类。

【诊断要点】

1. 确立尿失禁的存在

(1)主诉:对确定尿失禁的存在十分重要,必要时做相应的问卷调查。

(2)体格检查:观察到尿失禁的体征,尿失禁即可确立。体格检查时应在不同体位、体力活动,不同膀胱容量下观察。

(3)尿流监测仪或尿垫实验:当有主诉而无尿失禁体征时进行。

2. 放射线、超声波的辅助检查

3. 尿动力学检查　是确定尿失禁类型最重要的检查。

4. 病因学分析

【治疗要点】

1. 针对病因及发病机制进行治疗

(1)逼尿肌收缩功能亢进:以抑制逼尿肌收缩为主,适当增加尿道阻力,以药物治疗为主,手术治疗为辅。

(2)尿道关闭功能不全:以增加尿道阻力为主,降低逼尿肌收缩力为辅。症状较轻者可给予行为治疗、理疗、药物治疗等。保守治疗无效或尿失禁症状较重者可考虑手术治疗。

(3)混合型:应慎重选择治疗方法,多采用保守治疗,抑制逼尿肌收缩,增加尿道阻力。保守治疗无效时再考虑采用手术治疗。

(4)充溢性尿失禁:针对引起慢性尿潴留的病因进行治疗。

2. 姑息性对症治疗　如阴茎夹、尿流改道、人工括约肌、膀胱造瘘等。

3. 注意上泌尿系统的保护　特别是对于膀胱压力升高的病例,在治疗过程中要密切注意是否存在上泌尿系统受累,注意肾功能的保护,在某些病例中,肾功能的保护应放在首位。

【处方】

括约肌功能不足。这类患者有残余尿,治疗原则是用药物,如麻黄碱、普萘洛尔(心得安)等。

逼尿肌反射亢进或不稳定性膀胱可引起急迫性或反射性尿失禁,有时也可引起咳嗽急迫性尿失禁。治疗原则是用药物,如维拉帕米(异搏定),起始剂量180mg,清晨1次。对维拉帕米反应增强的病人(即老年人或体型瘦小者),120mg 1日1次,作为起始剂量可能是安全的。根据每周评定的疗效和安全性,并在上一剂量后24小时才可增加剂量。

【注意事项】

保守治疗适用于轻度尿失禁患者,对于中、重度的患者,必须采取手术治疗。传统的手术方法一般采取阴道前壁修补术,远期疗效差,且仅限于轻度尿失禁患者。国外有学者采用无张力"尿道悬吊术""膀胱颈悬吊术"治疗女性压力性尿失禁取得了良好效果。其方法是使用生物相容性很好的悬吊带,通过微创手术进行膀胱颈悬吊。手术后,患者体内的纤维组织会逐渐长入聚丙烯网带内,故能有效长久保持尿道支撑,有人把这种吊带称为"柔性支架"。

第二节　充溢性尿失禁

【概述】

当膀胱胀满,膀胱内压升高,超过了最大尿道压,有不自主的流尿时,称为充溢性尿失禁。

【诊断要点】

1. 临床表现　除有原发病的临床表现外,常有尿频、尿急、急迫性尿失禁或压力性尿失禁的表现。有大量的残余尿。

2. 尿动力学检查　主要变化为膀胱功能的变化,除挛缩性膀胱外,均为大容量膀胱,一般多在 500～700ml 甚或以上,有大量残余尿,膀胱感觉减退或消失,多表现为高顺应性膀胱。

【治疗要点】

1. 大多数充溢性尿失禁是可以预防的,最好的治疗就是早期治疗原发病。如梗阻引起者,在膀胱功能失代偿之前解除梗阻,即可预防充溢性尿失禁的发生。如早期将肾结核治愈,即可预防膀胱挛缩。

2. 神经源性膀胱尿道功能障碍引起者,为保护膀胱及上尿路功能,可采取间歇导尿治疗。

3. 尽量避免下尿路感染,预防上尿路感染的发生,否则极易使膀胱纤维化进一步加剧,肾功能减退。

4. 梗阻引起的充溢性尿失禁失代偿期,即使梗阻解除后,膀胱功能也不可能立即恢复。应加强尿液引流,避免膀胱高压,使膀胱舒缩功能逐渐恢复。

5. 挛缩性膀胱为不可逆性病变,可根据挛缩性膀胱病因及膀胱容量的大小选择膀胱成形术或尿流改道术。

【处方】

1. 口服抗生素预防感染

阿莫西林:口服,1 次 0.5g,每 6～8 小时 1 次,或遵医嘱。

头孢羟氨苄(片剂):口服,1 次 0.5～1.0g,1 日 2 次。

头孢克洛:空腹口服,成年人 1 次 0.25g,1 日 3 次。

头孢克肟:口服,每次 50～100mg,每日 2 次。

环丙沙星:口服,1 日 0.5g,分 2 次服用。

诺氟沙星:口服,1 次 400mg,1 日 2 次,疗程 3 日。

2. 手术治疗解除梗阻

【注意事项】

充溢性尿失禁严重危害肾功能。接着受损的是上尿路,由于膀胱经常充盈不能有效地排出尿液,肾产生的尿液也就不能及时经输尿管运送至膀胱内,结果就会导致肾盂(肾内的空腔部分)积水,并且压迫肾实质组织,损害肾功能。泌尿系统的梗阻使得细菌容易繁殖,出现感染和结石的合并症。

第三节　急迫性尿失禁

【概述】

当有强烈的尿意,又不能由意志控制而尿液经尿道流出者称为急迫性尿失禁。

【诊断要点】

(一)临床表现

1. 尿失禁特点　先有强烈尿意,后有尿失禁,或在出现强烈尿意时发生尿失禁是急迫性尿失禁的典型症状。运动急迫性尿失禁常可在咳嗽腹压增高等时诱发,常易被误诊为真性压力性尿失禁,但其同时伴有尿急,可与后者相鉴别。

2. 原发病的表现　如排尿困难、尿线变细、神经系统病变、血尿、脓尿、遗尿。

(二)临床检查

1. 是否有压力性尿失禁的体征,阴道膨出等。

2. 神经系统的体征如鞍区感觉消失,球海绵体肌反射亢进,肛门反射亢进。

3. 残余尿的测定,有残余尿者提示膀胱以下尿路梗阻。

4. 放射线学检查,包括 KUB,膀胱造影、尿道造影、静脉肾盂造影等。

5. 原发病如结石、肿瘤等。

6. 下尿路梗阻、尿道的形态。

7. 上尿路是否受损:膀胱输尿管反流,肾输尿管扩张积水。

8. 内镜检查:对急迫性尿失禁的病因诊断很重要,如肿瘤、炎症、结石等。

9. 尿动力学检查:是诊断中最重要的检查,包括以下几种。

(1)膀胱测压。

(2)运动急迫性尿失禁,可见有自发性或诱发性无抑制逼尿肌收缩不稳定膀胱,低顺应性膀胱等压力曲线。

感觉急迫性尿失禁,可见膀胱容量下降,而对温胀等感觉敏感,达到一定容量时有强烈的排尿感,不能耐受。

(3)尿道压力测定:确定尿道关闭功能,多用于与压力性尿失禁、混合性尿失禁的鉴别诊断。

(4)漏出点压力测定:评价尿失禁的严重程度和预测对上尿路损害的可能性。

【治疗要点】

1. 病因治疗,包括解除梗阻,治疗炎症、结石、肿瘤等。

2. 膀胱训练:目的是通过让患者采用"时钟定时"排尿方法逐渐延长排尿间隔。

3. 生物反馈治疗。

4. 电刺激治疗。

5. 手术治疗。

【处方】

药物治疗:目的是抑制逼尿肌收缩,降低膀胱内压,增加膀胱容量,降低膀胱敏感性,常见药物有如下几类。

1. 抗胆碱药

(1)溴丙胺太林:口服,成年人1次15mg,疼痛时服用。必要时4小时后可重复1次。注意事项:出血性疾病及术前、尿潴留、前列腺增生、青光眼患者及哺乳期妇女禁用。

(2)阿托品:口服,0.3～0.5mg/次,3次/日,饭前服用。极量1mg/次,3mg/d。注意事项:青光眼及前列腺增生、高热者禁用。

(3)山莨菪碱(654-2):口服,成年人每次5～10mg,每日3次。注意事项:颅内压增高、脑出血急性期、青光眼、幽门梗阻、肠梗阻及前列腺增生者禁用。

2. 逼尿肌松弛药

(1)托特罗定:口服,2mg/次,2次/日。注意事项:尿潴留、胃滞纳、闭角型青光眼、重症肌无力、严重的溃疡性结肠炎、中毒性巨结肠患者禁用。

(2)泌尿灵:口服给药,每次200mg,每日3～4次;病情严重时,每日量可达1200mg。

禁用:①幽门或十二指肠梗阻;②胃肠道出血者;③闭角型青光眼患者;④下尿道阻塞性病变者;⑤有神经精神症状者;⑥心、肝、肾功能严重受损者;⑦哺乳期妇女;⑧2岁以下儿童;⑨对本药过敏者。

(3)钙离子拮抗药:硝苯地平(心痛定),口服,10mg/次,每日3～4次。注意事项:二度以上房室传导阻滞、窦房传导阻滞患者及孕妇禁用;长期用药不宜骤停。

(4)前列腺素合成抑制药:如吲哚美辛(消炎痛),每次0.025～0.05g,每日3次,疗程视病情而定。注意事项:孕妇、哺乳期妇女、活动期消化性溃疡合并出血者禁用。有肝病、肾病、哮喘、14岁以下儿童一般不宜应用。

布洛芬:口服,0.2~0.4g/次,4~6 小时 1 次,进餐时服用;缓释胶囊:0.3g/次,2 次/日。注意事项:对本药或阿司匹林及其他非甾体抗炎药过敏者、孕妇、哺乳期妇女、活动期消化性溃疡合并出血者禁用。

【注意事项】

急迫性尿失禁的治疗应采取循序渐进的原则。

1. 原发病的治疗 急迫性尿失禁有时为中枢或外周神经系统疾病所致,因此正规的泌尿外科治疗常在原发疾病稳定后进行。

2. 行为治疗 让患者采用"时钟定时"排尿方法,每周逐渐延长排尿间隔 5~10 分钟,每周进行 1 次排尿日记随访,行为治疗又称"膀胱训练"。

3. 药物治疗 针对性的药物有奥昔布宁和托特罗定两类,这些药物均可影响逼尿肌收缩力,并有口干等不良反应,因此必须除外梗阻,用药还需从小剂量开始,逐渐加量,直到出现疗效或出现明显不良反应为止。对药物治疗者也须进行排尿日记随访。

4. 自家导尿 对急迫性尿失禁合并逼尿肌受损时应考虑间歇自家导尿,因为此时药物治疗为禁忌。

5. 电刺激治疗 对上述治疗均无效时可考虑采用电刺激治疗。

第四节 混合型急迫性压力性尿失禁

【概述】

混合型尿失禁(mixed urinary incontinence,MUI)是指病人除了压力性尿失禁,还有尿急和(或)急迫性尿失禁的症状。它是最常见的尿失禁,也最常见于女性。由于两种尿失禁的相互影响,使膀胱尿道功能障碍比较复杂,其治疗也更加困难。

【诊断要点】

1. **体格检查** 混合型尿失禁病人的体格检查主要集中在尿失禁的分类上。其中检查是否有尿道的高活动性特别重要。要注意是否有膀胱出口部梗阻,特别是既往有过尿道手术的病人。由于既往的尿失禁手术而造成的膀胱出口梗阻常常是导致混合型尿失禁中的急迫性成分的原因之一。主要检查尿道周围的瘢痕状态。如体格检查时未发现尿道高活动性则提示压力性尿失禁并非解剖性成分所致。如果病人前次手术失败,又没有尿道活动过度,应该考虑其存在固有括约肌缺损是其压力性尿失禁的原因。

2. **尿动力学检查**

(1)混合型尿失禁病人应首先进行尿流率检查,尿流率多正常,无残余尿。尿流率降低者常见于合并有膀胱出口梗阻。膀胱出口梗阻是导致急迫性尿失禁的原因之一。残余尿增加也是急迫性尿失禁的原因,此时可合并充盈性尿失禁。

(2)混合型尿失禁患者的膀胱测压主要测定膀胱感觉、容量、顺应性和稳定性。其中膀胱顺应性是评价混合型尿失禁病人膀胱功能的一个很重要的指标,原因在于低顺应性膀胱很可能导致混合型尿失禁。在治疗上对混合型尿失禁同时合并低顺应性膀胱的病人,如未能诊断出后者,治疗是难以成功的,而且还可能使上尿路受到损害。

(3)多数急迫性尿失禁的病人在常规尿动力学检查时未能发现逼尿肌不稳定(DI),也有些检查时发现逼尿肌不稳定,却无急迫性尿失禁的表现。因此,逼尿肌不稳定在治疗急迫性尿失禁中的作用尚不能确定。

(4)尿道功能检查,主要为漏尿点压力和尿道测压等。尿道功能的检查不仅能通过观察尿道功能异常的程度,确定压力性成分的严重程度。也可发现是否伴有尿道内括约肌功能不良。由于女性混合型尿失禁的病人多合并尿道括约肌无力。特别是当病人的急迫性尿失禁成分极为明显时,他的压力性尿失禁易被掩盖。此时就更需要尿道功能检查。此外如考虑膀胱出口部梗阻则需压力-流率检查来确诊。

【治疗要点】

轻度混合型尿失禁对手术和非手术治疗都有效。两者可同时进行。

1. 如果混合型尿失禁以急迫性尿失禁成分为主时,应首先治疗急迫性尿失禁,开始应采用行为治疗、药物治疗和电刺激治疗。通过一段时间的治疗,医生可以初步判断所采用的非手术治疗是否有效。虽然只要压力性尿失禁成分存在,判断急迫性尿失禁的治疗效果有一定的困难。另外,治疗后急迫性尿失禁的改善,也可使压力性尿失禁得到一定的改善。

2. 如果混合型尿失禁以压力性尿失禁成分为主,可先用手术治疗,先治疗压力性尿失禁,术后继续治疗仍存在的急迫性尿失禁。原因是多数的压力性尿失禁得到成功的治疗,会使急迫性尿失禁有完全或较大的改善。然而,急迫性尿失禁的症状通常不会立即消失,一般要持续 3～6 个月。

3. 如果混合型尿失禁不合并尿道活动过度,可采用尿道充填剂注射治疗压力性尿失禁。如果合并有尿道活动过度,应施行尿道吊带悬吊术。

【处方】

参考急迫性尿失禁和压力性尿失禁的药物治疗。

【注意事项】

1. 混合型尿失禁的治疗要比单纯性尿失禁的治疗复杂。

2. 重点在于判断急迫性尿失禁和压力性尿失禁在病因方面的权重及各自的分类,以确定治疗的重点和先后次序。

第五节　真性压力性尿失禁

【概述】

在腹压增加时出现的不自主的尿道内尿失禁称为压力性尿失禁。在腹压增加时,无逼尿肌收缩,膀胱压升高大于尿道压,尿道闭合压呈负值时发生的尿失禁称为真性压力性尿失禁(GSUI)。

【诊断要点】

(一)临床症状

在咳嗽、喷嚏、大笑、体力活动及腹压骤然增加时,不能控制地流出尿液。与外伤有关系者,多于难产、外伤、盆腔等手术后立即发生。一般半卧位症状较轻,起立后症状加重。

(二)临床检查

应于排尿后进行泌尿系统全面检查,下腹部检查应注意有无涨大的膀胱。会阴部及阴道检查应注意有无瘢痕,有无子宫、膀胱及直肠膨出,阴道黏膜有无萎缩等。

(三)验证试验

1. 压力性尿失禁试验。

2. 如压力性尿失禁试验阴性,可行膀胱颈抬高试验。

3. Q-tip 试验。

(四)实验室检查

尿常规、消毒中段尿培养均应常规进行,必要时可验血雌激素水平。

(五)膀胱尿道造影

需用特殊方法,良好地显示出膀胱及尿道的影像,对不同体位(卧位、立位)及不同状态(正常呼吸、用力屏气加腹压)下膀胱及尿道形态与位置的影像进行对比观察。按 Green 的 X 线分型分为两型。

Ⅰ型：膀胱颈呈漏斗状，膀胱尿道后角大于110°，尿道轴线正常，膀胱底后部正常。

Ⅱ型：膀胱颈呈漏斗状，膀胱尿道后角大于110°，尿道轴线异常，膀胱底后部降低。

(六)尿动力学检查

真性尿失禁必须经过尿动力学检查才能确诊。

1. 膀胱测压 排除膀胱功能异常引起的症状性压力性尿失禁。症状性尿失禁的膀胱测压各项指标均正常，残余尿为零，膀胱空滤压在 $10cmH_2O$ 以下，逼尿肌充盈压在 $25cmH_2O$ 以下，无逼尿肌无抑制性收缩，顺应性正常。

2. 静态尿道压力图测定 目前对静态压力图在诊断中的价值尚有争议。在采用适当的检查方法时，仍有一定的价值。诊断真性尿失禁的主要指标是功能性尿道长度缩短，最大尿道压和最大尿道闭合压下降。

3. 膀胱尿道同步测压

(1)液桥试验：真性压力性尿失禁阳性，但液桥试验只能确诊压力性尿失禁，不能确诊真性和症状性尿失禁。

(2)压力性尿道压力图：真性压力性尿失禁时，尿道压增加小于膀胱压增加，导致尿道关闭压降至零或呈负值。

(3)腹压漏尿点压（ALPP）测定：若膀胱压大于 $150cmH_2O$ 仍不出现漏尿，则表示尿道关闭功能正常。除外真性压力性尿失禁的存在时出现 ALPP 提示尿道关闭功能不全，ALPP 越低，尿道关闭功能越差。

(4)影像压力动力学检查：真性压力性尿失禁可见膀胱压力曲线正常，而膀胱颈开放尿道内充满造影剂，并可见造影剂自尿道口溢出。

【治疗要点】

1. 非手术治疗 加强盆底肌肉的锻炼；功能性电刺激。

2. 手术治疗 耻骨后膀胱尿道悬吊术：常用的包括 MMR 手

术和 Burch 手术;膀胱颈针式悬吊术(Stamey 手术);阴道前壁修补术吊带手术;尿道内口注射。

【处方】

主要作用原理在于增加尿道闭合压,提高尿道关闭功能,目前常用的药物有以下几种。

1. 推荐:选择性 α_1 肾上腺素受体激动药

原理:激活尿道平滑肌 α_1 受体及躯体运动神经元,增加尿道阻力。不良反应:高血压、心悸、头痛和肢端发冷,严重者可发作脑卒中。

(1)米多君:口服,2.5mg/次,2～3 次/日。可按临床需要增加剂量。注意事项:对本品过敏、严重心血管疾病、高血压、心律失常、急性肾病、肾功能不全、前列腺增生伴残留尿、尿阻塞、尿潴留、嗜铬细胞瘤、甲状腺功能亢进、青光眼、妊娠及哺乳期妇女均禁用。

(2)甲氧明:肌内注射,轻度低血压时给 5～10mg,一般可用 10～15mg,椎管内阻滞的上界较低时常用 10mg,较高时用 15～20mg;静脉注射用 3～5mg 缓慢注射。极量:肌内注射 1 次量不超过 20mg,1 日不超过 60mg;静脉注射 1 次量不超过 10mg。注意事项:大剂量时有头痛、高血压、心动过缓等,症状显著时可用 α 受体阻滞药(如酚妥拉明)降血压,阿托品可纠正心动过缓。异常出汗、尿急为罕见。

米多君的不良反应较甲氧明更小。2000 年,美国 FDA 禁止将苯丙醇胺(去甲麻黄碱)用于压力性尿失禁的治疗。

疗效:有效,尤其合并使用雌激素或盆底肌训练等方法时疗效较好。

2. 可选

(1)丙咪嗪

原理:抑制肾上腺素能神经末梢的去甲肾上腺素和 5-羟色胺再吸收,增加尿道平滑肌的收缩力;并可以从脊髓水平影响尿道横纹肌的收缩功能;抑制膀胱平滑肌收缩,缓解急迫性尿失禁。

用法:50~150mg/d。

疗效:尽管有数个开放性临床试验显示它可以缓解压力性尿失禁症状及增加尿道闭合压,但其疗效仍需随机对照临床试验(RCT)研究加以证实。

不良反应:口干、视物模糊、便秘、尿潴留和体位性低血压等胆碱能受体阻滞症状;镇静、昏迷等组胺受体 1 阻滞症状;心律失常、心肌收缩力减弱;有成瘾性;过量可致死。目前此类药物有更新型制剂,不良反应较小,但中国未上市。

(2)β肾上腺素受体拮抗药

原理:阻滞尿道 β 受体;增强去甲肾上腺素对 α 受体的作用。

疗效:开放队列研究证实有显著疗效,但目前尚无任何相关RCT 研究。

不良反应:体位性低血压;心功能失代偿。

(3)β肾上腺素受体激动药

原理:一般认为兴奋 β 肾上腺素受体将导致尿道压力降低,但研究表明它可以增加尿道张力。主要机制可能是通过释放神经肌肉接头间的乙酰胆碱来加强尿道横纹肌的收缩能力,还可在储尿期抑制膀胱平滑肌收缩。

用法:克仑特罗(Clenbuterol)20mg,2 次/日,服用 1 个月。

疗效:一项 RCT 证实 β_2 肾上腺素受体激动药克仑特罗可以有效治疗压力性尿失禁,且效果优于盆底肌肉锻炼。但仍需大样本、设计良好的 RCT 研究。

不良反应:心房颤动、心动过速或头痛。

(4)雌激素

原理:促进尿道黏膜、黏膜下血管丛及结缔组织增生;增加 α肾上腺素能受体的数量和敏感性。通过作用于上皮、血管、结缔组织和肌肉 4 层组织中的雌激素敏感受体来维持尿道的主动张力。

用法：口服或经阴道黏膜外用。

疗效：雌激素曾经广泛应用于压力性尿失禁的治疗，可以缓解尿频、尿急症状，但不能减少尿失禁，且有诱发和加重尿失禁的风险。

【注意事项】

1. 普及教育　压力性尿失禁是女性高发病，首先应提高公众意识，增加该病的了解和认识，早期发现，早期处理，将其对患者生活质量的影响降到最低限度。医务人员则应进一步提高对该病的认识，广泛宣传并提高诊治水平。对于压力性尿失禁患者，还应注意心理辅导，向患者及家属说明本病的发病情况及主要危害，解除其心理压力。

2. 避免危险因素　根据尿失禁的常见危险因素，采取相应的预防措施。对于家族中有尿失禁发生史、肥胖、吸烟、高强度体力运动及多次生育史者，如出现尿失禁，应评估生活习惯与尿失禁发生的可能相关关系，并据此减少对易感因素的接触机会。

产后及妊娠期间进行盆底肌训练（PFMT）。

意义：产后及妊娠期间行盆底肌训练，可有效降低压力性尿失禁的发生率和严重程度。

时机：妊娠 20 周起至产后 6 个月。

方法：每天进行大于或等于 28 次的盆底肌收缩，训练最好在医生的督促指导下进行。每次包括 2～6 秒收缩和 2～6 秒舒张，各进行 10～15 次。

第六节　腹膜后纤维化

【概述】

腹膜后纤维化又称输尿管周围炎。是围绕输尿管和邻近大血管周围大量纤维化组织增生的一种疾病。可分为原发性和继发性两种。发病原因不明，可能与药物、自身免疫性疾病如硬皮病、红斑狼疮及腹膜后间隙损伤、感染、肿瘤和各种原因出血、输尿管周围淋巴管感染等有关。多发生在 30－60 岁。男多于女。

【诊断要点】

（一）临床表现

1. 大多数病人在早期有典型的腰、背部或下腹部钝性隐痛，有时放射至外阴部。疼痛常沿骨盆呈环绕状传播，称为环绕痛。亦可有恶心、呕吐等胃肠道症状。严重时出现输尿管梗阻症状可发生少尿或无尿，引起尿毒症。下腔静脉受压后可有双下肢肿胀和疼痛。

2. 体征：一般无阳性体征。当肾及输尿管发生感染或积水时，肾区可有叩击痛或可触及肿大的肾。

（二）实验室检查

一般正常，出现尿路感染时，尿中可出现红细胞、白细胞及脓细胞等。血液检查示中度贫血，白细胞增多，红细胞沉降率加速，血肌酐、尿素氮增高等。

（三）X 线检查

1. 典型的静脉尿路造影有三大征象

（1）程度不同的肾盂输尿管积水及输尿管扭曲，多数为双侧性。

（2）外来性输尿管压迫征象，示双侧受压段输尿管可出现管腔狭窄变细拉长，强直而向内侧方向移位，一般位于第 3、第 4 腰椎水平长 3～6cm。

（3）该段输尿管向正中移位。

2. 逆行尿路造影常显示输尿管受压改变。

3. 淋巴造影可见沿输尿管径路的淋巴管移位、增宽和紊乱。

4. 胃肠道钡餐检查，可见十二指肠、结肠、直肠等移位。

（四）膀胱镜检查

膀胱内无病变。一般逆行插管困难不大，仅在严重输尿管梗阻时，逆行插管困难。当输尿管导管越过受阻部位时即有尿液持续快速滴出,这是诊断本病的特点之一。

(五)放射核素肾图

可反映肾损害及尿路梗阻情况。

(六)CT 检查

CT 检查可确定肾及输尿管的积水情况。

【治疗要点】

手术探查、输尿管松解术是本病的主要治疗方法。手术目的是解除输尿管梗阻,改善肾功能。具体手术方式需要根据患者病情来决定。

【处方】

早期应用糖皮质激素,可在几周内见效,甚至可使肿块明显缩小或消失。对有轻中度泌尿系统病变、年老体弱或有全身疾病的患者,用泼尼松(强的松)类药物更为合适。有时亦用来做术前准备或术后预防复发。最初剂量为每日 30～60mg 泼尼松或泼尼松龙,待病情稳定后剂量逐渐减少至最低有效维持量,最少 3 个月。有联合使用激素和硫唑嘌呤治疗取得较好效果,放疗疗效尚不肯定。

【注意事项】

腹膜后纤维化最重要的并发症是输尿管梗阻和肾功能受损。治疗方案应根据肾功能状况决定。糖皮质激素适用于肾功能不全,有全身症状特别是胃肠道症状,以及炎症明显的患者。

第七节 盆腔脂肪增多症

【概述】

盆腔脂肪组织异常增多是一种非常罕见的泌尿外科疾病。国内外文献报道只有 2000 例左右。1959 年 Engels 首先发现此病,1968 年 Foggl 正式将其命名为盆腔脂肪增多症。盆腔脂肪增多症的发病原因目前尚不清楚。

【诊断要点】

盆腔脂肪增多症多发生于男性,好发年龄在 30－50 岁。排尿困难是盆腔脂肪增多症的主要表现之一。在合并有膀胱炎时,可出现尿频、尿急及血尿等。如盆腔脂肪组织压迫输尿管时将影响到肾功能。部分患者有下腹部不适、便秘等。

1. 查体　患者多呈肥胖体型,偶尔在查体中下腹部可触及胀满性肿物,肛门指诊时发现前列腺位置抬高。

2. X 线检查　骨盆区平片可见盆腔局部透明度增强。膀胱造影正位片表现为膀胱位置抬高、伸长,呈倒梨形,侧位片见膀胱位置前移。静脉肾盂造影示输尿管向正中移位。病变严重者可见输尿管扩张和肾积水。下消化道造影可见直肠和远端乙状结肠受压伸直。盆腔脂肪增多症 X 线检查常见的三联征为:膀胱变形、乙状结肠受压伸直和输尿管向正中移位。

3. CT 和 B 超　CT 检查对诊断本病有很大的帮助。典型的 CT 表现为盆腔区均匀的脂肪密度(CT 值为负值)。B 超可见膀胱变形和盆腔区回声增强。

4. 膀胱镜检查　本病因后尿道延长和膀胱颈抬高,膀胱镜很难插入膀胱,往往需要在直视下插入。本病患者往往合并有腺性膀胱炎。

【治疗要点】

盆腔脂肪清除、输尿管周围松解、输尿管膀胱再植术。此手术是治疗盆腔脂肪增多症的有效方法,术中尽可能清除膀胱、输尿管和直肠周围的异常脂肪,松解输尿管。膀胱颈口电切术,重症者实施尿流改道。本病手术治疗的关键为保护输尿管血供,以免输尿管血供不足造成尿瘘或输尿管损伤。术后:双侧 D-J 管,留置盆腔引流,抗生素治疗。

【处方】

长期口服抗生素、减肥、激素治疗和外科放射治疗,疗效甚微。

【注意事项】

由于病因不明,该病治疗争议较多。增多的脂肪组织血供丰富且与盆腔脏器粘连致密,存在广泛,难以找到剥离空隙剔除干净,手术难度大,手术适应证的掌控和手术方式的选择较困难。患者术后能否不再复发及对肾功能的改善,有待长期随访观察。

第八节　尿路感染

【概述】

1. 急性膀胱炎　主要表现是膀胱刺激症状,即尿频、尿急、尿痛,白细胞尿,偶可有血尿,甚至肉眼血尿,膀胱区可有不适。一般无明显的全身感染症状,但少数患者可有腰痛、低热(一般不超过 38.5℃),血白细胞计数常不增高。

2. 急性肾盂肾炎　临床表现常有全身感染的症状,如寒战、发热、头痛、恶心、呕吐、食欲缺乏等,尿频、尿急、尿痛等膀胱刺激征,腰痛和(或)下腹部痛、肋脊角及输尿管点压痛、肾区压痛和叩击痛,常伴有血白细胞计数升高和红细胞沉降率增快等。必须指出,有些肾盂肾炎患者的临床表现与膀胱炎相似,仅凭临床表现很难鉴别。

3. 无症状细菌尿　是指病人有真性细菌尿而无任何尿路感染的临床症状。

【诊断要点】

1. 症状、体征　急性膀胱炎可有膀胱刺激症状,急性肾盂肾炎时常同时伴有寒战、发热、腰痛、肋脊角及输尿管点压痛、肾区压痛和叩击痛。

2. 辅助检查

(1)尿细菌学检查:凡是有真性细菌尿者,均可诊断为尿路感染。但如临床上无尿路感染症状,则要求做两次中段尿培养,细菌数均$\geqslant 10^5/ml$,且为同一菌种,才能确定为真性细菌尿。女性有尿急、尿痛、尿频,尿白细胞增多,清洁中段尿细菌培养菌落计数 $\geqslant 10^2/\mathrm{ml}$,且为尿路感染常见致病菌则可拟诊为尿路感染。

(2)尿常规检查:尿色可清或浑浊,可有腐败气味,白细胞尿(即脓尿)指离心后尿沉渣镜检白细胞>5 个/HPF;可有镜下或肉眼血尿;尿蛋白含量多为阴性或微量(±～＋)。

(3)尿沉渣镜检细菌:如平均每个视野 $\geqslant 20$ 个细菌(包括活动或不活动的),即为有意义的细菌尿。

(4)影像学检查:可做 B 超检查以排除梗阻,IVP 检查的目的是寻找有无能用外科手术纠正的易感因素。

【治疗要点】

1. 治疗尿路感染的常用抗菌药物

磺胺类,如复方新诺明等。

β-内酰胺类,青霉素类、头孢类。

氨基糖苷类,如庆大霉素、阿米卡星(丁胺卡那霉素)、妥布霉素等。

喹诺酮类,如诺氟沙星(氟哌酸)、氧氟沙星(氟嗪酸)等。

2. 选抗菌药物时应考虑以下问题

(1)选用对致病菌敏感的药物:应根据药敏试验结果选择抗生素,在无尿细菌培养和药敏试验结果之前,宜先选用对革兰阴性杆菌有效的抗生素。

(2)抗菌药在尿和肾内的浓度要高,对肾盂肾炎宜选用杀菌剂。

(3)选用肾毒性小的抗菌药物。

(4)联合用药主要限于严重的感染;联合用药的指征是:①单一药物治疗失败;②严重感染;③混合感染;④耐药菌株出现。

(5)疗程:下尿路感染者,多给予 3 天短程疗法;肾盂肾炎者,应予 14 天一疗程。

【处方】

1. 首次发作急性尿路感染的处理

(1)急性膀胱炎:3 天疗法,但短程疗法不能用于男性患者、孕妇、复杂性尿路感染、留置尿管者及高度怀疑耐药菌感染的病人。

(2)急性肾盂肾炎:应予 14 天抗生素治疗。在用药期间,应每 1～2 周做尿培养,以观察尿菌是否转阴。经治疗仍持续发热者,则应注意肾盂肾炎并发症的可能,如肾盂积脓、肾周脓肿等,应及时行肾 B 超等检查。对症状轻微者可先给予口服抗生素治疗,如疗效不佳,应改为静脉给药。

(3)治疗后追踪:在疗程结束时及停药后 6 周内随访尿检和病原菌检查 2～3 次。如追踪过程中发现尿路感染复发,应再行治疗。

2. 尿路感染再发的处理

(1)重新感染:重新治疗急性肾盂肾炎,依据药敏试验结果选择用药。

(2)复发:对这些病人应按药敏试验结果选用抗菌药,疗程至少 6 周,如菌尿仍持续存在,则进行低剂量长程疗法。

3. 妊娠期尿路感染　宜选用毒性小的抗菌药,如阿莫西林、呋喃妥因或头孢菌素类等。孕妇的急性膀胱炎疗程 7 天。治疗后复查以确诊治愈。孕妇急性肾盂肾炎应静脉滴注半合成广谱青霉素或第 3 代头孢菌素。

4. 男性尿路感染　50 岁以前,男性尿路感染少见,多见于伴有前列腺炎或尿路异常者,可用复方新诺明或氟喹诺酮类治疗 10～14 天。不能耐受抗生素治疗或者其他非常见的病原体尿路感染需要选择其他的药物治疗。50 岁以后,由于前列腺增生,易发生尿路感染,可用氧氟沙星 0.2g,每日 2 次,治疗 14 天。再发者给予上述同样治疗。反复再发者可用长程低剂量抑菌疗法。

5. 中药治疗

(1)气阴两虚:山药通淋汤(经验方)。

山药 30g,党参 15g,黄芪 15g,茯苓 15g,麦冬 30g,枸杞子 15g,女贞子 15g,旱莲草 15g,白茅根 30g,车前子(布包)15g,石韦 30g,益母草 15g,甘草 6g。

(2)肝肾阴虚:知柏地黄汤(《医宗金鉴》)合二至丸(《证治准绳》)加味。

知母10g,黄柏9g,熟地黄12g,山药15g,山茱萸9g,牡丹皮12g,茯苓15g,泽泻12g,女贞子12g,旱莲草12g,车前子(布包)15g,益母草18g。

(3)脾肾气虚:清泉饮(经验方)。

党参15g,黄芪15g,山药15g,茯苓15g,枸杞子15g,菟丝子12g,薏苡仁30g,车前子(布包)15g,石韦30g,甘草3g。

【注意事项】

①注意休息;②多饮水;③应用敏感抗生素;④疗程要足够。

第九节 腺性膀胱炎

【概述】

腺性膀胱炎也称囊性膀胱炎,是一种临床上较为少见的膀胱上皮增生性病变,其发病原因尚未清楚。多数学者认为由于膀胱感染、梗阻、结石等慢性刺激引起的一种黏膜增生性病变,近几年发病率有增高趋势。

【诊断标准】

1. 好发年龄 多见于中年人,发病年龄多在30-50岁,女性多于男性。

2. 病史 常有膀胱慢性炎症、结石、肿瘤或膀胱出口梗阻等病史。

3. 临床表现 与一般慢性膀胱炎相似,早期主要表现为尿频、尿急、尿痛、排尿困难,发展到一定阶段可出现无痛性全程肉眼血尿。

4. X线检查 静脉肾盂造影表现为膀胱内占位性病变及出现单侧或双侧肾盂积水。

5. B超检查 可显示膀胱壁不同程度的增厚或膀胱内占位

性病变,并可确定部位大小、是否有并发症等,检出率较高。对早期诊断及病变的随访有一定的参考价值。

6. **膀胱镜检查** 这是本病诊断的主要依据。

(1)乳头状瘤样型:可见带蒂的乳头状肿物或散在的聚集的小乳头状突起。通过观察其乳头透亮及少血管或无血管,可初步区别于乳头状瘤。

(2)滤泡样水肿型:增生病变呈绒毛样或呈片状浸润型滤泡样水肿隆起。滤泡可呈圆形、透明或半透明的囊性隆起,临床上以此型最为常见。

(3)慢性炎症型:表现为局部黏膜粗糙,血管纹理增多,局部充血,或有小的糜烂灶。

(4)黏膜无显著的变化型:膀胱黏膜大致正常。此型因容易漏诊,故检查时要充分引起注意。

7. **膀胱黏膜组织活检及病理检查** 这是本病确诊的主要依据。腺性膀胱炎的主要病理组织学特征是黏膜固有层中存在Brunn 巢、囊及腺体。通常的上皮来源于正常尿路上皮间变和内胚层组织的胚胎残留。此外,还有淋巴细胞和浆细胞浸润。腺性膀胱炎的腺体可分为三种类型:移行细胞型、肠腺型和尿道或前列腺型。

8. **鉴别诊断**

(1)急性膀胱炎:尿频、尿急、尿痛等尿路刺激症状与腺性膀胱炎相似,但前者症状更明显。B超检查无明显膀胱壁增厚或膀胱内占位病变。通过膀胱镜检和黏膜组织活检可帮助诊断。

(2)间质性膀胱炎:临床表现尤其是尿路刺激症状与腺性膀胱炎相似,但前者膀胱疼痛更为严重。尤其是在膀胱充盈时有剧痛,排尿后症状减轻为特征。在耻骨上区有压痛或可触及膀胱。诊断需通过膀胱镜检及黏膜组织活检。典型病变为 Hunner 溃疡或膀胱黏膜多片状出血。

【治疗要点】

本病的治疗方法有多种,但目前尚无确切的治疗办法。主要是病因治疗。

【处方】

1. 去除诱发因素,如膀胱结石、前列腺增生、膀胱颈硬化等。

2. 对慢性炎症型和黏膜无明显改变型采用抗炎药物及化疗药物(如丝裂霉素等)膀胱灌注治疗,并定期复查膀胱镜及取活检行病理检查。

3. 10％硝酸银或 10％弱蛋白银灌注可缓解部分临床症状。

4. 病理为乳头状瘤样型、滤泡或绒毛样水肿型,根据病变范围,可分别采取尿道电灼、电切或膀胱部分切除术,术后定期复查。

5. 病变广泛,散在于膀胱各壁高度怀疑或已经病理证实为恶变者应考虑行膀胱全切术。

【护理处方】

1. 术前指导

(1)术区备皮,用温水清洗局部皮肤。

(2)术前禁食、水 12 小时。

(3)保证充足的睡眠。

(4)心理护理:告知患者手术的必要性,说明术后不影响生活和工作,并且可使炎症症状减轻或消失。向患者讲解成功病例,使其愉快接受治疗。

2. 术后指导

(1)按麻醉术式护理:硬膜外及腰麻后去枕平卧 6 小时,改为自择体位。全麻术后去枕平卧,头偏向一侧。术后禁用热水袋及热水瓶,防止烫伤。

(2)饮食:加强营养,多吃含纤维的食物及新鲜的蔬菜和水果,禁吃辛辣刺激的食物,禁喝牛奶和豆浆等产气的食物。

(3)术后保持膀胱冲洗通畅,根据冲洗颜色调整速度,不可过快过慢,以免引起膀胱痉挛,引流管勿打折、扭曲、受压。勿自拔引流管。每天消毒尿道口 2 次。

(4)疼痛:应分散注意力,听音乐、聊天等,必要时给以镇痛药。

(5)出院后按医嘱膀胱灌注。告知病人及家属灌注的重要性和注意事项。

【注意事项】

①病因治疗;②预防复发。

第十节　间质性膀胱炎

【概述】

间质性膀胱炎(IC)是一种慢性非细菌性膀胱全层的炎性疾病,好发于中年女性,以会阴部疼痛不适为主,尿频或尿急为特征,病因不明的临床综合征,病理特征为膀胱黏膜下纤维化或 Hunner 溃疡。IC 的诊断属于排除性诊断,需要除外其他引起相同症状的疾病。1887 年,Skene 首先描述了这种部分或者全部膀胱黏膜破坏性炎症,并且部分累及肌层。Guy Hunner 对这种疾病加以普及推广,描述了特征性的膀胱壁溃疡。对这种疾病全面的理解应该归功于 Hand 第一次对间质性膀胱炎进行系统回顾研究(1949),他描述了广泛的、小的,膀胱黏膜下出血病变和膀胱容量的显著性改变。

IC 的病因尚未明确,包括以下因素。

1. 感染　没有发现确切的微生物和 IC 有关。少数 IC 病人的尿液培养中包含细菌,抗生素治疗往往无效。

2. 炎症　炎症是典型 IC 的主要表现。组织学检查可以发现全膀胱炎和神经周围淋巴细胞和浆细胞的浸润。非溃疡性 IC 炎症较少见。

3. 肥大细胞及激活　肥大细胞是多功能免疫细胞,包含多种免疫介质,包括组胺、白细胞因子和细胞因子。典型 IC 的症状和表现,例如疼痛、尿频、水肿、纤维化和固有层中的新生血管可能与肥大细胞释放的因子有关。典型 IC 病人的肥大细胞的计数较正常人高 10 倍。在非溃疡性 IC,肥大细胞计数正常或者轻度升高。

【诊断要点】

1. 做出诊断 IC 主要依靠症状、体格检查、尿液分析、膀胱过度扩张下膀胱镜检查和活检来做出诊断。所有 IC 都有特征性的疼痛和尿频。疼痛是主要症状,疼痛和膀胱的充盈程度相关,典型的表现为疼痛的严重性和膀胱的充盈程度成正比,疼痛定位于阴道、直肠或者阴囊,排尿后,能够得到缓解,但又会随着储尿而出现。IC 还表现为周期性的症状恶化和周期性的缓解。尿频、尿急、尿痛,疼痛可以表现为整天、数周或者持续数月或者数年,然而有的会在治疗或者不治疗的情况下,自发缓解。在女性,症状的波动和排卵周期相关。50% 的女性会出现自发缓解。经典型表现为膀胱的破坏性炎症,一些病人最后发展成为小容量膀胱、膀胱纤维化或者上尿路梗阻。在非溃疡型 IC 没有上述进展。两种不同类型的 IC 表现出不同的组织学、免疫学和神经生物学特征。在内镜下,经典的 IC 表现为:在弥漫充血的黏膜区域,许多小血管呈放射性地朝向中央瘢痕区,有时上面覆盖小的凝血块或者纤维素沉积。膀胱扩张时,瘢痕破裂,产生特征性的出血。非溃疡性 IC 在初步的膀胱镜检查表现为正常的膀胱黏膜。黏膜活检对经典型和非溃疡性 IC 都非常重要。重要的鉴别诊断包括对原位癌和结核性膀胱炎的排除。膀胱氯化钾渗透性实验有助于 IC 的诊断。

2. 体格检查 体检常无异常发现,有的病人耻骨上区有压痛,有的阴道前壁触诊膀胱区有触痛感。目的是区别引起症状的其他可能原因并帮助制定最初治疗方法。神经检查重点在于 $S_2 \sim S_4$ 及更低节段,除非病史提示其他部位神经损伤。

对于女性 IC 患者,盆腔检查具有启示性。直肠检查可以排除其他源性的会阴疼痛(溃疡、肛裂)。

对于男性患者,泌尿生殖检查对诊断 IC 帮助有限,但却是评价其他病变的基础。

3. **实验室检查** 尿常规多数正常,可有镜下血尿,尿培养无细菌生长。

4. **影像学检查** 除了为排除其他疾病,静脉尿路造影、排尿性膀胱造影等。

5. **尿动力学检查** 对于有明显尿失禁或没有疼痛的患者可进行尿动力学检查,多半无异常发现。除非晚期膀胱敏感性增高膀胱缩小,可发现膀胱容量降低,初始排尿感觉容量(VFSV)和最大膀胱容量(VMCC)均下降;部分逼尿肌肌病患者伴有高顺应性膀胱;本病逼尿肌无抑制性收缩(UDCs)较少见。在开放手术之前也需要做尿动力学检查,以预测对治疗的反应。

6. **诊断标准** NIDDK(National Institute of Diabetes & Digestive & Kidney Diseases)标准。

(1)包含标准(两项必须都存在)

1)与膀胱相关的疼痛或尿急。

2)膀胱膨胀后 Hunner 溃疡或膀胱至少三个象限出现肉芽肿性病变(麻醉情况下,膀胱在 $80\sim100cmH_2O$ 压力下扩张 $1\sim3$ 分钟)。

(2)排除标准

1)以气体或液体充盈法,清醒时测量膀胱,膀胱容积 $>350ml$。

2)膀胱测量时以 $30\sim100ml/min$ 速度充盈膀胱无强烈尿急感。

3)膀胱测量时以上速度,产生无意识性膀胱收缩。

4)症状产生时间 <9 个月。

5)无夜尿增多。

6)经抗微生物、尿路抗菌药、抗胆碱能药或解痉药治疗后症状缓解。

7)排尿频率于清醒状态下每天<8 次。

8)3 个月内诊断了细菌性膀胱炎或前列腺炎。

9)膀胱或输尿管结石。

10)活动性生殖器疱疹。

11)子宫、宫颈、阴道或尿道癌。

12)尿道憩室。

13)环磷酰胺或任何药物性膀胱炎,结核性膀胱炎或放射性膀胱炎。

14)膀胱炎。

15)良性或恶性膀胱肿瘤。

16)阴道炎。

17)年龄<18 岁。

【治疗要点】

IC 是一种原因不明的少见病,能够早期获得诊断者较少。目前,IC 的治疗效果并不理想,90%的病例保守治疗可以缓解症状,10%需要外科治疗。

【处方】

1. 行为疗法　膀胱训练:包括记排尿日记、定时排尿、控制液体摄入和盆底肌肉训练。

2. 药物治疗

(1)镇痛药:镇痛药对内脏疼痛的治疗效果不理想。由于疾病是长期的慢性过程,只有个别病例和密切监视的情况下才能使用阿片类镇痛药物。

(2)糖皮质激素:治疗效果不一,由于不良反应限制了其的应用。

(3)抗过敏药物:肥大细胞在 IC 中有重要的作用,其释放的主要致病因子为组胺。组胺受体拮抗药有一定的效果。羟嗪,H_1

受体拮抗药,25mg 每晚口服,随耐药性增加到 50～75mg 每晚睡前口服。主要不良反应为嗜睡、但对大多数患者,这个问题可随时间而改善。西咪替丁,H_2 受体拮抗药,对膀胱疼痛综合征有较好的缓解作用。

(4)阿米替林:三环类抗抑郁药,小剂量抑制疼痛传导途径,稳定肥大细胞。10mg 开始,随耐药性加量至 50～100mg 每晚睡前。主要不良反应为嗜睡、体重增加。与羟嗪同用加强治疗效果。

(5)戊聚糖:研究表明有较好的治疗效果。戊聚糖是黏多糖缺失的替代物。剂量为 150～200 mg,每天 2 次。

(6)抗生素:作用有限,和其他药物联合治疗有一定的效果,不是主要的治疗手段。

(7)L-精氨酸:可以缓解 IC 相关症状。

(8)免疫抑制药:咪硫唑嘌呤是常用药物,常用剂量为每天50～100 mg。

(9)抗胆碱能制剂:奥昔布宁是治疗膀胱过度活动症的药物。膀胱内应用奥昔布宁配合膀胱训练可以改善膀胱容量。

(10)硝苯地平:钙离子通道阻滞药的作用机制包括促进膀胱血流、改善神经传导或抑制免疫反应。常用的剂量为每天 30～60mg。主要的不良反应包括低血压、眩晕或下肢水肿。

3. 膀胱内治疗 可以提高靶器官的药物浓度,减少全身的不良反应。需要插管可能给病人带来疼痛,感染是主要的缺点。

(1)利多卡因:膀胱内灌注利多卡因并不可以总是减轻间质性膀胱炎的疼痛,当利多卡因镇痛有效时,可以小剂量(10ml、1%的利多卡因)每日使用 2～3 次,或者作为多成分鸡尾酒的一部分。这种现象的可能解释包括:①慢性炎症时,有一些新的神经纤维出现,这些纤维对利多卡因不敏感;②脊髓内相应疼痛信号传导通路过于敏感;③膀胱内 pH 过低,使利多卡因进入细胞内。

(2)戊聚糖:口服后生物利用度较低,膀胱内应用有较好的效果。

（3）肝素：肝素是一种硫化黏多糖，可以增强膀胱上皮的防御功能。单独使用时，常用剂量为在 10ml 盐水或蒸馏水中加入 10 000U 的肝素。此外也可与鸡尾酒合用。

4.二甲基亚砜（DMSO）　是当前 FDA 推荐的治疗间质性膀胱炎的唯一药物，它的药物作用包括抗炎、镇痛、扩血管、溶栓和诱导细胞分化。临床上常用的是 Rimso-50，每周 1 瓶，连用 6 周，每个疗程需间隔 1 或 2 个月。

5.干涉性治疗

（1）膀胱扩张：临床观察证实，通过水性膀胱扩张可以减轻部分 IC 病人的症状，可能是与较长时间扩张导致逼尿肌缺血，使膀胱壁内的轴突神经变性有关，但确切机制尚不清楚。具体方法有两种，一种是麻醉状态下膀胱充水，持续保持稳定的膀胱内压 59mmHg 达 8 分钟，可以发现膀胱容量在 600ml 以上者治疗成功率 56%，膀胱容量小于 600ml 者此方法疗效较差，成功率仅有不到 30%，即或有效，维持时间也较短，只有少数病人能维持 6 个月；另一种方法是对疼痛不严重尚能憋尿的病人，采取尽量延长排尿间歇时间达到间歇扩张膀胱的作用，排尿间歇时间从 15～30 分钟开始，逐步锻炼达到 3～4 小时，大部分病人（71%）症状可有明显改善，膀胱容量增加，平均日排尿次数明显减少，但仍有 10% 病人症状无任何改善。

（2）经皮电神经刺激（TENS）：对一些病人的治疗是有帮助的，然而长期使用可以削减它的疗效。因此其最适用于短期治疗。

6.外科治疗　对内科治疗无效、膀胱容量严重减小、膀胱功能明显受损的患者可考虑外科治疗。

（1）经尿道电切和经尿道激光治疗：经尿道切除尿路上皮病变，主要是 Hunner 溃疡。经尿道膀胱溃疡切除术可使 61% 的病人消除症状至少 1 年，5% 的病人不再复发。非溃疡性 IC 不适合内镜切除治疗。

(2)膀胱松解术:是使膀胱从它周围固定的组织中分离而达到去神经的目的。该术式适用于麻醉状态下膀胱容量超过 400ml 的 IC 病人。

(3)膀胱切除,尿流改道术:治疗 IC 晚期膀胱挛缩可有效缓解症状。切除病变膀胱。有三种主要的手术方法:三角区上膀胱切除术(保留三角区);三角区下膀胱切除术;根治性膀胱切除术。切除膀胱后,需要膀胱替代,最常用的是肠管。这些手术伴有一些常见的并发症,IC 的外科治疗有一些特殊的潜在问题。一是在改道部分症状仍有可能反复,另外由于病人的疼痛可能与外周或脊髓神经的改变相关,而与膀胱自身无关,所以手术后症状可能不缓解。

【护理处方】

1. 术后处理　患者回到病房后要妥善固定引流袋和引流管,用生理盐水冲洗膀胱,保证引流管通畅,避免引流管脱出或扭曲。定时观察尿液的颜色,如为深红色则应加快冲洗速度,并通知医生。若患者术后第 2 天引出的尿液均为淡粉色,第 3 天行透明质酸钠膀胱灌注并拔管。

2. 饮食的护理　良好的饮食对于避免疾病发作和控制症状有重要作用。告知患者要少食用豆制品、腌制品、刺激性强的食物,禁止食用啤酒、饮料和部分奶制品(如酸奶、奶酪、咖啡奶等),调味品(辣椒、洋葱、酱油等)。鼓励患者多食用高纤维、营养丰富的食物。

3. 膀胱灌注的护理　灌注前应与患者交流,告知患者灌注的注意事项和重要性,叮嘱患者 1～2 小时禁止饮水,减少尿液的产生。灌注前要排空膀胱,注入透明质酸钠后告知患者要右侧卧位、左侧卧位、平卧位交替,每 15 分钟变换 1 次体位,使药物能与膀胱壁充分接触。灌注后要耐心倾听治疗后的效果及心情,鼓励患者继续治疗,增加其战胜疾病的信心。

4. 疼痛的护理　部分患者因紧张、情绪激动、恐惧、噪声和强光等会加重疼痛,因此护理人员应细心了解个人情况,从细节入手,避免不必要的疼痛加重,必要时可以应用镇痛药物、泡热水浴和听音乐等来缓解疼痛。同时还要争取家属的配合,鼓励和关心患者,给患者以安慰和信心。

5. 出院指导　患者出院后护士要做好心理疏导工作,告知患者间质性膀胱炎需要长期治疗,鼓励其养成一个良好的心态,增强战胜疾病的信心;要多洗热水澡,多喝水,同时注意饮食,养成一个良好的生活习惯;告知复诊时间,留下联系方式,以便出院后的沟通。

【注意事项】

1. 间质性膀胱炎的治愈非常困难。

2. 治疗的目的是缓解症状,改善生活质量。

第十一节　膀胱白斑

【概述】

膀胱白斑临床上较少见,多见于男性,发病年龄为 50 - 70 岁。本病的形成是由于膀胱移行上皮化生为梭形鳞状上皮,表层细胞角化活跃,并有角质蛋白形成。

【诊断要点】

1. 症状　多数患者有膀胱刺激症状,表现为尿频、尿急、尿痛,也有些病例可出现血尿及尿路梗阻症状。

2. 尿液检查　尿培养多数阳性,常见细菌为变形杆菌、大肠埃希菌等。尿盐沉渣多,尿浑浊,有的可见结石。

3. 膀胱镜检查　向膀胱内注入水时,可见脱落之角化上皮及角质碎片在水中悬浮游动呈雪暴(Snowstorm)景象。膀胱内壁可见灰色或灰黄斑片,小者几毫米,大者数厘米,可为单发或散在多发。白斑发生部位没有特异性,病变广泛者可波及膀胱大部或全部,但双侧输尿管口很少受累。

4. 组织病理学检查　这是诊断的主要依据。特点为病理显示移行细胞转化为鳞状细胞,并有活跃的细胞角化。

【治疗要点】

白斑范围小可行电灼或电切术。如有结石可行碎石或切开取石术;一旦发现恶变,应行膀胱全切术。

【处方】

本病确诊后,应早期用抗生素治疗,同时酸化尿液。常用抗生素有以下几种。

1. 乳酸左氧氟沙星(注射液 0.3g∶100ml)　静脉滴注,成年人每日 0.3～0.6g,分 1～2 次给药,滴注时间应＞60 分钟。对喹诺酮类药物过敏者、癫痫患者、妊娠及哺乳期妇女、18 岁以下患者禁用。肾功能不全者应减量或慎用,有中枢神经系统疾病者慎用。

2. 头孢唑肟钠　静脉滴注,1 次 1～2g,每 8～12 小时 1 次;重感染者的剂量可增至 1 次 3～4g,每 8 小时 1 次。治疗非复杂性尿路感染时,1 次 0.5g,每 12 小时 1 次。对青霉素过敏或过敏体质者慎用。可有皮疹、瘙痒和药物热等过敏反应。易发生支气管哮喘、皮疹、荨麻疹等过敏性体质者慎用。

3. 头孢他啶　静脉滴注,成年人 6g/d,分 2～3 次给药。对头孢菌素或青霉素过敏者禁用。少数患者可发生皮疹、荨麻疹、皮肤瘙痒、药物热和罕见的血管神经性水肿、支气管痉挛、低血压等。

4. 头孢美唑钠　静脉缓慢注射或静脉滴注。成年人 1 次 0.5～1g,每日 2 次。对头孢菌素或青霉素过敏者禁用。有胃肠道疾病史者,特别是溃疡性结肠炎、局限性肠炎或抗生素相关性结肠炎者和有肾功能减退者应慎用。

【注意事项】

该病易复发,术后应每隔 3 个月复查膀胱镜 1 次,膀胱镜检查若发现创面已覆盖黏膜,光滑,并有少量血管出现,取活检证实黏膜表层为移行上皮细胞,可认为痊愈。

第十二节 膀胱结石

【概述】

膀胱结石可分为原发性和继发性两种,多见于男性。原发性膀胱结石大都为营养不良所致,现在,除在一些贫困地区多发生在婴幼儿外,已不多见。继发性膀胱结石多为继发于良性前列腺增生、神经源性膀胱、膀胱憩室及膀胱内异物等。

【诊断要点】

1. 临床表现 排尿困难、排尿中断、血尿、排尿疼痛等。

(1)排尿困难:结石可在膀胱内活动,排尿困难症状时重时轻,有时出现排尿中断,必须改变体位才能继续排尿。

(2)排尿疼痛:疼痛向会阴部及阴茎放射,前列腺梗阻伴发的结石患者疼痛常不明显。

(3)血尿和排尿刺激症状:由于结石的刺激,可产生膀胱炎症和膀胱黏膜的损害,从而导致血尿和尿频、尿急等排尿刺激症状。

(4)肾功能损害:部分膀胱结石引起的梗阻,可以造成肾积水和肾盂肾炎,导致肾功能的损害。

(5)膀胱癌:长期的结石刺激导致膀胱黏膜鳞状化生,严重者引起膀胱鳞状上皮癌。

2. 辅助检查

(1)尿常规:尿中红细胞、白细胞明显增多。

(2)双合诊检查:较大的结石可以触及。

(3)尿道探子检查:尿道探子触及结石时,可有触及感和碰撞声。

(4)KUB:可显示结石的大小、数目、形态和位置,同时可了解上泌尿系统有无结石。

(5)B超:对诊断膀胱结石很有价值,可显示结石的大小、数目、形态和位置,区分膀胱结石及膀胱憩室结石,同时也可了解上泌尿系统有无结石、积水等。

(6)膀胱镜检查:是诊断膀胱结石最可靠的方法,同时可以观察膀胱内的其他病变等。

【治疗要点】

1. **膀胱镜碎石术** 尿道放置器械将结石夹碎、击碎后再将碎片冲出。对结石较大、多发、结石过硬及有膀胱镜检查禁忌证的患者,应考虑开放手术治疗。

2. **耻骨上膀胱切开取石** 术前应考虑有无原发梗阻病因,前列腺增生合并结石时,取出结石后,应同时行前列腺摘除术。

3. **ESWL 治疗** ①膀胱单发或多发结石;②膀胱憩室结石而憩室颈无狭窄者;③前列腺增生影响排尿不宜行 ESWL。

4. **膀胱镜下超声波、液电、弹道、激光碎石** 适用于各种大小及类型的膀胱结石。损伤小,疗效好。

【处方】

1. **解痉治疗** 坦索罗辛 0.2mg,口服,每晚 1 次;注射用间苯三酚 80～160mg,静脉滴注,每日 1 次或分次给药。

2. **抗感染治疗** 盐酸左氧氟沙星 0.3g,静脉滴注,每日 2 次;头孢哌酮舒巴坦 4g,每日分 2 次给药,或哌拉西林他唑巴坦 9g,每日分 2 次给药。

【注意事项】

1. 下尿路梗阻:如尿道狭窄、先天畸形、前列腺增生、膀胱颈部梗阻、肿瘤、膀胱膨出、膀胱憩室等,均可使肾和输尿管的小结石及尿盐结晶,沉淀积聚在膀胱而形成结石,这也是膀胱结石主要见于幼年男性和老年患者最常见的原因。因此解除下尿路梗阻对于膀胱结石的治疗至关重要。

2. 膀胱镜下碎石术后尽量留置较粗导尿管,有助于碎石屑的排出。

3. 术后血尿:血尿较上尿路结石稍重,可持续 2～3 天。尿道疼痛:排石过程中可出现尿道疼痛,嘱患者多饮水增加尿量,减轻疼痛。发热:膀胱结石多与感染有关,碎石后可出现低热,可应用抗生素控制感染。

【健康教育】

1. 多饮水,每天在 2500ml 以上。一般餐后 3 小时或剧烈运动后要多饮水,此外要养成午夜排尿后再饮水一杯及清晨起床后饮水的习惯。

2. 在饮食方面尽量减少钙、磷含量多的食物,多吃蔬菜水果,饮食宜清淡,如玉米粉、麦片、藕粉、蛋、水果、甜菜、黄瓜、茄子等,严格限制鲜肉、鱼、禽类及肝、肾等动物内脏的摄入,尽可能少食牛奶、白菜、胡桃、花生、扁豆,禁红茶、可可、烈性酒、啤酒。

3. 长期卧床的患者,应多翻身,及时排尿,防止尿潴留。行保守治疗的尿石症,如无疼痛或呕吐等症状,可以做上下台阶、跳绳、跑步等活动,以促进自然排石,但以不致疲劳为限。如是术后出院者,应从轻度活动开始,逐渐增加活动量,活动时注意使切口部位均匀着力,勿扭伤肾部。

4. 出院后定期复查。如出现血尿、疼痛、腰酸等,应到医院诊治。

【护理措施】

1. 非手术治疗与护理

(1)药物排石治疗的病人,嘱病人将每次尿液排在指定的容器内,了解结石排出的情况。

(2)调整饮食结构。

(3)结石合并感染者,根据细菌培养及药物敏感试验结果,遵医嘱应用抗生素,控制感染,注意病人排尿次数及疗效的观察。

(4)肾绞痛的病人,遵医嘱输液及给予解痉镇痛药物,以缓解疼痛。

(5)遵医嘱测量尿液 pH,对尿酸和胱氨酸结石的病人给予口服枸橼酸钾合剂,以碱化尿液;若需要酸化尿液,遵医嘱口服氯化铵。

(6)在不增加病人心肺负荷及体力能力承受的情况下,可适当进行跳跃等活动,促进结石的排出。

2. **体外冲击波碎石与护理**

(1)告知病人在治疗过程中不随意移动体位;治疗中有较大的声响及治疗后出现血尿属正常现象,以减少紧张心理,取得配合。

(2)为避免腹部胀气,术前 3 天禁食易产气的食物,手术日早晨禁食、水。

(3)术后取平卧位,定时监测血压、脉搏的变化,发现异常及时通知医生。

(4)病人术后若出现头晕、恶心、呕吐等药物反应,嘱其卧床休息、禁食,遵医嘱静脉补充营养与水;无反应者可正常进食。

(5)观察并记录初次排尿的时间、每次间隔时间,以了解有无尿路梗阻及急性尿潴留征象。

(6)观察尿液的颜色、性质及量,术后多有血尿,记录血尿开始时间及终止时间,发现异常立即通知医生。

(7)鼓励病人每天饮水 3000ml 以上,嘱病人经常更换体位,减少输尿管急性尿潴留征象。

(8)嘱病人观察每次排出尿液,观察结石排出情况。

(9)碎石后肾绞痛的病人,遵医嘱给予解痉镇痛药。

(10)碎石后出现大量血尿应及时通知医生,遵医嘱给予止血药,并观察排尿情况。

(11)巨大结石碎石后,有可能梗阻尿路,严重者可引起肾功能的改变,嘱病人卧床休息 48 小时,鼓励其多饮水、更换体位,促进结石的排出。

3. **手术治疗护理**

(1)术前护理

1)指导病人正确留取尿标本,对自理能力较差者给予协助。

2)遵医嘱记录24小时尿量。

3)结石合并感染的病人,遵医嘱给予抗生素。

4)术前常规进行X线拍片定位,送手术室时应保持定位时的体位。

5)遵医嘱及手术要求做好术前体位。

(2)术后护理

1)监测生命体征。

2)术后48小时后取半卧位,观察引流是否通畅及有无漏尿的现象;耻骨上膀胱切开取石术后病人,卧床休息3天。

3)内镜取石术后的病人,观察有无腹痛及尿中结石排出情况。

4)遵医嘱给予镇痛、预防感染的药物。

5)鼓励病人多饮水,起到自然冲洗的作用。

6)保持引流通畅,肾造瘘者不宜进行冲洗,以免引起感染,必须冲洗时,应严格无菌操作并在医生指导下进行。

7)保持造瘘口局部清洁、干燥,尿液浸湿敷料应及时更换。

8)肠蠕动恢复后,可遵医嘱进食。嘱病人饮水2000～3000ml,并遵医嘱给予调整尿液酸碱的药物,以防结石复发。

【健康指导】

1. 养成饮水的习惯,每天饮水2000ml以上,最好饮用磁化水,少饮矿泉水、浓咖啡、可可、茶及酒精类饮料。

2. 术中留置双J管的病人4～6个月膀胱镜下拔管。

3. 调整饮食种类,减少或预防结石的复发。

第十三节 膀 胱 瘘

【概述】

膀胱瘘是指膀胱与其他器官或部位有着异常通道,尿液全部或部分经此通道排出体外,或通过体内其他器官再排出体外。包括膀胱阴道瘘、膀胱肠瘘、膀胱直肠瘘、膀胱皮肤瘘等,以膀胱阴道瘘最常见。发生原因有产程过长,胎儿压迫膀胱颈、三角区和阴道,致组织缺血坏死形成瘘;子宫手术时损伤膀胱和阴道;膀胱恶性肿瘤累及阴道穿孔。此外,如经尿道电切膀胱颈部、膀胱结石、膀胱结核等,均可引起膀胱阴道瘘。

【诊断标准】

1. 有引起膀胱瘘的病因,如分娩难产、盆腔手术或盆腔放疗史等。

2. 临床表现:尿液不断地经阴道流出,外阴及股内侧出现湿疹样变,外阴瘙痒和灼痛等。

3. 辅助检查

(1)阴道检查常可确定瘘孔的位置。阴道内塞入干纱布,膀胱注入亚甲蓝溶液,纱布蓝染说明存在膀胱阴道瘘。

(2)膀胱镜检查可明确瘘孔部位及大小。

(3)膀胱造影:发现造影剂进入阴道。

(4)原因不明的膀胱阴道瘘,可经阴道或膀胱镜取瘘孔边缘活组织检查,以明确诊断。

4. 鉴别诊断

(1)输尿管阴道瘘:有外伤或手术史。损伤的输尿管在瘘孔形成后,尿液不断从阴道流出,需与膀胱阴道瘘相鉴别。但输尿管阴道瘘在膀胱内注入亚甲蓝液体时,阴道纱布不染色。膀胱镜检查,损伤侧输尿管口不喷尿,插管受阻不能插入。

(2)输尿管口异位:如果输尿管异位开口于阴道,可有持续性的阴道漏尿,两者需要鉴别。输尿管异位开口为先天性发育异常,无外伤史或手术史。阴道检查见异位的输尿管口,可小如针尖,管口周围黏膜光滑,尿呈水滴样滴出。排泄性尿路造影,多伴有患侧或两侧双肾盂双输尿管畸形,B超检查可发现双肾盂。

【治疗要点】

膀胱瘘的治疗是切除瘘管,恢复尿路的正常通道。

1．膀胱阴道瘘

（1）非手术治疗：小的膀胱阴道瘘，可留置尿管 2 周，并予抗生素防感染，瘘孔有可能自愈。

（2）手术治疗：瘘孔大者，必须手术修补。

（3）手术时机：产后 5～6 个月或手术后 2～3 个月。

（4）手术途径：根据瘘孔的位置而定。位置低者，以经阴道途径为佳；位置高者，以经膀胱途径为好；瘘孔巨大者，可采用经腹会阴联合途径。

（5）手术注意：瘘孔周围的瘢痕组织必须切除，最好分解出三层组织，即膀胱壁、阴道黏膜及二者之间的组织；可吸收线间断无张力缝合；各层缝合切口应互相错开。如膀胱挛缩或肿瘤伴膀胱阴道瘘，无法修补者，可考虑尿流改道术。

2．膀胱肠瘘　①术前按肠道手术常规做肠道准备；②切除病变肠道、瘘管，恢复肠道连续性并修补膀胱，如病情较重，可分期手术；③如为肠结核导致，术前应先抗结核治疗，如为晚期恶性肿瘤导致，可考虑永久性结肠造口术。

3．膀胱直肠瘘　手术原则与膀胱肠瘘修补术相同。

【处方】

经阴道、经膀胱、经腹会阴膀胱瘘修补术。

【注意事项】

①注意手术时机；②预防感染；③无张力缝合；④修补失败，再次形成膀胱瘘；⑤膀胱瘘手术可有肠管吻合口瘘、狭窄及肠梗阻等并发症；⑥阴道狭窄；⑦输尿管梗阻。

第十四节　膀胱输尿管反流

【概述】

膀胱输尿管反流是指由于先天性或后天性的原因使输尿管膀胱壁段失去了抗反流的作用，当尿流积聚或逼尿肌收缩而膀胱内压力增高时,尿流从膀胱内倒流入输尿管甚至肾盂内。

正常情况下,尿液只能自输尿管进入膀胱,不能自膀胱反流进入输尿管,如某些原因影响了膀胱输尿管连接部的生理功能,导致这种瓣膜作用受损,将产生膀胱输尿管反流(vesicoureteral refluc,VUR)。它的最严重后果是当并发上尿路感染时发生肾盂肾炎性瘢痕,以致有继发性高血压及慢性肾功能不全。

一般膀胱输尿管反流分为原发和继发两类。原发性反流:主要是由于输尿管膀胱连接处胚胎发育异常和解剖上的缺陷所致,致输尿管口外移,黏膜下输尿管缩短,从而失去抗反流的能力;继发性反流:主要由于下尿路梗阻、神经性疾病、感染和医源性原因等因素造成。其中医源性原因包括:①前列腺摘除术;②膀胱颈部后唇的楔形切除术;③输尿管口切开术;④输尿管囊肿切除术;⑤膀胱挛缩等。

【诊断要点】

(一)临床表现

1. 与反流有关的症状

(1)反复尿路感染:表现为尿频、尿急和尿痛的膀胱刺激症状,可伴发热、脓臭尿等。在儿童可仅有发热、腹部隐痛,有时有腹泻等症状。

(2)排尿时肾区胀痛:仅少数患者有。

(3)高血压:由于反流引起的萎缩性肾盂肾炎病人中有较高的高血压发病率。

(4)尿毒症:双侧反流可造成肾积水或肾盂肾炎或两者兼有,所以常使肾实质损害逐渐加重,至终末期时出现尿毒症表现。

2. 与原发病有关的症状

(1)尿路梗阻:在幼女中多继发于尿道周围横纹肌的痉挛,常表现为排尿起始时不畅及尿流缓慢或分次间断排尿。在男性婴幼儿的下尿路梗阻多为后尿道瓣膜,而在 50 岁以上的老年人多为前列腺增生引起。

（2）脊髓病变：神经源性膀胱患者常有截瘫、四肢麻痹、多发性硬化症和脊髓膨出症等来自神经的病变。排尿症状可有尿频、尿急、排尿困难、尿潴留和尿失禁等。

（二）体征

1. 肾区压痛　常在急性肾炎发作时出现，但没有这种体征也不能除外慢性肾盂感染。

2. 膀胱膨胀　在下尿路梗阻的患者，通过耻骨上区的扪诊与叩诊，有时可发现膨胀的膀胱。

3. 神经系统的检查　常可发现有阳性神经系统体征。

（三）实验室检查

1. 尿液检查　在女性大多有菌尿与脓尿，男性尿液检查正常者稍多见。

2. 肾功能检查　血尿素氮、肌酐可升高，内生肌酐清除率下降。

（四）影像学检查

1. KUB　如显示脊椎裂、脊膜膨出或骶骨不发育。提示有神经源性膀胱并发反流可能。

2. IVU　主要了解上尿路情况，如有肾积水和输尿管扩张者，或有双肾双输尿管畸形尤其对其中一个肾段功能不佳而不显影者，可拍摄一张延续性排尿时尿路造影片。

3. 膀胱造影和膀胱尿路造影　是诊断反流最重要的方法。尤其是排尿性膀胱尿道造影及排尿期的电视录像更有价值。根据造影检查结果，一般将反流分为四级。

Ⅰ级：造影剂仅显示输尿管的末端，且无明显扩张；Ⅱ级：输尿管中度扩张，肾盏充盈；Ⅲ级：输尿管扩张显著，肾盂有严重受损；Ⅳ级：肾盂输尿管有严重扩张，输尿管扭曲。

4. 核医学检查　肾图可了解双肾功能；放射性核素肾扫描（^{99}锝-DMSA）可确定有无反流及肾瘢痕情况。

(五)膀胱镜检查

用每 100ml 内含 5ml 靛胭脂的无菌水充盈膀胱(一般用 200～300ml)。嘱患者自行排尿。然后插入膀胱镜,先用无菌水充分冲洗膀胱后,观察输尿管口内有无蓝色液体流出。如反流只在排尿时发生,则其闭锁不完全的程度比反流发生于较低的膀胱内压为轻。

可了解输尿管口的形态和位置,如输尿管口呈马蹄形或高尔夫球穴形,一般表示其功能有闭锁不全。

【治疗要点】

膀胱输尿管反流的治疗应根据不同的检查结果、不同的病因和级别而采取不同的治疗方法。

1. 保守治疗指征

(1)患原发性反流的儿童。

(2)膀胱镜检查输尿管口正常。

(3)膀胱造影显示仅有短暂的反流。

(4)"高压性"反流。

2. 手术治疗指征

(1)不能自行消失的先天性异常。

(2)尿路感染应用保守治疗效果不佳。

(3)定期静脉尿路造影显示肾损害有所增加。

(4)严重的低压反流。

(5)保守治疗 1 年仍然有明显的反流存在。

【处方】

1. 保守治疗

(1)扩张或切开远端尿道狭窄环。

(2)三次排尿法。

(3)按时排尿法。

(4)抗生素药物的使用。

(5)抑制逼尿肌收缩、降低膀胱内压。

2.手术

(1)保留输尿管开口：前提是输尿管开口正常。如 Hutch-Ⅰ式手术、Gregair 手术、黏膜成形术。

(2)输尿管末端开口分离并向前移位的手术。如 Williams 手术、Hutch-Ⅱ式手术。

(3)切除末段输尿管及输尿管开口的手术。如 Leadbetter-Politano 手术、Paguin 手术、Mathisen 手术等。

(4)尿流改道术：适用于在肾功能有显著损害和输尿管有严重扩张的病例,需先做暂时性尿流改道,以改善肾功能和恢复输尿管张力,以后再做进一步手术治疗。对肾功能严重受损及输尿管极度扩张的病例,需做永久性尿流改道。

【注意事项】

1.早发现,早治疗。

2.定期尿液检查与细菌培养。能保持持续无菌者,表示疗效满意。

3.膀胱尿道造影和超声检查及静脉尿路造影,观察有无反流、肾功能及上尿路积水情况。

4.反流的分级有利于确定治疗方案,应注意：①反流有自然消失的可能,若能有效地控制感染,随着年龄增长,Ⅰ-Ⅲ级反流大多可以自愈;②反流持续到青年、成年后是不易自愈的;③长期抗感染治疗对小儿是安全的、可耐受的;④成年男性有反流不一定是病态,女性尤其妊娠期妇女会出现;⑤无感染的反流基本不引起肾损害。非手术治疗主要是预防和控制感染。手术治疗方式很多,以输尿管膀胱再植术效果良好。反流消失,尿路感染被控制。

【护理措施】

1.术前护理

(1)了解病人肾积水程度,加以保护,注意休息,活动适度,避免肾区受碰撞,导致肾损伤,如破裂出血。

（2）预防泌尿系统感染，适量饮水，保持外阴部清洁，勤换内衣。必要时可口服抗生素。

（3）同外科术前护理。

2. 术后护理

（1）监测生命体征。

（2）保持引流管通畅。肾盂成形术后应保持各引流管通畅、切口清洁。若切口处或肾周引流管内流出较多的淡黄色液体，提示吻合口瘘的发生，应及时与医生联系，给予相应处理。

（3）遵医嘱用药。高热者给予物理降温，合理使用抗生素。

（4）加强营养，提高机体抵抗力，促进吻合口愈合，同时应用抗生素抗感染。

（5）观察和预防肾衰竭：严格限制入水量，遵医嘱计24小时出入量。予以低盐、低蛋白、高热量饮食。

【健康指导】

肾盂输尿管成形术需留置输尿管支架管，手术后4～6周拔出，拔管应在门诊膀胱镜下进行（成年人患者）。儿童患者7～12天拔尿管，4～6周拔肾造瘘输尿管支架引流管，2～3日后再拔肾周引流管。院外带管期间需防止感染。术后6个月行静脉尿路造影检查，观察肾积水程度是否减轻及肾功能恢复情况。

第十五节　膀胱损伤

【概述】

膀胱在空虚时位于骨盆深处，受到周围筋膜、骨盆等组织的保护，很难受到暴力性损伤；当膀胱充盈时壁薄、紧张，并且高出耻骨联合，易受到损伤。医源性损伤发生于下腹部或盆腔手术、腹股沟疝修补术、妇产科手术或检查时，其中发生于妇产科手术时最多见。自发性膀胱破裂的患者多有病理性膀胱因素存在，例如肿瘤、结核。难产所致的膀胱阴道瘘临床上已很少见。

【诊断要点】

1. 病史　常有较明确的外伤史,如骨盆或下腹部的暴力或刺伤史,伤后感腹痛,有尿意、血尿及排尿困难;自发性膀胱破裂常有膀胱结核、膀胱肿瘤的疾病史,多在腹压急剧升高的情况下发生;医源性损伤有妇产科手术、膀胱镜检查等手术操作史。

2. 体格检查　膀胱破裂时发现耻骨上区压痛及肌紧张,膀胱空虚,直肠指诊有触痛或前壁饱满感,提示腹膜外膀胱破裂;全腹剧痛,腹肌紧张,并有移动性浊音,提示腹膜内膀胱破裂。

3. 导尿　膀胱损伤时,导尿仅流出少量血尿或无尿流出,经尿管注入适量生理盐水后,片刻后回抽,若进出量差异很大,提示膀胱破裂。

4. 辅助检查　膀胱造影是非医源性膀胱损伤及怀疑术后医源性损伤的首选诊断方法,若膀胱外型损伤,有造影剂外渗,若膀胱内型损伤,则显示造影剂衬托的肠襻,也可注入空气造影,若空气进入腹腔,膈下见游离气体。

【治疗要点】

常合并其他合并伤,治疗应首先针对危及生命的合并伤进行。处理原则:完全的尿路改道,膀胱周围及其他尿外渗部位充分引流,闭合膀胱壁缺损。处理方式应根据外伤机制和膀胱破裂类型选择。如果行手术修补膀胱,首选可吸收线双层缝合膀胱黏膜。

【处方】

1. 紧急处理　抗休克治疗如输液、输血、镇痛及镇静。尽早使用广谱抗生素预防感染。

2. 保守治疗　膀胱挫伤或造影时仅有少量尿外渗,症状较轻者,可从尿道插入导尿管持续引流 7～10 天,并保持通畅;使用抗生素,预防感染,破裂可自愈。

3. 手术治疗　膀胱破裂伴有出血和尿外渗,病情严重,需尽早手术。

4.常用抗生素

(1)乳酸左氧氟沙星(注射液 0.3g:100ml):静脉滴注,成年人每日 0.3～0.6g,分 1～2 次给药。滴注时间应大于 60 分钟。对喹诺酮类药物过敏者、癫痫患者、妊娠及哺乳期妇女、18 岁以下患者禁用。肾功能不全者应减量或慎用,有中枢神经系统疾病者慎用。

(2)头孢他啶:静脉滴注,成年人 6g/d,分 2～3 次给药。对头孢菌素或青霉素过敏者禁用。少数患者可发生皮疹、荨麻疹、皮肤瘙痒、药物热和罕见的血管神经性水肿、支气管痉挛、低血压等。

【注意事项】

1.膀胱外破裂 做下腹部正中切口,腹膜外显露并切开膀胱,清除外渗尿液,修补膀胱穿孔,做耻骨上膀胱造瘘。

2.膀胱内破裂 均需手术治疗,应行剖腹探查,并注意是否合并腹膜外膀胱破裂。术中如果发现尿性囊肿存在,必须彻底引流。如果无其他腹腔内脏器损伤,可行腹腔镜腹膜内破裂缝合修补术。修补膀胱后,根据情况可单纯留置导尿管,也可做耻骨上膀胱造瘘。应充分引流膀胱周围尿液,使用足量抗生素。若发现膀胱颈撕裂,需用可吸收缝线准确修复,以免术后发生尿失禁。

3.膀胱贯通伤 均需急诊手术探查,开腹探查的原因是可能合并腹腔内脏器损伤。膀胱周围血肿应予清除以防止脓肿形成。约有近 30% 膀胱贯通伤可能合并输尿管损伤,术中注意检查输尿管。

4.膀胱损伤伴下腹壁撕脱或会阴和(或)膀胱组织缺损 直接缝合膀胱可能会导致缝合张力过大,继而引发膀胱壁缺血,最终导致修补处膀胱壁坏死。因此在修补较大的膀胱缺损时,必要时可应用膀胱补片。

5.膀胱内异物 若治疗的网片导致膀胱穿孔,必须通过开放手术或者内镜取出。手术方式则需根据外科医生的经验水平和网片的位置来决定。其他类型的异物,可先尝试使用膀胱镜取异物,如果失败可行膀胱切开术。

6.医源性损伤 外科手术中发现膀胱穿孔应予以修补。对于腹膜内膀胱破裂,标准的治疗方法是手术探查并修补。对于腹膜外损伤建议行膀胱引流和预防性应用抗生素等保守治疗。较大的腹膜外穿孔伴有严重膀胱外积液的患者需放置膀胱周围引流。

【护理措施】

1.观察病情 密切观察生命体征,观察腹痛及腹膜刺激症状,判断有无再出血发生。

2.预防感染

(1)观察体温,每日测 4 次体温,至 3 天平稳为止。体温超过 38.5℃,应给予物理降温。

(2)遵医嘱给予补液,应用抗生素。

(3)加强营养,鼓励病人多饮水。

3.引流管的护理

(1)妥善固定导尿管及连接管,避免扭曲折叠,定时挤压,观察尿液引流情况,保持留置导尿管通畅。

(2)记录 24 小时引流尿液的性状及颜色。

(3)每天清洁擦拭尿道口及导尿管周围 2 次,预防泌尿系统感染。

(4)10～20 天拔除导尿管,拔管前应夹管,训练膀胱排尿动作 1～2 天后,再拔除。

(5)观察拔管后排尿情况,如有异常可再重复放置导尿管。

(6)鼓励病人多饮水,增加内冲洗作用。

【健康教育】

向病人说明以下情况。

1.膀胱损伤的情况,注意护理的配合。

2.留置导尿管、防脱落及保持通畅的意义。

3.多饮水和拔除留置导尿管前闭管训练排尿的意义。

第十六节　膀胱外翻

【概述】

是少见的先天性异常,男性多见。坐耻骨交界处耻骨支外旋及髂骨外旋造成耻骨间距增宽。典型的膀胱外翻伴尿道上裂,其他可伴有腹股沟疝、睾丸未降、直肠脱垂等。

【诊断标准】

1.膀胱外翻典型的表现为耻骨上方有粉红色肿块,从两孔不断滴尿,尿道背侧裂开,出生时很易做出诊断。

2.排泄性尿路造影可了解上尿路的情况。

【治疗要点】

膀胱外翻如不经治疗,70％左右的病例于20岁前死亡,死于肾积水及尿路感染。治疗的目的是腹壁与膀胱的修复,能控制排尿,保护肾功能,重建阴茎。

【处方】

1.新生儿期行膀胱内翻缝合。

2.3－4岁时行抗反流输尿管移植及紧缩膀胱颈。

3.年龄大者可一期完成截骨术、膀胱内翻缝合、抗反流输尿管移植、紧缩膀胱颈及尿道上裂修复术。

【注意事项】

1.预防感染。

2.保护肾功能。

第十七节　膀胱憩室

【概述】

多见于男性,多为单发性,以位于输尿管口附近者最多见。

有逐渐增大的趋势,当憩室位于膀胱颈后,可引起膀胱出口梗阻。可并发尿路感染及结石,并有鳞状上皮化生及恶变的可能。

【诊断要点】

排尿性膀胱尿道造影、膀胱镜检查有助于诊断。

【治疗要点】

治疗主要是解除下尿路梗阻,控制感染。

【处方】

行憩室切除,输尿管膀胱再植术。

【注意事项】

1. 解除梗阻。

2. 预防感染。

第十八节　膀胱异物

【概述】

泌尿系统异物中以膀胱异物最多,而异物进入膀胱的途径最常见的是经尿道。膀胱异物种类繁多,较常见的有发卡、扣针、塑料绳、乳胶管、石蜡、体温表等。

【诊断要点】

1. 病史　患者来院就诊时主诉有向尿道插入异物的病史。

2. 临床症状　由于异物的刺激及损伤,常表现为尿频、尿痛、尿急、血尿等症状。如有继发感染时可出现发热和脓尿等。异物在膀胱停留时间过长,尿盐不断沉积在异物表面,可导致继发性膀胱结石,严重时可引起不同程度的尿路梗阻症状。

3. 继发感染　有发热、尿频、尿急和脓尿等。

4. 尿液检查　可出现红细胞、白细胞及脓细胞等。

5. X 线检查　一些异物如金属、木制异物、骨碎片及继发的钙盐结石等可在膀胱平片中呈不透光阴影。

6. B 超　可探及异物。

7. **膀胱镜检查** 可以观察到异物的形状及性质。由于长期的异物刺激及损伤,可导致以异物为核心的结石,表面粗糙不平。

【治疗要点】

1. 多数异物可通过膀胱镜用异物钳取出。对细长的绳子等可用细金属小钩经内镜钩住其一端后脱出。

2. 如异物较大,难以在内镜下取出,应行耻骨上膀胱切开取出异物。

【处方】

1. 应用抗生素控制感染

头孢唑肟钠:静脉滴注,1次1~2g,每8~12小时1次;严重感染者的剂量可增至1次3~4g,每8小时1次。治疗非复杂性尿路感染时,1次0.5g,每12小时1次。对青霉素过敏或过敏体质者慎用。可有皮疹、瘙痒和药物热等过敏反应。易发生支气管哮喘、皮疹、荨麻疹等。

头孢美唑钠:静脉缓慢注射或静脉滴注。成年人1次0.5~1g,每日2次。对头孢菌素或青霉素过敏者禁用。有胃肠道疾病史者,特别是溃疡性结肠炎、局限性肠炎或抗生素相关性结肠炎者和有肾功能减退者应慎用。

2. 手术治疗

【注意事项】

用内镜取异物时可出现尿道损伤、尿道狭窄、膀胱出血等并发症。

第5章

前列腺和精囊疾病

第一节　精　囊　炎

【概述】

　　前列腺和精囊均是男性生殖系统的附属性腺,其分泌物构成精浆的主要部分,精囊和前列腺紧邻,戴上指套将示指插入肛门5～6cm,在前列腺的外上方摸到的囊状物就是精囊。与精囊连接的射精管穿过前列腺进入尿道,性交时精液就是从此管射出的。精囊是位于前列腺上方的一对小腺体,左右各一,虽然只有花生大小,但作用却很大,它分泌的精囊液占精液的65%。精囊液可使精液液化,同时精囊液中还含有丰富的果酸,是精子运动时所需要的极佳营养物质,可见其作用很大,也很重要。精囊并不是贮存精液的器官,而是男性生殖器的附属腺体。为一对长椭圆形的囊状器官。位于膀胱底的后方,输精管壶腹的外侧。形状为上宽下窄,前后稍扁,表面凹凸不平,上端游离,较膨大为精囊底,下端细直,为其排泄管。

　　从解剖生理功能看,精囊与前列腺关系密切,两者的炎症不仅在感染途径和病因方面相同,而且临床表现也大致一样,由于前列腺与精囊均开口于后尿道,两者紧邻,故精囊炎常与前列腺炎同时发生。前列腺炎通过排出的炎性前列腺液可逆流进入精囊,导致精囊炎。而精囊的炎症也容易侵袭至前列腺,并影响前列腺液排出。有研究报告表明前列腺感染的病人中有 80％合并精囊炎。

精囊炎是由大肠埃希菌等引起的精囊邻近器官如前列腺、后尿道、结肠等有感染或任何情况下导致前列腺、精囊充血时,细菌侵及精囊诱发的炎症,从而引起以血精为主要临床表现的疾病。

精囊炎常累及两侧,炎症多由细菌经后尿道沿射精管逆行感染或因附睾炎细菌沿输精管侵入精囊所致。其次是淋巴或血行感染,致病菌多为大肠埃希菌、葡萄球菌、粪链球菌、类白喉杆菌、克雷伯产气杆菌、变形杆菌及假单胞菌等。其感染途径主要有以下三种。

1. 上行感染 病原体经尿道逆行至精囊,病原体常同时侵犯两侧精囊。

2. 淋巴感染 泌尿道或肠道的炎症等通过淋巴系统使精囊受感染。

3. 血行感染 身体其他部位感染病灶的病原体通过血液循环至精囊。

【诊断要点】

精囊炎是男性常见感染性疾病之一,发病年龄多在 20－40岁,以血精为主要临床表现,但有急性和慢性之分,个体差异大,临床表现不尽相同。精囊发炎时精囊黏膜充血和水肿,腺腔可因炎症闭塞而形成脓肿,精囊脓肿还会向邻近组织扩散穿破精囊后侵入周围组织。

(一)临床表现

1. 血精 射精时排出血精,在急性精囊炎时更为明显。血精可表现为精液呈粉红色或鲜红色,也可能是精液中带有血丝或血块。这一症状大多是性生活中才被配偶发现。射精时疼痛。

2. 尿频、尿急、尿痛 精囊炎常会并发前列腺炎、尿道炎,急性炎症患者可出现明显的尿频、尿急、尿痛,有时可见排尿困难。慢性者以尿频、尿急为主,同时有排尿不适,如灼热感。

3. 疼痛　急性者可见下腹疼痛,并牵涉会阴和两侧腹股沟。慢性者则可出现耻骨上区隐痛,并伴会阴部不适。疼痛症状在射精时明显加剧。

4. 其他症状　可有发热、恶寒、寒战,此为急性精囊炎所见的全身症状。血尿也是急性精囊炎的表现之一。而射精疼痛、性欲低下、遗精、早泄为慢性者所见。

(二)分类

临床上将精囊炎分为两类。以血精为主要临床表现。

1. 急性精囊炎　全身症状为周身疼痛,畏寒发热,甚至寒战、高热、恶心、呕吐等。泌尿系统症状主要为尿道灼热感、尿频、尿急、尿痛及终末血尿与尿流滴沥等前列腺炎症状,伴会阴部及直肠内剧痛,大便时疼痛加重,严重者可影响性功能,性交时可引起剧痛。进行血常规检查,白细胞总数及分类都升高。

2. 慢性精囊炎　多为急性精囊炎病变较重或未彻底治疗演变所致。还有部分病人系因经常性兴奋或手淫过频,引起精囊前列腺充血,继发感染,导致慢性精囊炎。慢性精囊炎的症状和慢性前列腺炎不易区别,经常同时存在。精液中含有血液(血精)为慢性精囊炎的特征,且不易自止,每于射精时出现,延续数月。

(三)临床检查

1. 精液常规　大量红细胞、白细胞。死精增多,精子的活动力差,精液细菌培养为阳性,可发现致病病原体。

2. 血常规检查　急性者可见血中白细胞明显增加。

3. 精囊造影

4. 超声波检查

5. CT 和 MRI 扫描

上述 2、3、4 项当诊断有疑问时,视情况进行。

精囊炎往往是在常规体检时偶然发现的,也可能是患者在洗澡或自我检查阴囊内容物时发现的。如果精液囊肿的体积相当大,配偶可能是第一个发现它的人,这多见于双方从事性活动时。

医生将手指插入肛门时可以摸到肿大的精囊,触摸时患者感觉疼痛,下腹部、会阴部及耻骨上方有轻度压痛。

【治疗要点】

因为精囊的结构特点,发生炎症后,引流不畅,细菌侵入后易不断繁殖,很难彻底治愈。为了防止精囊炎迁延不愈,无论是急性还是慢性精囊炎,都应彻底治疗。

细菌引起的精囊炎可用抗生素治疗,只有经过化验发现确实已无菌,才可以停药。如果病情比较严重,如出现尿道堵塞时,需住院治疗。

【处方】

1. 选用恰当的抗生素

头孢呋辛酯(西力欣):口服,成年人,轻中度下尿道感染250mg/次,2次/日;严重感染者500mg/次,2次/日;无并发症淋病用1g单剂量。儿童一般剂量为125mg/次,2次/日。肌内注射或静脉滴注:成年人750~1500mg/次,3次/日,一般疗程5~10天。

左氧氟沙星(来立信):口服,100mg/次,2次/日,最多200mg/次,3次/日。静脉滴注:成年人每日0.3~0.6g(1~2瓶),分1~2次给药。滴注时间应>60分钟。

急性精囊炎应治疗到症状完全消失后,再继续用药1~2周;慢性精囊炎则需继续用药4周以上,以巩固疗效。另外,根据感染的种类及症状可适当增减。

2. 局部治疗:小檗碱(黄连素)离子透入,大便后用1‰黄连素20ml灌肠,用此药浸湿纱布垫置于会阴部,并连接在直流电理疗器的阳极上,阴极敷于耻骨上,每次20分钟,每日1次,每10次1个疗程。温水坐浴(水温42℃)及会阴部热敷,以改善局部血供,助炎症消退。避免坐浴时间过长,以防盆腔充血。

3. 卧床休息:给予通便药物保持大便通畅。

4. 避免过多房事:以减少性器官充血程度。慢性精囊炎的病人可定期(每周 1～2 次)做精囊前列腺按摩。一为增加前列腺及精囊血供,二为促进炎性物质排出。

5. 生活规律化,劳逸结合,忌烟酒及辛辣刺激性食物。

6. 做好病人的思想工作,消除病人的顾虑,尤其是血精病人的顾虑,增强其战胜疾病的信心。

7. 中药:以活血、解毒、软坚中药内服。

丹参 12g,赤芍 12g,红花 15g,桃仁 15g,泽兰 15g,王不留行 15g,败酱草 15g,三七 4g,大小蓟各 15g,白茅根 10g。

8. 对于血精的治疗:可用己烯雌酚 1mg 加泼尼松(强的松)5mg 口服,每日 3 次,连服 2～3 周,多能使血精停止。

【注意事项】

1. 一旦发现射精疼痛或血精,应想到患精囊炎的可能。

2. 注意休息。

3. 避免刺激。

4. 规律的性生活。

第二节　前列腺炎

【概述】

1. 传统的分类方法　"四杯法"对前列腺炎进行分类是第一个规范的前列腺炎分类方法,通过比较初始尿液(voided bladder one,VB1)、中段尿液(voided bladder two,VB2)、前列腺按摩液(expressed prostatic secretion,EPS)、前列腺按摩后尿液(voided bladder three,VB3)"四杯"标本中白细胞数量和细菌培养结果将前列腺炎划分为:急性细菌性前列腺炎(acute bacterial prostatitis,ABP)、慢性细菌性前列腺炎(chronic bacterial prostatitis,CBP)、慢性非细菌性前列腺炎(chronic nonbacterial prostatitis,CNP)、前列腺痛(prostatodynia,PD)。该分类体现了过去以感染为前列腺炎主要病因的认识。

2. 新的分类方法 1995 年美国国立卫生研究院(National Institutes of Health,NIH)根据当时对前列腺炎的基础和临床研究情况,制定了一种新的分类方法。

Ⅰ型:相当于传统分类方法中的 ABP。起病急,可表现为突发的发热性疾病,伴有持续和明显的下尿路感染症状,尿液中白细胞数量升高,血液和(或)尿液中的细菌培养阳性。

Ⅱ型:相当于传统分类方法中的 CBP,占慢性前列腺炎的 $5\%\sim8\%$。有反复发作的下尿路感染症状,持续时间>3 个月,EPS/精液/VB3 中白细胞数量升高,细菌培养结果阳性。

Ⅲ型:慢性前列腺炎,慢性骨盆疼痛综合征(chronic prostatitis/chronic pelvic pain syndromes,CP/CPPS),相当于传统分类方法中的 CNP 和 PD,是前列腺炎中最常见的类型,占慢性前列腺炎的 90% 以上。主要表现为长期、反复的骨盆区域疼痛或不适,持续时间>3 个月,可伴有不同程度的排尿异常症状和性功能障碍,严重影响患者的生活质量。EPS/精液/VB3 细菌培养结果阴性。

根据 EPS/精液/VB3 常规显微镜检结果,该型又可再分为ⅢA(炎症性 CPPS)和ⅢB(非炎症性 CPPS)2 种亚型:ⅢA 型患者的 EPS/精液/VB3 中白细胞数量升高;ⅢB 型患者的 EPS/精液/VB3 中白细胞在正常范围。ⅢA 和ⅢB2 种亚型各占 50% 左右。

Ⅳ型:无症状性前列腺炎(asymptomatic inflammatory prostatitis,AIP)。无主观症状,仅在有关前列腺方面的检查(EPS、精液、前列腺组织活检及前列腺切除标本的病理检查等)时发现炎症证据。

以上分类中的Ⅰ型和Ⅱ型前列腺炎,即急性和慢性细菌性前列腺炎是定位于前列腺的感染性疾病,病因、病理、临床表现及转归明确,应看作独立的疾病。

以上分类方法将传统分类方法中的 CNP 和 PD 合并为一类,

体现了将慢性前列腺炎(Ⅲ型)作为临床综合征的新认识,故此型也称为慢性骨盆疼痛综合征(CPPS),推荐用这一名词取代"慢性前列腺炎"。尽管后者提示存在炎症,但约 50% 的 Ⅲ 型前列腺炎患者中,临床常规使用的检验方法不能发现炎症的证据,故将 Ⅲ 型分为炎症性(Ⅲ A)和非炎症性(Ⅲ B)两个亚类。由于区分亚类的依据从 EPS 扩大到 EPS/精液/VB3 的白细胞数量多少,使这 2 个亚类并不与 CNP 和 PD 分别对等。对慢性前列腺炎认识的转变及随之产生的新分类使其治疗策略转向以改善症状为主,且对不同亚类更有针对性。

Ⅲ 型前列腺炎(慢性前列腺炎,慢性骨盆疼痛综合征)的发病机制、病理生理学改变还不十分清楚。目前认为,其可能是在病原体和(或)某些非感染因素作用下,患者出现以骨盆区域疼痛或不适、排尿异常等症状为一致特征,具有各自独特病因、临床特点和结局的一组疾病。

NIH 分类中增加了 Ⅳ 型前列腺炎(无症状性前列腺炎),有助于男性不育、血清 PSA 升高患者的鉴别诊断。

(一) Ⅰ 型前列腺炎

病原体感染为主要致病因素。由于机体抵抗力低下,毒力较强的细菌或其他病原体感染前列腺并迅速大量生长繁殖而引起,多为血行感染、经尿道逆行感染。病原体主要为大肠埃希菌,其次为肺炎克雷伯菌、变形杆菌、假单胞菌属、金黄色葡萄球菌等,绝大多数为单一病原菌感染,以前有下尿路操作史的前列腺炎的细菌毒力及耐药性与自发感染者不同。

(二) Ⅱ 型前列腺炎

致病因素亦主要为病原体感染,但机体抵抗力较强或(和)病原体毒力较弱,以逆行感染为主,病原体主要为葡萄球菌属,其次为大肠埃希菌、棒状杆菌属及肠球菌属等。前列腺内尿液反流、生物膜、前列腺结石等可能是病原体持续存在和感染复发的重要原因。

(三) Ⅲ型前列腺炎

发病机制未明,病因学十分复杂,存在广泛争议。可能是由一个始动因素引起的,也可能一开始便是多因素的,其中一种或几种起关键作用并相互影响;也可能是许多难以鉴别的不同疾病,但具有相同或相似的临床表现;甚至这些疾病已经治愈,而它所造成的损害与病理改变仍然持续独立起作用。多数学者认为其主要病因可能是病原体感染、炎症和异常的盆底神经肌肉活动和免疫、心理、神经内分泌异常等共同作用的结果。

1. **病原体感染** 本型患者虽然常规细菌检查未能分离出病原体,但可能仍然与某些特殊病原体如厌氧菌、L型变形菌、纳米细菌(nanobacteria)或沙眼衣原体、支原体等感染有关。有研究表明本型患者局部原核生物 DNA 检出率可高达 77%;临床某些以慢性炎症为主、反复发作或加重的"无菌性"前列腺炎,可能与这些病原体有关。其他病原体如寄生虫、真菌、病毒、滴虫、结核分枝杆菌等也可能是该型的重要致病因素,但缺乏可靠证据,至今尚无统一意见。

2. **排尿功能障碍** 某些因素引起尿道括约肌过度收缩,导致膀胱出口梗阻与残余尿形成,造成尿液反流入前列腺,不仅可将病原体带入前列腺,也可直接刺激前列腺,诱发无菌的"化学性前列腺炎",引起排尿异常和骨盆区域疼痛等。

许多前列腺炎患者存在多种尿动力学改变,如尿流率降低、功能性尿路梗阻、逼尿肌与尿道括约肌协同失调等。这些功能异常也许只是一种临床现象,其本质可能与潜在的各种致病因素有关。

3. **精神、心理因素** 研究表明:经久不愈的前列腺炎患者中一半以上存在明显的精神心理因素和人格特征改变。如焦虑、压抑、疑病症、癔病,甚至自杀倾向。这些精神、心理因素的变化可引起自主神经功能紊乱,造成后尿道神经肌肉功能失调,导致骨盆区域疼痛及排尿功能失调;或引起下丘脑-垂体-性腺轴功能变化而影响性功能,进一步加重症状,消除精神紧张可使症状缓解或痊愈。但目前还不清楚精神心理改变是其直接原因,还是继发表现。

4. 神经内分泌因素　前列腺痛患者往往容易发生心率和血压的波动,表明可能与自主神经反应有关,其疼痛具有内脏器官疼痛的特点,前列腺、尿道的局部病理刺激,通过前列腺的传入神经触发脊髓反射,激活腰、骶髓的星形胶质细胞,神经冲动通过生殖股神经和髂腹股沟神经传出冲动,交感神经末梢释放去甲肾上腺素、前列腺素、降钙素基因相关肽、P 物质等,引起膀胱尿道功能紊乱,并导致会阴、盆底肌肉异常活动,在前列腺以外的相应区域出现持续的疼痛和牵涉痛。

5. 免疫反应异常　近年研究显示免疫因素在Ⅲ型前列腺炎的发生发展和病程演变中发挥着非常重要的作用,患者的前列腺液和(或)精浆和(或)组织和(或)血液中可出现某些细胞因子水平的变化,如 IL-2、IL-6、IL-8、IL-10、TNF-α、MCP-1 和 MIP-Ⅰ等,而且 IL-10 水平与Ⅲ型前列腺炎患者的疼痛症状成正相关,应用免疫抑制药治疗有一定效果。这表明Ⅲ型前列腺炎可能是一种过敏性炎症反应或自身免疫性疾病,一种以细胞因子为中介产生的连锁反应。炎症在始动因素作用下,如前列腺产生的某些精浆蛋白抗原如 PSA 等可以作为自身抗原性物质,病原体的残余碎片或坏死组织也可作为抗原,进而导致机体产生促炎性细胞因子,这些细胞因子可以上调趋化因子的表达,表达产物通过各自的机制在前列腺局部发生免疫反应,对机体造成影响。

6. 氧化应激学说　正常情况下,机体氧自由基的产生、利用、清除处于动态平衡状态。前列腺炎患者氧自由基的产生过多和(或)自由基的清除体系作用相对降低,从而使机体抗氧化应激作用的反应能力降低、氧化应激作用产物和(或)副产物增加,使神经末梢致敏,也可能为发病机制之一。

7. 盆腔相关疾病因素　部分前列腺炎患者常伴有前列腺外

周带静脉丛扩张、痔、精索静脉曲张等,提示部分慢性前列腺炎患者的症状可能与盆腔静脉充血、血液淤滞相关,这也可能是造成久治不愈的原因之一。

8. 下尿路上皮功能障碍　多项研究发现 CPPS 与间质性膀胱炎(IC)在临床表现、钾敏感试验和药物治疗等方面有诸多类似,推测两者具有非常相似的发病机制,即下尿路上皮功能障碍。是由下尿路上皮潜在的保护因素和损害因素之间的平衡破坏所致。损害因素包括尿液中钾离子和抗增殖因子(APF)等,保护因素有上皮细胞表面的糖蛋白(GP51)、表皮生长因子(ECF)、T-H 蛋白等。尿液中的阴、阳离子与保护因素和损害因素相互作用构成一个错综复杂的微环境,而膀胱、尿道和前列腺是这一病理过程的潜在靶器官。膀胱或前列腺的细菌和病毒感染、辐射、肥大细胞活化、神经源性炎症、精神紧张、先天性或尿路本身引起黏膜损伤等因素都可引起这一病理过程。

(四)Ⅳ型前列腺炎

因无临床症状,常因其他相关疾病检查时被发现,所以缺乏发病机制的相关研究资料,可能与Ⅲ型前列腺炎的部分病因与发病机制相同。

【诊断要点】

推荐按照 NIH 分型诊断前列腺炎。以患者临床表现为诊断的起点,Ⅰ型为急性病程,多具有典型临床表现;Ⅱ型和Ⅲ型为慢性病程,临床表现类似。

Ⅰ型:诊断主要依靠病史、体格检查和血、尿的细菌培养结果。常规对患者进行直肠指检,但禁忌进行前列腺按摩。在应用抗生素治疗前,应进行中段尿培养或血培养。经 36 小时规范处理,患者病情未改善时,建议进行经直肠 B 超等检查,全面评估下尿路病变,明确有无前列腺脓肿。

Ⅱ型和Ⅲ型(慢性前列腺炎):须详细询问病史(尤其是反复下泌尿道感染史)、全面体格检查(包括直肠指检)、尿液和前列腺按摩液常规检查。推荐应用 NIH 慢性前列腺炎症状评分（NIH chronic prostatitis symptom index，NIH-CPSI）进行症状评分。临床表现的 UPOIINT(S)分型有助于进行以症状为导向的个体化综合治疗。

Ⅳ型：无临床症状，在前列腺按摩液（EPS）、精液、前列腺按摩后尿液、前列腺组织活检及前列腺切除标本的病理检查时被发现。

（一）诊断方法

前列腺炎具体诊断方法如下。

1. **临床症状**　诊断前列腺炎时，应详细询问病史，了解发病原因或诱因；询问疼痛性质、特点、部位、程度和排尿异常等症状；了解治疗经过和复发情况；评价疾病对生活质量的影响；了解既往史、个人史和性生活情况。

Ⅰ型：常突然发病，表现为寒战、发热、疲乏无力等全身症状，伴有会阴部和耻骨上疼痛，尿路刺激症状和排尿困难，甚至急性尿潴留。

Ⅱ和Ⅲ型：临床症状类似，多有疼痛和排尿异常等。Ⅱ型可表现为反复发作的下尿路感染。Ⅲ型主要表现为骨盆区域疼痛，可见于会阴、阴茎、肛周、尿道、耻骨或腰骶等部位，尤以射精痛更为影响患者。排尿异常可表现为尿急、尿频、尿痛和夜尿增多等。由于慢性疼痛久治不愈，患者生活质量下降，并可能有性功能障碍、焦虑、抑郁、失眠、记忆力下降等。

Ⅳ型：无临床症状。

慢性前列腺炎症状评分由于诊断慢性前列腺炎的客观指标相对缺乏并存在诸多争议。因此，推荐应用 NIH-CPSI 进行症状评估。NIH-CPSI 主要包括 3 部分内容，有 9 个问题（0～43 分）。第一部分评估疼痛部位、频率和严重程度，由问题 1～4 组成（0～21 分）；第二部分为排尿症状，评估排尿不尽感和尿频的严重程度，由问题 5～6 组成（0～10 分）；第三部分评估对生活质量的影响，由问题 7～9 组成（0～12 分）。目前已被翻译成多种语言，广泛应用于慢性前列腺炎的症状和疗效评估。

2. **体格检查** 诊断前列腺炎,应进行全面体格检查,重点是泌尿生殖系统。检查患者下腹部、腰骶部、会阴部、阴茎、尿道外口、睾丸、附睾和精索等有无异常,有助于进行诊断和鉴别诊断。直肠指检对前列腺炎的诊断非常重要,且有助于鉴别会阴、直肠、神经病变或前列腺其他疾病,同时通过前列腺按摩获得 EPS。

Ⅰ型:体检时可发现耻骨上压痛、不适感,有尿潴留者可触及耻骨上膨隆的膀胱。直肠指检可发现前列腺肿大、触痛、局部温度升高和外形不规则等。禁忌进行前列腺按摩。

Ⅱ型和Ⅲ型:直肠指检可了解前列腺大小、质地、有无结节、有无压痛及其范围与程度,盆底肌肉的紧张度、盆壁有无压痛,按摩前列腺获得 EPS。直肠指检前,建议留取尿液进行常规分析和尿液细菌培养。

3. **实验室检查**

(1)EPS常规检查:EPS常规检查通常采用湿涂片法和血细胞计数板法镜检,后者具有更好的精确度。

正常的 EPS 中白细胞<10 个/HPF,卵磷脂小体均匀分布于整个视野,pH 6.3～6.5,红细胞和上皮细胞不存在或偶见。当白细胞>10 个/HPF,卵磷脂小体数量减少,有诊断意义。白细胞的多少与症状的严重程度不相关。胞质内含有吞噬的卵磷脂小体或细胞碎片等成分的巨噬细胞,也是前列腺炎的特有表现。当前列腺有细菌、真菌及滴虫等病原体感染时,可在 EPS 中检测出这些病原体。

此外,为了明确区分 EPS 中白细胞等成分,可对 EPS 采用革兰染色等方法进行鉴别。

如前列腺按摩后收集不到 EPS,不宜多次重复按摩,可让患者留取前列腺按摩后尿液进行分析。

(2)尿常规分析及尿沉渣检查:尿常规分析及尿沉渣检查是排除尿路感染、诊断前列腺炎的辅助方法。

（3）细菌学检查

1）Ⅰ型：应进行中段尿的染色镜检、细菌培养与药敏试验，以及血培养与药敏试验。

2）Ⅱ型和Ⅲ型：推荐"两杯法"或"四杯法"进行病原体定位试验。

①"四杯法"：1968 年，Meares 和 Stamey 提出采用依次收集患者的分段尿液和 EPS 分别进行分离培养的方法（简称"四杯法"），区分男性尿道、膀胱和前列腺感染（表 5-1）。

表 5-1 "四杯法"（Meares－Stamey 试验）诊断前列腺炎结果分析

类型	标本	VB1	VB2	EPS	VB3
Ⅱ型	WBC	－	＋/－	＋	＋
	细菌培养	－	＋/－	＋	＋
Ⅲ A 型	WBC	－	－	＋	＋
	细菌培养	－	－	－	－
Ⅲ B 型	WBC	－	－	－	－
	细菌培养	－	－	－	－

②"两杯法"："四杯法"操作复杂、耗时、费用高，在实际临床工作中推荐"两杯法"。"两杯法"是通过获取前列腺按摩前、后的尿液，进行显微镜检查和细菌培养（表 5-2）。

表 5-2 "两杯法"诊断前列腺炎结果分析

类型	标本	按摩前尿液	按摩后尿液
Ⅱ型	WBC	＋/－	＋
	细菌培养	＋/－	＋
Ⅲ A 型	WBC	－	＋
	细菌培养	－	－
Ⅲ B 型	WBC	－	－
	细菌培养	－	－

注：Ⅱ型和Ⅲ型患者如有淋病感染史，可选择进行 EPS 淋球菌检测

（4）其他病原体检查

1）沙眼衣原体：沙眼衣原体（Chlamydia trachomatis，Ct）检测方法有培养法、免疫荧光法、斑点金免疫渗滤法、聚合酶链反应（polymerase chain reaction，PCR）和连接酶链反应（ligase chain reaction，LCR）等。培养法仅检测活的 Ct，且因费用、时间及技术水平等原因，不推荐临床应用。目前主要采用灵敏度高、特异性强的 PCR 和 LCR 技术检测 Ct 的核酸成分。

2）支原体：可能引起前列腺感染的支原体主要为解脲脲原体（Ureaplasma urealyticum，Uu）和人型支原体（Mycoplasma hominis，Mh）。培养法是 Uu 和 Mh 检测的金标准，结合药敏试验可为临床诊断与治疗提供帮助；免疫学检测和核酸扩增技术等也应用于支原体检测。

由于以上病原体也可能存在于男性尿道中，建议先取尿道拭子检测，在排除尿道感染后，再进行 EPS 检测，以进一步明确是否为前列腺感染。

此外，对于 EPS 中其他病原体，如真菌的检测方法主要为直接涂片染色镜检和分离培养；病毒检测通常采用前列腺组织培养或 PCR 技术。

（5）其他实验室检查：前列腺炎患者可能出现精液质量异常，如白细胞增多、精液不液化、血精和精子活力下降等改变。有生育要求的前列腺炎患者可进行精液检查。在部分慢性前列腺炎患者中也会出现 PSA 升高的情况。建议年龄＞50 岁的患者常规进行血清 PSA 检测。尿细胞学检查在与膀胱原位癌等鉴别方面具有一定价值。

4. 器械检查

（1）尿流率：可以大致了解患者排尿状况，有助于前列腺炎与排尿障碍相关疾病进行鉴别。

（2）尿动力学检查：研究表明，前列腺炎患者尿动力学检查可以发现膀胱出口梗阻、尿道功能性梗阻、膀胱逼尿肌收缩力减退或逼尿肌无反射和逼尿肌不稳定等膀胱尿道功能障碍。在临床怀疑有上述排尿功能障碍，或尿流率及残余尿有明显异常时，可选择尿动力学检查以明确诊断。

(3)膀胱尿道镜：为有创性检查，不推荐前列腺炎患者常规进行此项检查。在某些情况下，如患者有血尿，尿液分析明显异常，其他检查提示有膀胱尿道病变时可选择膀胱尿道镜检查以明确诊断。

5.影像学检查

(1)B超：前列腺炎患者的前列腺超声表现易出现前列腺结石或钙化，且其大小与症状成正相关。且B超检查还可以发现前列腺回声不均、前列腺周围静脉丛扩张等表现，但各型之间无特异性表现，仍无法利用B超对前列腺炎进行分型。此外，B超可以较准确地了解前列腺炎患者肾、膀胱及残余尿等情况，对于除外尿路器质性病变有一定帮助。经直肠B超对于鉴别前列腺、精囊和射精管病变及诊断和引流前列腺脓肿有价值。

(2)CT和MRI：对除外泌尿系统其他器质性病变，鉴别精囊、射精管等盆腔器官病变有潜在应用价值，对于持续发热或药物治疗效果不佳的前列腺炎患者，CT或MRI有助于诊断前列腺脓肿，但对于前列腺炎本身的诊断价值仍不清楚。

(二)鉴别诊断

需要鉴别的疾病包括：良性前列腺增生、睾丸附睾和精索疾病、膀胱过度活动症、神经源性膀胱、间质性膀胱炎、腺性膀胱炎、性传播疾病、原位癌等膀胱肿瘤、前列腺癌、泌尿男生殖系统结核、肛门直肠疾病、腰椎疾病、中枢和外周神经病变等。主要依靠详细病史、体格检查及选择相应辅助检查明确鉴别诊断。

Ⅲ型前列腺炎(尤其是ⅢB型)缺乏客观的、特异性的诊断依据，临床诊断时应与可能导致骨盆区域疼痛和排尿异常的疾病进行鉴别诊断。

【治疗要点】

前列腺炎应采取综合及个体化治疗。

Ⅰ型:主要是广谱抗生素、对症治疗和支持治疗。伴尿潴留者可采用细管导尿或耻骨上膀胱穿刺造瘘引流尿液,伴前列腺脓肿者可采取外科引流。

Ⅱ型:推荐以口服抗生素为主,选择敏感药物,疗程为4～6周,其间应对患者进行阶段性的疗效评价。疗效不满意者,可改用其他敏感抗生素。推荐使用α受体阻滞药改善排尿症状和疼痛、植物制剂,非甾体抗炎镇痛药和M受体阻滞药等改善症状。

ⅢA型:可先口服抗生素2～4周,然后根据其疗效反馈决定是否继续抗生素治疗。推荐使用α受体阻滞药、植物制剂、非甾体抗炎镇痛药和M受体阻滞药等改善排尿症状和疼痛。

ⅢB型:推荐使用α受体阻滞剂、植物制剂、非甾体抗炎镇痛药和M受体阻滞药等治疗。

Ⅳ型:一般无需治疗。

【处方】

(一)Ⅰ型

推荐开始时经静脉应用抗生素,如广谱青霉素(如氨苄西林,口服:成年人0.25～1.0g/次,4次/日。肌内注射:0.5～1g/次,4次/日。静脉滴注:1～2g/次,必要时可用到3g/次,2～4次/日,必要时1次/4小时)、3代头孢菌素(头孢噻肟钠:一般感染,1g/次,2次/日;中度或较重感染,3～6g/日,分3次给药;极严重感染1日不超过12g,分6次给药)、氨基糖苷类(如阿米卡星霉素:肌内注射或静脉滴注,7.5mg/kg,1次/12小时,每日总量不超过1.5g,可用7～10日)或氟喹诺酮类等。待患者的发热等症状改善后,推荐使用口服药物(如左氧氟沙星,口服,100mg/次,2次/日,最多200mg/次,3次/日),疗程至少4周。症状较轻的患者也应使用抗生素2～4周。

Ⅰ型前列腺炎的抗生素治疗是必要而紧迫的。一旦得到临床诊断立即使用抗生素治疗,治疗前留取血尿标本进行细菌培养,待确定培养结果后,再选用敏感抗生素治疗。

急性细菌性前列腺炎伴尿潴留者可采用耻骨上膀胱穿刺造瘘引流尿液,也可采用细管导尿,但留置尿管时间不宜＞12 小时。伴脓肿形成者可采取经直肠超声引导下细针穿刺引流、经尿道切开前列腺脓肿引流或经会阴穿刺引流。

(二)Ⅱ型和Ⅲ型

慢性前列腺炎的临床进展性不明确,不足以威胁患者的生命和重要器官功能,并非所有患者均需治疗。慢性前列腺炎的治疗目标主要是缓解疼痛、改善排尿症状和提高生活质量,疗效评价应以症状改善为主。

1. **一般治疗** 健康教育、心理和行为辅导有积极作用。患者应戒酒,忌辛辣刺激食物;避免憋尿、久坐,注意保暖,加强体育锻炼及规律的性生活有助于改善前列腺炎患者的症状。

2. **药物治疗** 最常用的药物是抗生素、α受体阻滞药、植物制剂和非甾体抗炎镇痛药,其他药物对缓解症状也有不同程度的疗效。

(1)抗生素:目前,在治疗前列腺炎的临床实践中,最常用的一线药物是抗生素,但是只有约 5% 的慢性前列腺炎患者有明确的细菌感染。

Ⅱ型:根据细菌培养结果和药物穿透前列腺的能力选择抗生素。药物穿透前列腺的能力取决于其离子化程度、脂溶性、蛋白结合率、相对分子质量及分子结构等。推荐可供选择的抗生素有氟喹诺酮类(如环丙沙星、左氧氟沙星)、大环内酯类(阿奇霉素和克拉霉素等)、四环素类(如米诺环素等)和磺胺类(如复方磺胺甲噁唑)等药物。

前列腺炎确诊后,抗生素治疗疗程为 4~6 周,其间应对患者进行阶段性的疗效评价。疗效不满意者,可改用其他敏感抗生素。

ⅢA型:抗生素治疗大多为经验性治疗,理论基础是推测某些常规培养阴性的病原体导致了该型炎症的发生。因此,推荐先口服氟喹诺酮等抗生素 2～4 周,然后根据疗效反馈决定是否继续抗生素治疗。只在患者的临床症状确有减轻时,才建议继续应用抗生素。推荐的总疗程为 4～6 周。部分此型患者可能存在沙眼衣原体、解脲脲原体或人型支原体等细胞内病原体感染,可以口服四环素类或大环内酯类等抗生素治疗。

ⅢB型:不推荐使用抗生素治疗。

(2)α受体阻滞药:α受体阻滞药能松弛前列腺和膀胱等部位的平滑肌而改善下尿路症状和疼痛,因而成为治疗Ⅱ型/Ⅲ型前列腺炎的基本药物。

可根据患者的情况选择不同的 α 受体阻滞药。推荐使用的 α 受体阻滞药主要有:多沙唑嗪(Doxazosin)、萘哌地尔(Naftopidil)、坦索罗辛(Tamsulosin)、特拉唑嗪(Terazosin)和赛洛多辛(Silodosin)等,对照研究结果显示上述药物对患者的排尿症状、疼痛及生活质量指数等有不同程度的改善。萘哌地尔对改善勃起功能有益(LE:1b)。治疗中应注意该类药物导致的眩晕和体位性低血压等不良反应。研究提示,α受体阻滞药可能对未治疗过或新诊断的前列腺炎患者疗效优于慢性、难治性患者,较长程(12～24 周)治疗效果可能优予较短程治疗。

α受体阻滞药的疗程至少应在 12 周以上。α受体阻滞药可与抗生素合用治疗Ⅲ A 型前列腺炎,合用疗程应在 6 周以上。

(3)植物制剂:推荐植物制剂为Ⅱ型和Ⅲ型前列腺炎的治疗药物(LE:1a)。植物制剂主要指花粉类制剂与植物提取物,其药理作用较为广泛,如非特异性抗炎、抗水肿、促进膀胱逼尿肌收缩与尿道平滑肌松弛等作用。

推荐使用的植物制剂有:普适泰、沙巴棕及其浸膏等。由于品种较多,其用法用量需依据患者的具体病情而定,通常疗程以月为单位。不良反应较小。

（4）M 受体阻滞药：对伴有膀胱过度活动症（overactive blad-der,OAB）的表现如尿急、尿频和夜尿但无尿路梗阻的前列腺炎患者，可以使用 M 受体阻滞药（如托特罗定等）治疗。

（5）抗抑郁药及抗焦虑药：对合并抑郁、焦虑等心境障碍的慢性前列腺炎患者，在治疗前列腺炎的同时，可选择使用抗抑郁药及抗焦虑药治疗。这些药物既可以改善患者心境障碍症状，还可缓解排尿异常与疼痛等躯体症状。应用时必须注意这些药物的处方规定和药物不良反应。可选择的抗抑郁药及抗焦虑药主要有选择性 5-羟色胺再摄取抑制药、三环类抗抑郁药和苯二氮䓬等药物。

（6）中医中药：推荐按照中医药学会或中西医结合学会有关规范进行前列腺炎的中医中药治疗。

3. 其他治疗

（1）前列腺按摩：前列腺按摩是传统的治疗方法之一，研究显示适当的前列腺按摩可促进前列腺腺管排空并增加局部的药物浓度，进而缓解慢性前列腺炎患者的症状，故推荐为Ⅲ型前列腺炎的辅助疗法。联合其他治疗可有效缩短病程。Ⅰ型前列腺炎患者禁用。

（2）生物反馈治疗：研究表明慢性前列腺炎患者存在盆底肌的协同失调或尿道外括约肌的紧张。生物反馈合并电刺激治疗可使盆底肌松弛，并使之趋于协调，同时松弛外括约肌，从而缓解慢性前列腺炎的会阴部不适及排尿症状（LE:2b）。生物反馈治疗要求患者通过生物反馈治疗仪主动参与治疗。该疗法无创伤，为可选择性治疗方法。

（3）热疗：主要利用多种物理手段所产生的热效应，增加前列腺组织血液循环，加速新陈代谢，有利于抗炎和消除组织水肿，缓解盆底肌肉痉挛等。有经尿道、直肠及会阴途径，应用微波、射频、激光等物理手段进行热疗的报道。短期内虽有一定的缓解症状作用,但尚缺乏长期的随访资料(LE:3)。对于未婚及未生育者不推荐使用。

(4)经会阴体外冲击波治疗:初步研究显示体外冲击波治疗对Ⅲ型前列腺炎的症状缓解有一定的作用(LE:1b),有待进一步验证。

(5)前列腺注射治疗/经尿道前列腺灌注治疗:尚缺乏循证医学证据证实其疗效与安全性。

(6)心理治疗:心理干预可能有助于部分患者缓解症状。

(7)手术治疗:经尿道膀胱颈切开术、经尿道前列腺切除术等手术对于慢性前列腺炎很难起到治疗作用,仅在合并前列腺相关疾病有手术适应证时选择上述手术(LE:3)。

(三)Ⅳ型

一般无需治疗。如患者合并血清 PSA 升高或不育症等,应注意鉴别诊断并进行相应治疗。

【注意事项】

1. 患者应自我进行心理疏导。

2. 保持开朗乐观的生活态度,应戒酒,忌辛辣刺激食物;避免憋尿、久坐及长时间骑车、骑马,注意保暖。

3. 加强体育锻炼。

第三节 良性前列腺增生

【概述】

良性前列腺增生(BPH)是引起中老年男性排尿障碍原因中最为常见的一种良性疾病。主要表现为组织学上的前列腺间质和腺体成分的增生、解剖学上的前列腺增大(BPE)、下尿路症状(LUTS)为主的临床症状及尿动力学上的膀胱出口梗阻(BOO)。

BPH 的发生必须具备年龄的增长及有功能的睾丸两个重要

条件。

前列腺分为外周带、中央带、移行带和尿道周围腺体区。所有 BPH 结节发生于移行带和尿道周围腺体区。早期尿道周围腺体区的结节完全为间质成分,而早期移行带结节则主要表现为腺体组织的增生,并有间质数量的相对减少。间质组织中的平滑肌也是构成前列腺的重要成分,这些平滑肌及前列腺尿道周围组织受肾上腺素能神经、胆碱能神经或其他酶类递质神经支配,其中以肾上腺素能神经起主要作用。在前列腺和膀胱颈部有丰富的 α 受体,尤其是 α_1 受体,激活这种肾上腺素能受体可以明显提高前列腺尿道阻力。

前列腺的解剖包膜和下尿路症状密切相关。由于有该包膜的存在,增生的腺体受压而向尿道和膀胱膨出从而加重尿路梗阻。前列腺增生后,增生的结节将腺体的其余部分压迫形成"外科包膜",两者有明显分界。增生部分经手术摘除后,遗留下受压腺体,故术后直肠指诊及影像学检查仍可以探及前列腺腺体。

1. 临床表现 BPH 引起的下尿路症状主要表现为储尿期症状、排尿期症状、排尿后症状及相关合并症。各种症状可先后出现或在整个病程中进行性发展。部分患者可以出现膀胱过度活动症(OAB)的表现,即一种以尿急症状为特征的症候群,常伴有尿频和夜尿症状,可伴或不伴有急迫性尿失禁。夜尿即夜间尿频,指夜间排尿次数≥2 次。夜尿可以由多种原因引起,如 BPH、OAB 等。夜尿应该和夜间多尿进行区分。BPH 的诊断需要根据症状、体格检查尤其是直肠指诊、影像学检查、尿动力学检查及内镜检查等综合判断。BPH 的治疗主要包括观察等待、药物治疗及外科治疗。治疗目的是为改善患者的生活质量同时保护肾功能。具体治疗方法的选择应根据患者症状的轻重,结合各项辅助检查、当地医疗条件及患者的依从性等综合考虑。

2. 血清 PSA 血清 PSA 是 BPH 临床进展的风险预测因素

之一。

3. 前列腺体积　前列腺体积是 BPH 临床进展的另一风险预测因素,前列腺体积可预测 BPH 患者发生急性尿潴留的危险性和需要手术的可能性。

4. 最大尿流率　最大尿流率可预测 BPH 患者发生急性尿潴留的风险及临床进展的可能性。

5. 残余尿量　残余尿量可预测 BPH 的临床进展。

6. 症状评分　症状评分在预测 BPH 临床进展也有一定的价值,I-PSS>7 分的 BPH 患者发生急性尿潴留的风险是 I-PSS<7 分者的 4 倍。对于无急性尿潴留病史的 BPH 患者,储尿期症状评分及总的症状评分均有助于预测 BPH 患者接受手术治疗的风险。

7. 组织学炎症　组织学炎症也是 BPH 临床进展的危险因素。在 BPH 的患者中普遍存在组织学炎症。MTOPS 研究发现安慰剂组中发生急性尿潴留的 BPH 患者均具有组织学炎症。REDUCE 研究显示伴有组织学炎症的 BPH 患者的 I-PSS 评分显著升高。国内研究显示 BPH 患者组织学炎症的程度与血清 PSA 水平密切相关。

此外,长期高血压(尤其是高舒张压)、前列腺移行带体积及移行带指数也可能与 BPH 的临床进展有关。尽管研究表明有多种因素可以预测 BPH 的临床进展,但目前得到多数研究支持、预测 BPH 临床进展的指标是年龄、PSA 及前列腺体积等。随着对 BPH 临床进展性的危险因素研究的日益完善,将使筛选出具有临床进展风险的 BPH 患者成为可能,以便适时进行临床干预。

【诊断要点】

以下尿路症状为主诉就诊的 50 岁以上男性患者,首先应该考虑 BPH 的可能。为明确诊断,需做以下临床评估。

1. 病史询问

(1)下尿路症状的特点、持续时间及其伴随症状。

(2)手术史、外伤史,尤其是盆腔手术或外伤史。

(3)既往史和性传播疾病、糖尿病、神经系统疾病。

(4)药物史,可了解患者目前或近期是否服用了影响膀胱出口功能的药物。

(5)患者的一般状况。

(6)国际前列腺症状评分(I-PSS,表 5-3)

I-PSS 评分标准是目前国际公认的判断 BPH 患者症状严重程度的最佳手段。

I-PSS 评分是 BPH 患者下尿路症状严重程度的主观反映,它与最大尿流率、残余尿量及前列腺体积无明显相关性。

I-PSS 评分患者分类如下(总分 0～35 分)。

轻度症状:0～7 分

中度症状:8～19 分

重度症状:20～35 分

(7)生活质量评分(QOL):QOL 评分(0～6 分)是了解患者对其目前下尿路症状水平伴随其一生的主观感受,其主要关心的是 BPH 患者受下尿路症状困扰的程度及是否能够忍受。因此,又叫困扰评分(表 5-4)。

以上两种评分尽管不能完全概括下尿路症状对 BPH 患者生活质量的影响,但是它们提供了医生与患者之间交流的平台,能够使医生很好地了解患者的疾病状态。

表 5-3　国际前列腺症状 (I-PSS) 评分表

在最近1个月内,是否有以下症状	无	在 5 次中					症状评分
		少于 1 次	少于半数	大约半数	多于半数	几乎每次	
①是否经常有尿不尽感	0	1	2	3	4	5	
②两次排尿间隔是否经常＜2 小时	0	1	2	3	4	5	
③是否曾经有间断性排尿	0	1	2	3	4	5	
④是否有排尿不能等待现象	0	1	2	3	4	5	
⑤是否有尿线变细现象	0	1	2	3	4	5	
⑥是否需要用力及使劲才能开始排尿	0	1	2	3	4	5	
⑦从入睡到早起一般需要起来排尿几次	没有	1 次	2 次	3 次	4 次	5 次	
	0	1	2	3	4	5	症状总评分＝

表5-4 生活质量指数(QOL)评分表

	高兴	满意	大致满意	还可以	不太满意	苦恼	很糟
如果在今后的生活中始终伴有现在的排尿症状,您认为如何	0	1	2	3	4	5	6
生活质量评分(QOL)=							

2. 体格检查

(1)外生殖器检查:除外尿道外口狭窄或畸形所致的排尿障碍。

(2)直肠指诊(digital rectal examination):下尿路症状患者行直肠指诊非常重要,需在膀胱排空后进行。直肠指诊可以了解前列腺的大小、形态、质地、有无结节及压痛、中央沟是否变浅或消失及肛门括约肌张力情况。直肠指诊对前列腺体积的判断不够精确,目前经腹超声或经直肠超声检查可以更精确描述前列腺的形态和体积。

直肠指诊还可以了解是否存在前列腺癌。国外学者临床研究证实,直肠指诊怀疑有异常的患者最后确诊为前列腺癌的有 $26\%\sim34\%$。而且其阳性率随着年龄的增加呈上升趋势。

(3)局部神经系统检查(包括运动和感觉)。

3. 尿常规 尿常规可以确定下尿路症状患者是否有血尿、蛋白尿、脓尿及尿糖等。

4. 血清 PSA 前列腺癌、BPH、前列腺炎都可能使血清 PSA 升高。因此,血清 PSA 不是前列腺癌特有的。另外,泌尿系感染、前列腺穿刺、急性尿潴留、留置导尿、直肠指诊及前列腺按摩也可以影响血清 PSA 值。

血清 PSA 与年龄和种族有密切关系。一般 40 岁以后血清

PSA 会升高,不同种族的人群 PSA 水平也不相同。血清 PSA 值和前列腺体积相关,但血清 PSA 与 BPH 的相关性为 0.30ng/ml,与前列腺癌为 3.5ng/ml。血清 PSA 升高可以作为前列腺癌穿刺活检的指征。一般临床将 PSA≥4ng/ml 作为分界点。血清 PSA 作为一项危险因素可以预测 BPH 的临床进展,从而指导治疗方法的选择。

5. 超声检查 超声检查可以了解前列腺形态、大小、有无异常回声、突入膀胱的程度,以及残余尿量。经直肠超声(TRUS)还可以精确测定前列腺体积(计算公式为 0.52×前后径×左右径×上下径)。另外,经腹部超声检查可以了解泌尿系统(肾、输尿管)有无积水、扩张、结石或占位性病变。

6. 尿流率检查 尿流率有两项主要指标(参数):最大尿流率(Qmax)和平均尿流率(Qave),其中最大尿流率更为重要。但是最大尿流率降低不能区分梗阻和逼尿肌收缩力降低,必要时行尿动力学等检查。最大尿流率存在个体差异和容量依赖性。因此,尿量在 150~200ml 时进行检查较为准确,必要时可重复检查。

7. 根据初始评估结果需要的进一步检查

(1)排尿日记:如以夜尿为主的下尿路症状患者排尿日记很有价值,记录 24 小时排尿日记有助于鉴别夜间多尿和饮水过量。

(2)血肌酐:由于 BPH 导致的膀胱出口梗阻可以引起肾功能损害、血肌酐升高。MTOPS 的研究数据认为如果排空正常的情况下可以不必检测血肌酐,因为由于 BPH 所致的肾功能损害在血肌酐升高时已经有许多其他的变化,如肾积水、输尿管扩张反流等,而这些可以通过超声检查及静脉肾盂造影检查得到明确的结果。仅在已经发生上述病变,怀疑肾功能不全时建议选择此检查。

(3)静脉尿路造影:如果下尿路症状患者同时伴有反复泌尿系统感染、镜下或肉眼血尿、怀疑肾积水或者输尿管扩张反流、泌尿系统结石时应行静脉尿路造影检查。应该注意,当患者造影剂过敏或者肾功能不全时禁止行静脉尿路造影检查。

（4）尿道造影：怀疑尿道狭窄时建议此项检查。

（5）尿动力学检查：尿动力学检查是区分膀胱出口梗阻和膀胱逼尿肌无力的有效方法，有以下情况如多次尿流率检查尿量在150ml 以下；残余尿量＞300ml；盆腔外科手术后；BPH 侵袭性治疗效果欠佳者，可以选择尿动力学检查。结合其他相关检查，除外神经系统病变或糖尿病所致神经源性膀胱的可能。

（6）尿道膀胱镜：怀疑 BPH 患者合并尿道狭窄、膀胱内占位性病变时建议行此项检查。

通过尿道膀胱镜检查可了解以下情况：①前列腺增大所致的尿道或膀胱颈梗阻特点；②膀胱颈后唇抬高所致的梗阻；③膀胱小梁及憩室的形成；④膀胱结石；⑤残余尿量测定；⑥膀胱肿瘤；⑦尿道狭窄的部位和程度。

【治疗要点】

下尿路症状是 BPH 患者的主观感受，最为患者本人所重视。由于患者的耐受程度不同，下尿路症状及其所致生活质量的下降是患者寻求治疗的主要原因。因此，下尿路症状及生活质量的下降程度是治疗措施选择的重要依据。应充分了解患者的意愿，向患者交代包括观察等待、药物治疗、外科治疗的各种治疗方法的疗效与不良反应。

【处方】

（一）观察等待

观察等待是一种非药物、非手术的治疗措施，包括患者教育、生活方式指导、随访等。因为 BPH 是前列腺组织学一种进行性的良性增生过程，其发展过程较难预测，经过长时间的随访，BPH 患者中只有少数可能出现尿潴留、肾功能不全、膀胱结石等并发症。因此，对于大多数 BPH 患者来说，观察等待可以是一种合适的处理方式，特别是患者生活质量尚未受到下尿路症状明显影响的时候。

1. 推荐意见　轻度下尿路症状(I-PSS 评分≤7)的患者,以及中度以上症状(I-PSS 评分≥8)同时生活质量尚未受到明显影响的患者可以采用观察等待。

接受观察等待之前,患者应进行全面检查(初始评估的各项内容)以除外各种 BPH 相关合并症。

2. 观察等待的内容

(1)患者教育:应该向接受观察等待的患者提供 BPH 疾病相关知识,包括下尿路症状和 BPH 的临床进展,特别应该让患者了解观察等待的效果和预后。同时还应该提供前列腺癌的相关知识。BPH 患者通常更关注前列腺癌发生的危险,研究结果显示有下尿路症状人群中前列腺癌的检出率与无症状的同龄人群无差别。

(2)生活方式的指导:适当限制饮水可以缓解尿频症状,例如夜间和出席公共社交场合时限水。但每日水的摄入不应＜1500ml。酒精和咖啡具有利尿和刺激作用,可以引起尿量增多、尿频、尿急等症状。因此,应适当限制酒精类和含咖啡因类饮料的摄入。指导排空膀胱的技巧,如重复排尿等。精神放松训练,把注意力从排尿的欲望中转移开。膀胱训练,鼓励患者适当憋尿,以增加膀胱容量和排尿间歇时间。

合并用药的指导。BPH 患者常因为合并其他全身性疾病同时使用多种药物,应了解和评价患者这些合并用药的情况,必要时在其他专科医师的指导下进行调整以减少合并用药对泌尿系统的影响。治疗同时存在的便秘。

(二)药物治疗

BPH 患者药物治疗的短期目标是缓解患者的下尿路症状,长期目标是延缓疾病的临床进展,预防合并症的发生。在减少药物治疗不良反应的同时保持患者较高的生活质量是 BPH 药物治疗的总体目标。

1. α受体阻滞药　根据尿路选择性可将 α-受体阻滞药分为非选择性 α 受体阻滞药和选择性 $α_1$ 受体阻滞药。

(1)非选择性 α 受体阻滞药。酚苄明(Phenoxybenzamine)：口服，10mg/次，2 次/日，冠状动脉功能不全、肾功能不全及脑血管疾病患者慎用。

(2)选择性 α_1 受体阻滞药。哌唑嗪(Prazosin)：口服，每次 3～7.5mg，1 日 3 次；特拉唑嗪(Terazosin)：治疗前列腺增生，一般每日 1～5mg。服药后少数人可有乏力、视物模糊、头晕、鼻塞、恶心、肢端水肿、心悸和嗜睡等。驾驶员及孕妇、哺乳期妇女慎用，应注意可致体位性低血压。

(3)高选择性 α_1 受体阻滞药

坦索罗辛(Tamsulosin)-$\alpha_1 A > \alpha_1 D$：口服，0.2mg/次，1～2 次/日，一般无严重不良反应，偶可出现头晕及蹒跚感，多可自愈。极少数人偶可出现皮疹，需停药。少数人有胃肠道不适，饭后服药多可避免。对本品有过敏史者禁用。

萘哌地尔(Naftopidil)-$\alpha_1 D > \alpha_1 A$：口服，通常成年人初始用量为 1 次 25mg(1 片)，1 日 1 次，于睡前服用，剂量可随临床疗效做适当调整，每日最大剂量不得超过 75mg(3 片)，高龄患者应从低剂量(12.5mg/d)开始用药，同时注意监护。主要不良反应为出现头痛、头晕、耳鸣、便秘、水肿、发冷等。

2. 5α-还原酶抑制药 作用机制：5α-还原酶抑制药通过抑制体内睾酮向双氢睾酮的转变，进而降低前列腺内双氢睾酮的含量，达到缩小前列腺体积、改善排尿困难的治疗目的。

目前在我国国内应用的 5α-还原酶抑制药有以下几种。

(1)非那雄胺：口服，5mg/次，1 次/日，6 个月为 1 个疗程。饭前、饭后均可服用。妇女、儿童和对本品过敏者禁用。

(2)度他雄胺：口服，每次 1 粒(0.5mg)，每日 1 次。对度他雄胺、其他 5α-还原酶抑制药或任何辅料过敏者，重度肝功能损害者禁用。

(3)依立雄胺：口服，每次 5mg，每日 2 次，疗程 4 个月。对本品组分过敏者禁用，本品不适用于妇女和儿童。

非那雄胺和依立雄胺为Ⅱ型5α-还原酶抑制药,度他雄胺为Ⅰ型和Ⅱ型5α-还原酶的双重抑制药。

3. **联合治疗** 联合治疗是指联合应用α受体阻滞药和5α-还原酶抑制药治疗BPH。

4. **植物制剂** 植物制剂(phytotherapeutic agents)如普适泰等适用于BPH及相关下尿路症状的治疗。有研究结果提示其疗效和5α-还原酶抑制药及α受体阻滞药相当且没有明显不良反应。但是植物制剂的作用机制复杂,难以判断具体成分生物活性和疗效的相关性。以循证医学原理为基础的大规模随机对照的临床研究对进一步推动植物制剂在BPH治疗中的临床应用有着积极的意义。

5. **药物治疗的个体化原则** BPH药物治疗应针对患者的症状、进展风险及治疗反应等因素,在药物剂量、疗程、联合用药等方面考虑个体化治疗。

(三)外科治疗

1. **外科治疗适应证** 重度BPH的下尿路症状已明显影响患者生活质量时可选择外科治疗,尤其是药物治疗效果不佳或拒绝接受药物治疗的患者,可以考虑外科治疗。

当BPH导致以下并发症时,建议采用外科治疗:①反复尿潴留(至少在一次拔管后不能排尿或两次尿潴留);②反复血尿,5α-还原酶抑制药治疗无效;③反复泌尿系统感染;④膀胱结石;⑤继发性上尿路积水(伴或不伴肾功能损害)。

BPH患者合并膀胱大憩室、腹股沟疝、严重的痔疮或脱肛,临床判断不解除下尿路梗阻难以达到治疗效果者,应当考虑外科治疗。

残余尿量的测定对BPH所致下尿路梗阻程度具有一定的参考价值,但因其重复测量的不稳定性、个体间的差异及不能鉴别下尿路梗阻和膀胱收缩无力等因素,目前认为不能确定可以作为手术指征的残余尿量上限。但如果残余尿量明显增多以致充溢性尿失禁的 BPH 患者应当考虑外科治疗。

2. **外科治疗方式** BPH 的外科治疗包括一般手术治疗、激光治疗及其他治疗方式。BPH 治疗效果主要反映在患者主观症状(如 I-PSS 评分)和客观指标(如最大尿流率)的改变。治疗方法的评价则应考虑治疗效果、并发症及社会经济条件等综合因素。

(1)一般手术:经典的外科手术方法有经尿道前列腺电切术(TURP)、经尿道前列腺剜除术(TUERP)、经尿道前列腺切开术(TUIP)及开放性前列腺摘除术。目前 TURP 仍是 BPH 治疗的"金标准"。各种外科手术方法的治疗效果与 TURP 接近或相似,但适用范围和并发症有所差别。作为 TURP 或 TUIP 的替代治疗手段,经尿道前列腺电汽化术(TUVP)和经尿道前列腺等离子双极电切术(TUPKP)目前也应用于外科治疗。所有上述各种治疗手段均能够改善 BPH 患者 70%以上的下尿路症状。

1)TURP:主要适用于治疗前列腺体积在 80ml 以下的 BPH 患者,技术熟练的术者可适当放宽对前列腺体积的限制。因冲洗液吸收过多导致的血容量扩张及稀释性低钠血症(经尿道电切综合征,TURS)发生率约 2%,危险因素有术中出血多、手术时间长和前列腺体积大等。TURP 手术时间延长,经尿道电切综合征的发生风险明显增加。需要输血的概率为 2%~5%。术后各种并发症的发生率:尿失禁为 1%~2.2%,逆行射精为 65%~70%,膀胱颈挛缩约 4%。尿道狭窄约 3.8%。

2)TUIP:适用于前列腺重量小于 30g,且无中叶增生的患者。TUIP 治疗后患者下尿路症状的改善程度与 TURP 相似。与 TURP 相比,并发症更少,出血及需要输血的危险性降低,逆行射精发生率低、手术时间及住院时间缩短。但远期复发率较 TURP 高。

3)开放性前列腺摘除术:主要适用于前列腺体积>80ml 的患者,特别是合并膀胱结石或合并膀胱憩室需一并手术者。常用术式有耻骨上前列腺摘除术和耻骨后前列腺摘除术。需要输血的概率高于 TURP。术后各种并发症的发生率：尿失禁约 1%，逆行射精约 80%，膀胱颈挛缩约 1.8%，尿道狭窄约 2.6%。对勃起功能的影响可能与手术无关。

4）TUVP：适用于凝血功能较差的和前列腺体积较小的 BPH 患者。是 TUIP 或 TURP 的另外一种选择，与 TURP 比较止血效果更好。远期并发症与 TURP 相似。

5）TUPKP：是使用等离子双极电切系统，并以与单极 TURP 相似的方式进行经尿道前列腺切除手术。采用生理盐水为术中冲洗液。术中出血及 TURS 发生减少。

（2）激光治疗：激光在 BPH 治疗中的应用逐渐增多。目前常用的激光类型有钬激光（Ho：YAG）、绿激光（KTP：YAG 或 LBO：YAG）、铥激光（Tm：YAG）。激光的治疗作用与其波长的组织学效应和功率有关，可对前列腺进行剜除、汽化、切割等。

1）钬激光：波长 2140nm，组织凝固深度 0.5～1mm，可以进行组织汽化和切割。钬激光前列腺剜除术（Holmium Laser Enucleation of the prostate，HoLEP）切除范围理论上与开放手术相同，疗效和远期并发症与 TURP 相当。在粉碎切除组织时应避免膀胱损伤。HoLEP 的学习曲线较长。

2）绿激光：波长 532nm，组织凝固深度约 1mm，用于汽化前列腺，又称光选择性前列腺汽化术（photoselective vaporization of the prostate，PVP）。PVP 适合中小体积的 BPH 患者，术后近期疗效与 TURP 相当。PVP 术后不能提供病理标本。

3）铥激光：波长 2013nm，又称 $2\mu m$ 激光，主要用于对前列腺进行汽化切割。短期疗效与 TURP 相当。

（3）其他治疗

1）经尿道微波热疗：可缓解部分 BPH 患者的尿流率和下尿路症状。适用于药物治疗无效（或不愿意长期服药）而又不愿意接受手术的患者，以及伴反复尿潴留而又不能接受外科手术的高危患者。

2)前列腺支架：是通过内镜放置在前列腺部尿道的金属(或聚亚氨脂)装置。可以缓解 BPH 所致下尿路症状。仅适用于伴反复尿潴留又不能接受外科手术的高危患者,作为导尿的一种替代治疗方法。常见并发症有支架移位、钙化、支架闭塞、感染、慢性疼痛等。

经尿道前列腺气囊扩张尚有一定的应用范围。目前尚无明确证据支持高能聚焦超声、前列腺酒精注射的化学消融治疗作为 BPH 治疗的有效选择。

(四)BPH 患者尿潴留的处理

1. **急性尿潴留**　BPH 患者发生急性尿潴留时,应及时引流尿液。首置入导尿管,置入失败者可行耻骨上膀胱造瘘。一般留置导尿管 3~7 日,如同时服用 α 受体阻滞药,可提高拔管成功率。拔管成功者,可继续接受 BPH 药物治疗。拔管后再次发生尿潴留者,应择期进行外科治疗。

2. **慢性尿潴留**　BPH 长期膀胱出口梗阻、慢性尿潴留可导致输尿管扩张、肾积水及肾功能损害。如肾功能正常,可行手术治疗;如出现肾功能不全,应先行引流膀胱尿液,待肾功能恢复到正常或接近正常,病情平稳,全身状况明显改善后再择期手术。

【护理处方】

1. 术前护理

(1)预防泌尿系统感染:鼓励患者多饮水,注意个人卫生,勤换衣裤。多数病人因尿频、排尿困难而害怕喝水,向病人讲明饮水意义,并注意记录病人排尿情况。若出现排尿困难,膀胱区憋胀,有尿不能完全排出,应通知医生给予留置导尿管或膀胱造瘘术,同时口服抗生素。

(2)了解病人心肺功能:病人多为老年人,应防止心脏意外。

(3)了解病人排便情况:习惯性便秘病人可口服缓泻药物,保持排便通畅。

2. 术后护理

(1)观察出血情况:术后给予持续膀胱冲洗。护士应密切观察尿管颜色,冲洗速度依据引流液的颜色调节,颜色变浅红,冲洗速度可调慢;变为尿色,可遵医嘱停止冲洗。如为鲜红色,混有泡沫提示手术创面大量渗血可能,立即通知医生,重新固定尿管,达到牵拉止血作用,同时,调快冲洗速度,保持尿管通畅,避免血块堵塞。当创面大量渗血,血压下降,脉搏增快,应给予止血和输血治疗,必要时手术止血。

(2)观察冲洗液有无外渗现象:术后除观察尿液颜色外,还要密切观察有无腹部膨隆。如病人出现腹部张力增加,烦躁不安,叩诊为浊音,提示有前列腺包膜受损的可能,及时通知医生,停止冲洗或手术放置耻骨后引流管,防止大量冲洗液被机体吸收,造成水中毒。

(3)饮食:术后第1日,进半流食,以易消化食物为宜,多吃水果、蔬菜,并嘱病人大量饮水,3000ml/d 左右,使尿液排出增加,起到自然冲洗的目的,也可防止便秘。

(4)防止静脉血栓的形成:鼓励病人适当活动,防止下肢静脉血栓及肺栓塞的发生。卧床期间,指导病人侧身活动,下肢屈腿运动。停止膀胱冲洗后,协助病人离床活动,注意观察病人有无呼吸困难等肺栓塞症状。

(5)膀胱痉挛的护理:部分病人手术后,可出现膀胱痉挛,表现为膀胱区明显压痛,冲洗可自行停止或速度减慢,尿管暂无液体流出或出血加重。可放出气囊内部分液体,均能减轻病人症状。并注意尿道口有无溢血、溢液,如污染床单,应重新更换。

(6)防止继发出血:腹压增高是导致继发出血的主要原因。手术后粪便干燥、咳嗽等均可导致腹压增高,应积极防治。除饮食指导外,必要时可用缓泻药或提前服用缓泻药,保持排便通畅。病人咳嗽应及时对症处理。

（7）尿失禁病人的护理：拔除尿管后，病人发生一过性尿失禁，一般几日到 1 个月可自行恢复。个别病人尿失禁时间较长，可指导病人进行缩肛训练，并配合药物治疗，一般 6 个月到 1 年可恢复正常。

（8）健康指导：术后 3 个月内不能骑自行车，禁止提重物，保持排便通畅。

【注意事项】

1. 改变生活嗜好：避免减少咖啡因、酒精、辛辣食物的摄入。合理液体摄入：适当限制饮水，但每日水的摄入不应＜1500ml。优化排尿习惯：伴有尿不尽症状的患者可以采用放松排尿、二次排尿和尿后尿道挤压等。精神放松训练：分散尿意感觉，把注意力从排尿的欲望中转移出来，如挤捏阴茎、呼吸练习和会阴加压等。膀胱训练：伴有尿频症状的患者可以鼓励患者适当憋尿，以增加膀胱容量和排尿间歇时间。

2. 加强生活护理：对肢体或智力有缺陷的患者提供必要的生活辅助，伴有便秘者应同时治疗。合并用药指导：避免应用充血性药物和抗组胺药物，前者可以使前列腺充血，增加尿道阻力，后者可以阻滞乙酰胆碱活性，使膀胱逼尿肌松弛，收缩力减弱，增加排尿困难。

3. 定期监测：是接受观察等待 BPH 患者的重要临床过程。观察等待开始后第 6 个月进行第一次监测，以后每年进行一次。监测内容为初始评估的各项内容，其中前列腺体积和血清 PSA 可以预测 BPH 患者症状、尿流率、急性尿潴留和手术介入的自然病程。α 受体阻滞药开始服药后 1 个月内应关注药物的不良反应，5α 还原酶抑制药应特别关注 PSA 的变化及对性功能的影响。

4. 雌激素对心血管不良反应较大，不宜长期使用。如有尿路感染、残余尿量较多或有肾膀胱造瘘引流尿液，应先抗感染治疗。待症状明显缓解或恢复后再择期手术。手术疗效肯定，但有一定的不良反应及并发症。

　　5. 肾积水、肾功能不全时,易先留置导尿管或膀胱造瘘。

　　6. 术前口服阿司匹林的,需提前 1 周停药。

　　7. 手术要特别注意尿失禁。

第6章

阴茎疾病

第一节　勃起功能障碍

【概述】

勃起功能障碍是阴茎持续（至少 6 个月）无法达到和维持足够的勃起以获得满意的性交全过程，亦称为阳痿，勃起功能障碍是中老年男性最常见的性功能障碍，与身心健康密切相关。勃起功能障碍对两性的亲密关系、生活质量及男性的自尊均会造成较大的影响，也可能是心脑血管疾病的预警信号。

【诊断要点】

1. 性生活史：勃起功能障碍的诊断主要是患者的主诉，但多数患者难以启齿。性生活史应仔细询问勃起功能障碍的起病情况，病程，进展及严重程度，夜间及晨起勃起情况，自我刺激及视听刺激有无勃起。

2. 性欲如何。

3. 勃起硬度及勃起时间。

4. 射精是否存在异常。

5. 有无性高潮。

6. 性交引起的生殖器疼痛等。

7. 既往史：心脑血管疾病，肝肾功能障碍，神经系统疾病，抑郁，焦虑，内分泌系统疾病，阴茎硬结症等。

8. 手术史和创伤:神经系统损伤,骨盆损伤,前列腺手术史。

9. 药物及不良嗜好:抗高血压药,降血糖药,三环类抗抑郁药,吸烟,酗酒,滥用麻醉药。

10. 体格检查:血压,营养状况,第二性征发育情况,重点检查外生殖器。

11. 实验室检查:血常规、血糖、糖化血红蛋白、血脂等,激素水平的测定,血浆睾酮的测定等。

12. 特别检查:夜间阴茎勃起测定,听视觉测定,血管活性药物诱发药物试验,彩色多普勒超声检查,勃起神经检查,阴茎海绵体活体组织检查。

【治疗要点】

首先治疗勃起功能障碍的危险因素,积极治疗原发病。药物治疗是首选治疗,血管活性药物海绵体注射,负压吸引装置治疗。手术治疗有阴茎血管重建术:适用于动脉性勃起功能障碍。可膨胀性阴茎假体植入术:其他治疗方法无效的器质性勃起功能障碍。

【处方】

1. 罂粟碱、酚妥拉明、前列腺素 E_1 容易发生异常勃起,应慎用。

2. 育享宾(萎必治)2mg,每日 3 次,逐渐增量到 6mg,每日 3 次,共用 4～6 周。

3. 绒毛膜促性腺激素 1000～2000U,每周 2 次,肌内注射,8 周为 1 个疗程,可重复 2～3 个疗程。

4. 甲基睾酮,每日 10～30mg,每日 2～3 次,用 4～6 周。

5. 丙酸睾酮,每次 25～50mg,肌内注射,每日或隔日 1 次,用 2～4 周。

6. 十一酸睾酮,起始量 40mg,每天 3～4 次,连服 2 周后,改用维持量 40mg,每天 1～3 次。

7. 万艾可(西地那非),开始剂量 50mg,根据有效性和耐受性可增至 100mg 或降到 25mg。

8. 艾力达(伐地那非)10～20mg,性交前 25～60 分钟口服。

【注意事项】

1. 海绵体注射要注意海绵体纤维化。

2. 西地那非、伐地那非,应用硝酸甘油类扩张血管药物的患者禁用。

第二节　阴茎纤维海绵体炎

【概述】

阴茎纤维海绵体炎是一种发生于阴茎白膜而病因不明的炎症性疾病,可能与阴茎外伤、炎症、自身免疫性反应、维生素缺乏和内分泌等因素有关。其特征为发展隐匿的阴茎海绵体的质硬斑块,病变局限,一般无疼痛感。主要病理表现为局部正常的弹力结缔组织被玻璃样变性或纤维瘢痕代替,长期发展可钙化或骨化。

【诊断要点】

1. 该病多发于中年人。常因阴茎背侧无痛性结节或勃起时疼痛或弯曲变形而就诊。

2. 检查时,阴茎背侧冠状沟后方可触及一个或数个结节或条索,质地硬如软骨,无或轻度压痛。阴茎勃起时疼痛、弯曲变形或斑块远端勃起不坚,重者影响性生活,甚至发生勃起功能障碍。

3. 病变钙化或骨化后 X 线片可见阴影,阴茎海绵体造影和 B 超检查有助于诊断。

4. 该病应与阴茎骨化、阴茎癌、阴茎结核和先天性阴茎弯曲鉴别。

【治疗要点】

该病有自愈倾向,极少数病人无需治疗即可痊愈或症状缓解,但多数需积极治疗。

【处方】

1. **药物治疗** 口服维生素 E,每日 100～300mg,连续服用 3 个月以上。局部注射类固醇药物如氢化可的松、地塞米松和泼尼松(强的松)龙等。醋酸氢化可的松 25mg＋1%普鲁卡因 1ml 直接注入病变局部,每周 1 次或在局部麻醉下将泼尼松(强的松)龙 5mg 注入硬结,每周 1 次,6～7 次为 1 个疗程。

2. **放射治疗** X 线、镭和钴-60 局部放疗能够使部分患者的硬结缩小或消失。

3. **手术治疗** 当勃起时阴茎弯曲变形持续 1 年以上或斑块钙化,需手术治疗。手术方法一般为切除斑块,缺损处填补真皮、静脉壁或涤纶补片等。

【注意事项】

术后出血。阴茎头感觉降低、复发、勃起功能障碍等。

第三节 阴茎异常勃起

【概述】

阴茎异常勃起指无性兴奋和性欲要求的情况下,阴茎发生持续性的痛性勃起。分为原发性和继发性两类。原发性阴茎异常勃起原因尚不清楚,约占 30%。继发性阴茎异常勃起往往能发现诱发的因素,如白血病、贫血、红细胞增多症、原发性血小板增多症、多发性骨髓瘤、神经系统病变、肿瘤转移、血液透析、前列腺炎、尿道炎、尿道结石、会阴部损伤、用于诊断和治疗勃起功能障碍的血管活性药物、抗高血压药物及抗凝血药等。

【诊断要点】

(一)临床表现

1. 发病突然,阴茎海绵体明显胀大和坚硬,勃起持续数小时或数日,伴有阴茎、腰部及骨盆部疼痛。阴茎海绵体坚硬、充血、压痛。多数病人不累及尿道海绵体和阴茎头,故尿道海绵体和阴茎头仍然较为松软。

2. 根据阴茎血流量的不同,将其分为高血流量(非缺血型)和低血流量(缺血型)两种类型。低血流量型阴茎异常勃起最常见,表现为动脉灌注及静脉回流均减少。血液循环障碍,血液黏度增加,组织缺氧和酸中毒可导致海绵窦血栓形成,机化和纤维化后可造成勃起功能障碍。高血流量型阴茎异常勃起的海绵体动脉血正常或增加,静脉回流无或轻度受阻,因此常不伴有疼痛或只有轻微疼痛,阴茎呈青灰色,较软,皮肤弹性尚好,预后较好。而严重的低血流量型病人,伴有剧烈疼痛,持续时间长者可发生阴茎皮肤水肿和发亮,少数病人出现排尿困难和急性尿潴留。

(二)辅助检查

1. 详细询问病史和体检。了解有无神经系统和血液系统疾病,全身浅表淋巴结和脾是否肿大。

2. 注意阴茎皮肤色泽、弹性和硬度。

3. 查血尿常规、血红蛋白和血液黏滞度等。

4. 必要时可行彩色多普勒检查测定阴茎动脉内径和血流量,阴茎海绵体测压及血气分析有助于高血流量和低血流量型异常勃起的鉴别诊断。

5. 通过多普勒超声检查及动脉造影,可进一步区分动脉性和静脉阻塞性异常勃起。前者起病慢,无疼痛感,为损伤性海绵体内动脉撕裂所致之持续灌注。常用的治疗方法往往无效,需行动脉栓塞。对疑有阴茎海绵体动脉破裂者,可行选择性阴茎内动脉造影,动脉破裂处可见造影剂溢出。

【治疗要点】

对于继发性阴茎异常勃起首先要重视针对原发病的治疗。原发性阴茎异常勃起早期采用保守治疗。12～24 小时仍不缓解则应积极手术治疗。

1. 保守治疗

(1)药物:局部或全身使用镇静镇痛药、抗凝药、纤维蛋白溶解剂和抗生素等。

（2）物理疗法：冷敷，冷、热盐水灌肠。

（3）对于静脉阻塞性异常勃起，首先采用穿刺抽吸冲洗或（和）注药法：消毒阴茎后，用粗针头穿刺阴茎海绵体，反复抽吸海绵体内的黏稠血液，并用含有肾上腺素、间羟胺（阿拉明）、去甲肾上腺素、多巴胺和肝素的生理盐水冲洗，直至阴茎疲软。如异常勃起复发，可重复冲洗 2～3 次，但每次需间隔 12 小时。无效者需手术治疗。

2. **手术治疗**　上述保守治疗无效或发病 36 小时后就诊者，应紧急行分流手术以减少海绵体纤维化。清除血块后行远端分流，即远端阴茎头阴茎海绵体分流。若单侧分流失败，则可行双侧分流。仍无效者则行下列近端分流术：阴茎背静脉海绵体分流术；大隐静脉阴茎海绵体分流术；阴茎海绵体尿道海绵体分流术。

【处方】

1. 阴茎头阴茎海绵体分流术。

2. 阴茎背静脉海绵体分流术。

3. 大隐静脉阴茎海绵体分流术。

4. 阴茎海绵体尿道海绵体分流术。

【注意事项】

1. 阴茎异常勃起复发、海绵体尿道瘘、勃起功能障碍及阴茎海绵体纤维化等。

2. 对于海绵体尿道瘘，应予以留置尿导管 10～14 天并稍加压包扎阴茎以促进瘘口愈合。

3. 未能愈合者，择期行尿道瘘口修补术。

4. 心理治疗，避免刺激。

第四节　包皮过长、包茎和包皮嵌顿

【概述】

包皮过长指包皮不能使阴茎外露，但可以翻转。包茎泛指包皮外口过小,不能上翻至冠状沟的一种状态。外口狭小的包皮若被勉强上翻至阴茎头上方后不能复位,包皮口紧勒在冠状沟处,称为包皮嵌顿,包皮嵌顿将阻塞循环,影响淋巴及静脉回流而引起水肿。包茎分为先天性和继发性。先天性一般见于每一个正常男性新生儿,是男性个体发育过程中的自然现象。随着阴茎的生长发育和包皮垢的堆积,以及间歇性阴茎勃起和本能的挤压,包皮向上退缩显露出阴茎头,绝大多数的包茎患儿自愈。继发性包茎多由于包皮和阴茎头的损伤或感染引起,包皮口形成环状瘢痕缩窄、皮肤硬化失去弹性,致包皮不能上翻显露阴茎头,这种病理性包皮不能自愈,严重时可引起排尿困难,长期炎症刺激可诱发癌变,用力翻转包皮易发生包皮嵌顿。干燥性闭塞性龟头炎是最为典型的病理性包茎。根据严重程度可将包茎分为 I 级——包皮可完全上翻至冠状沟,仅有轴向的狭窄环;II 级——包皮可部分上翻,显露部分阴茎头;III 级——包皮可部分上翻,仅能显露尿道口;IV 级——包皮不能完全上翻。包茎主要具有以下几个方面的临床表现或危害:①包皮垢堆积:包皮内板及阴茎头的上皮细胞脱落后与 Tyson 腺分泌的脂质混合形成包皮垢,包皮垢堆积于包皮腔内,增加局部细菌感染的概率,甚至形成包皮结石。②感染:发生包皮龟头炎时包皮口可出现红肿,阴茎出现痛痒感,有时可有脓性分泌物自包皮口流出,严重者出现全身中毒症状。③排尿异常:由于包皮口狭小,排尿时尿流变细长,包皮腔可因尿液积聚而膨大,长期排尿困难,出现下尿路梗阻症状。④阴茎癌:包皮垢及炎症长期刺激,有诱发癌变潜在可能。⑤性功能障碍:包茎时由于阴茎头无法暴露,敏感性降低,易出现射精延迟或不射精;包茎致勃起疼痛或性交时疼痛,可出现性欲减退等。⑥包皮嵌顿:包皮上翻至冠状沟后,缩窄的包皮口嵌顿于冠状沟,使静脉及淋巴回流受阻,引起阴茎头、包皮水肿,水肿又进一步加重缩窄,形成恶性循环。嵌顿的包皮未能及时复位,引起局部感染、缺血性坏死。

【诊断要点】

包皮过长、包茎及包皮嵌顿的诊断主要依靠体格检查。若包皮口狭小或包皮与阴茎头粘连,无法翻开包皮完全显露阴茎头,诊断为包茎。包皮过长,阴茎在疲软及勃起状态下,阴茎头被包皮完全覆盖不能显露,但能手法上翻包皮至冠状沟,显露阴茎头。隐匿性包茎患者常因肥胖,局部脂肪垫堆积,阴茎被隐藏在脂肪垫中,后推脂肪垫,翻转包皮可显露阴茎头。

【治疗要点】

根据患者年龄、包茎类型、严重程度、病因及是否存在尿路畸形、并发症等选择具体治疗方式。

【处方】

1. 对于不足 2 岁的生理性包茎患儿若无症状,可观察等待。因为随着年龄增长,生理性包茎有自愈的可能。

2. 药物治疗:类固醇能够缓解包皮口狭窄,使缩窄的包皮变得柔软有弹性,减轻包茎程度,甚至达到完全或部分包皮翻转。对于单纯生理性包茎,或并发包皮龟头炎时,采用 0.05%~0.1% 的类固醇每日局部涂抹,连续应用,成功率超过 90%,局部应用不增加血皮质醇浓度,不影响体内分泌,无局部及全身不良反应。治疗对于包皮黏着及干燥性闭塞性龟头炎效果差。

3. 包皮口扩张:经常牵拉包皮口使包皮口逐渐扩大,对于无包皮感染及纤维化的儿童效果好。

4. 手法翻转或复位:对于有症状的患儿,可以考虑试行上翻包皮,显露阴茎头,清洗包皮垢。包皮嵌顿是急症,手法复位是治疗的可靠有效办法。透明质酸酶注入水肿包皮能快速有效消退包皮水肿,增加复位成功率,对于复位失败或嵌顿时间较长的包茎,应及时行包皮背侧切开术。

5. 手术治疗:包括包皮环切术和包皮成形术。包皮环切术是切除适量包皮,使阴茎头充分显露,是治疗包茎和防止并发症的有效治疗方法。包括包皮内外板全层环切法、包皮袖套式环切、包皮环扎器环切法等。存在粘连所致包皮系带过短或尿道外口狭窄时,可同时行系带成形术或尿道外口成形术。包皮成形术是通过手术方式使包皮口增宽,既能使包皮翻起显露阴茎头,又能最大限度地保留包皮组织。包括包皮背侧切开术、侧侧切开术、包皮局部切除术及比较复杂的包皮背侧切开成形术、Y-V 成形术等。

【注意事项】

1. 包皮嵌顿无论发生在成年人还是儿童,都足以造成患者的痛苦与恐慌。

2. 大部分生理性包茎可以自愈,对包茎患者手术治疗出现的并发症主要有出血、感染、刀口裂开、包皮粘连、包皮切除过多或过少及包皮狭窄、尿瘘等,应进行行术后随访,随访主要依靠患者主观症状和体格检查,了解有无并发症,以便及时发现及时处理。

第五节　阴茎头炎、阴茎头包皮炎

【概述】

是一种包皮龟头的非特异性炎症。可因包皮过长、包茎、擦伤、药物过敏反应所致,也可能是来自患者尿道或邻近组织器官炎症的波及。反复发病可导致尿道口狭窄。主要病原菌为大肠埃希菌、链球菌、葡萄球菌等。

【诊断要点】

主要临床表现为尿道口红、肿、热、痛,局部出现大量的脓性分泌物,排尿时出现烧灼感等。

【治疗要点】

急性期治疗必须注意加强局部清洗、去除其病因及有效控制感染。

【处方】

1. 局部清洗治疗　急性期要将包皮上翻,使高锰酸钾或依沙吖啶溶液彻底冲洗,并注意保持冠状沟和尿道口清洁。头孢氨苄,每次 0.25～0.5g,口服,每日 3 次。0.02％高锰酸钾溶液,100ml,浸敷龟头。

2. **细菌感染的治疗** 阿奇霉素,每次 0.3～0.5g,口服,每日 3 次。联合氧氟沙星,每次 200mg,口服,每日 3 次;或联合庆大霉素,每次 8 万 U,肌内注射,每日 2 次。

3. **药物过敏反应的治疗** 泼尼松片,每次 0.3～0.5g,口服,每日 3 次。联合氯苯那敏(扑尔敏),每次 8mg,口服,每日 3 次;或联合苯海拉明(苯那君),每次 25mg,口服,每日 3 次。

【注意事项】

1. 卧床休息,防止走路过多而产生局部摩擦。

2. 针对由过敏反应所致的血管神经性水肿,需尽早应用肾上腺糖皮质激素和抗组胺类药物治疗。

3. 如发现是淋球菌或衣原体感染时,要及时选用四环素类药物治疗,定期收集局部分泌物进行细菌学检查,并根据药敏试验结果调整治疗方案。

第六节　阴茎结核

【概述】

阴茎结核的发生率占泌尿生殖系统结核发生率的 4％,发病可以在阴茎皮肤表面,也可以在阴茎海绵体内,或者在阴茎尿道内。结核杆菌可由泌尿系统结核传播而来,也可通过性交或接触污染的衣裤传染,是否因血源传播尚有争论。发病后,阴茎头、阴茎系带或尿道外口处出现略带红色的结核小结节,以后结节中央溃烂凹陷成为溃疡,周围组织发硬,溃疡底部出现干酪样坏死组织,随着溃疡的不断增大,腹股沟淋巴结肿大。当结核侵犯到海绵体时,阴茎会因瘢痕形成而弯曲。经久不愈的溃疡以后演变成结核瘘管,如伴有结核性尿道炎时会发生尿道狭窄。阴茎结核有时会与阴茎癌、性病下疳混淆，需通过活体检查，或溃疡面分泌物细菌培养查出结核杆菌，才能确诊，采用有效的抗结核治疗，可以保全阴茎而不致溃不成形。

感染途径有以下几种。

1. 直接接触：如性交时阴茎接触有结核性病变的阴道、宫颈。主要发生在阴茎头部、尿道外口附近。

2. 多数是继发于肺结核，经血液传播到阴茎海绵体发病。

3. 患有严重的尿道结核，溃破直接蔓延而累及阴茎，可形成瘘管。

【诊断要点】

1. 临床表现：有继发于泌尿生殖系统结核的尿频、血尿病史。病变开始于阴茎头、系带、冠状沟等处。初期为绿豆大小的硬结，周围肿胀变硬，无疼痛，逐渐形成溃疡，形状不规则，边缘呈潜入性，溃疡表面有脓苔，不易剥除，无触痛。红细胞沉降率快。华康反应阴性。

2. 病灶行病理检查即可确诊，但应与软下疳、硬下疳、糜烂或坏疽性阴茎头炎、早期阴茎癌等鉴别。

（1）软下疳：也表现为阴茎头部的浅表性溃疡。病人常有不洁性交史，且溃疡边缘不整齐，周围软，分泌物涂片可见革兰阴性棒状杆菌，而无抗酸杆菌。

（2）硬下疳：也表现为阴茎头和包皮处的浅表性溃疡。但溃疡的基底部肉芽组织呈紫红色，多有腹股沟淋巴结肿大。分泌物暗视野检查可发现梅毒螺旋体，同时有全身的梅毒改变。

（3）阴茎癌：也表现为阴茎头溃疡。通常可见有肿块，局部坏死，呈菜花样改变，溃疡位于肿块上，边缘不整齐，活组织检查可见癌细胞。

【治疗要点】

应用抗结核药物，溃疡局部用链霉素溶液换药，必要时行病灶清除或阴茎部分切除术。用药原则：早期、联合、适量、规律、全程(早期病例使用6～9个月后有可能治愈)。

【处方】

1. 药物治疗

异烟肼　300mg/d。

利福平　600mg/d。

乙胺丁醇　1.0g/d。

吡嗪酰胺　1.0～1.5g/d(2个月为限)。

链霉素　1.0g/d,肌内注射(最初2个月)。

2. 病灶清除或阴茎部分切除术。

【注意事项】

1. 注意营养

2. 规范用药

第七节　阴茎损伤

【概述】

阴茎有两条阴茎海绵体和一条尿道海绵体,外面被坚韧的白膜包绕,当有性刺激时,流入阴茎的血液大量增加,而流出明显减少,使海绵体迅速增大,内压增加而坚硬勃起。性兴奋消退后,阴茎静脉开放,血液流出增加,内压下降而缩小变软。此过程必须在阴茎结构正常、支配神经和血管正常、雄性激素正常、精神状态健全的条件下,受到性刺激时才能完成。阴茎勃起后,由于其内压很高而变得坚硬,这时容易发生破裂折断等损伤,阴茎骨折正是这个原因导致的。

【诊断要点】

1. 病因　除阴茎被剪断或割断等自残或故意损伤外,还有很多意外会导致损伤,如包皮嵌顿,性交时用力不当,阴茎持续勃起等。

2. 临床表现　由于阴茎的主要结构是动脉、静脉和海绵状血管窦,阴茎被切断后必然会发生大出血,可导致出血性休克,甚至死亡。几种常见的损伤有如下表现。

(1)包皮嵌顿:由于包皮口狭窄,当新婚第一次性生活或手淫,包皮上翻后不能复位时,由于包皮口紧紧卡住阴茎冠状沟,使静脉回流障碍,导致包皮及龟头严重淤血、水肿甚至坏死。

(2)阴茎折断:性交时用力不当,使阴茎屈曲成角而造成阴茎白膜破裂。常见表现是性交时突然听到阴茎咔嚓一声,伴明显疼痛,阴茎变软,局部肿胀。

(3)阴茎持续勃起:阴茎异常勃起后不能变软,持续数小时或数天,伴明显疼痛的情况。外伤是引起这种病变的原因之一。往往表现为会阴部外伤后,阴茎持续勃起。

【治疗要点】

阴茎被切断后首先要采取紧急止血措施。

【处方】

1. 如阴茎部分切断,可用绳索结扎阴茎根部,如从阴茎根部切断则应进行压迫止血,用毛巾、衣服等干净布类即可。其次是被切断阴茎的处理,如保存得当,处理及时,可做阴茎再植。

2. 如阴茎没有完全离断,不可将其剪断,应保持在原位,因即使只有很少组织相连,尚保存少量血供,亦有利于离断阴茎的存活。如阴茎完全离断,应将离断的阴茎进行清洗、消毒,并立即冷藏,可放入塑料袋中扎紧袋口,装在冰壶中,周围加上冰块。因低温下保存可延长其变质时间,如处理得当,受伤后 18～24 小时,仍有可能再植成功。

3. 包皮嵌顿的处理主要是尽快复位,因嵌顿时间越长,局部水肿、淤血越严重,复位就越困难。可自己试行复位,先用手握住包皮及龟头用力挤压 10～15 分钟,使包皮及龟头肿胀减轻,然后把润滑剂涂在冠状沟上,最后在推着龟头的同时将包皮口拉至龟头前面。阴茎被异物嵌顿,如手淫时将环状物套在阴茎上,阴茎勃起后由于龟头变大使环状物箍住龟头而不能脱出,继而发生阴茎龟头水肿、淤血、坏死的情况。处理与包皮嵌顿相似,如不能取出则应把环状物锯断取出。

4. 阴茎折断:阴茎折断时须加压包扎阴茎,避免血肿进一步加重,同时马上到医院行阴茎白膜修补术。

5. 阴茎持续勃起:这是由于阴茎动脉破裂后血液流至海绵体引起的,必须马上到医院进行处理。医生将通过血管造影检查确定动脉破口的位置,并将破口栓塞。

6. 药物治疗

盐酸左氧氟沙星　0.2g,每日2次。

生理盐水　250ml。

头孢他啶　2.0g,静脉滴注,每日2次。

【注意事项】

及时处理,预防感染,保护性功能。

第7章

阴囊内容物和输精管疾病

第一节　睾丸附件扭转

【概述】

睾丸附件是指副中肾管的残余体,一般附着于睾丸上极白膜上,直径为 0.1～1.0cm 的卵圆形小体。睾丸附件也可发生扭转,引起与睾丸扭转相似的临床症状。年龄集中于 11—13 岁。

【诊断要点】

多数为缓慢起病,逐渐加重,少数发病突然。主要症状为阴囊肿痛,与睾丸扭转症状相似,若阴囊无肿胀,则可在睾丸上极扪及 3～5mm 的触痛性硬结,或透过阴囊皮肤可见特征性的蓝色斑点。

【治疗要点】

睾丸附件不具有生理功能,扭转坏死并无严重后果,故主张非手术治疗。

【处方】

1. 对症治疗。

2. 如与睾丸扭转鉴别困难时,应积极手术探查。

【注意事项】

1. 创面彻底止血。

2. 口服抗生素对症治疗。

第二节 睾丸扭转

【概述】

睾丸扭转是由于睾丸的活动度加大引起的所附着的精索扭转,造成睾丸的急性血液循环障碍,多发生在青少年。本病既可发生在正常的睾丸,也可发生在隐睾。睾丸扭转后首先发生静脉回流障碍,引起睾丸及周围组织静脉性淤血及水肿。如未能及时解除扭转,淤血与组织肿胀不断加剧,导致睾丸动脉血供障碍,最终发生睾丸坏死萎缩。

根据扭转部位,睾丸扭转可分为鞘膜内型和鞘膜外型两类。

1. 鞘膜内型　本型多见。睾丸在鞘膜腔内发生扭转,好发于青春期。

2. 鞘膜外型　本型罕见。睾丸及其鞘膜一同在阴囊内扭转,常发生于新生儿及 1 岁以内的婴儿。

【诊断要点】

1. 症状　发病突然,典型的表现为突发的一侧阴囊内睾丸疼痛,呈持续性,可有阵发性加剧。疼痛常放射至同侧腹股沟及下腹部,伴有恶心、呕吐。

2. 体征　阴囊红肿,睾丸肿大触痛明显。由于提睾肌痉挛与精索扭转缩短,睾丸向上移位或变为横位,睾丸与附睾相对位置发生变化。扭转发生时间较长者,由于局部肿胀严重,常不能触清睾丸与附睾。

3. 实验室检查　应与急性睾丸附睾炎相鉴别。急性睾丸附睾炎一般有发热,起病不像睾丸扭转那样突然,睾丸疼痛有逐渐加重的过程,睾丸附着在阴囊内的位置没有变化,无精索增粗缩短;急性睾丸附睾炎当托起睾丸时,局部疼痛减轻,而睾丸扭转当托起睾丸时,局部疼痛加重;彩超及睾丸同位素扫描等检查对鉴别诊断有一定价值。

【治疗要点】

1. 有睾丸扭转时,应尽早行手术探查复位固定术。扭转后睾丸功能的恢复与手术复位时间有关。扭转在 6 小时内复位者,睾丸功能基本不受影响,如超过 24 小时复位,多数发生睾丸坏死萎缩。

2. 睾丸复位后观察睾丸的情况。如睾丸色泽恢复正常,则行睾丸固定术,否则,应行睾丸切除术。

3. 由于致使睾丸活动度增加的解剖学异常多为双侧性,对侧睾丸同样有发生扭转的可能性,因此手术时可考虑同时行对侧睾丸固定术。

【处方】

1. 手法复位。

2. 手术探查治疗。

【注意事项】

1. 与睾丸附件扭转、附睾炎进行充分鉴别。

2. 术中充分止血。

3. 术后应用抗生素对症治疗。

第三节 精索静脉曲张

【概述】

因精索的静脉回流受阻或瓣膜失效、血液反流引起血液淤滞,导致蔓状静脉丛迂曲扩张称为精索静脉曲张。

有原发性和继发性精索静脉曲张两种类型。因解剖学因素所致的曲张称为原发性精索静脉曲张。当肾肿瘤累及肾静脉和下腔静脉,因癌栓或其他原因引起的肾静脉或下腔静脉梗阻时,由于精索静脉血液回流不畅,也会导致精索静脉曲张,称为继发性精索静脉曲张。

严重的精索静脉曲张可引起睾丸萎缩,影响精子的正常生长。精子的生长障碍主要发生在初级精母细胞和精细胞阶段,以患侧为明显。

【诊断要点】

1. 主要症状为患侧阴囊胀大,局部坠胀、疼痛感,多于劳累、久立后加重,平卧休息后症状可减轻或消失。

2. 根据静脉曲张的程度分为轻、中、重三度。轻度时局部触及不到曲张的静脉,但令患者做 Valsalva 动作时可触及曲张的静脉。中度时在正常站立位可触及阴囊内曲张的静脉,但表面看不到曲张血管。重度时阴囊部可见蚯蚓状或团状之静脉。必要时行血管彩超检查。以上三型称之为临床型精索静脉曲张。亚临床型精索静脉曲张是指体检时不能发现精索静脉曲张,Valsalva 试验亦为阴性,但经超声、核素扫描或彩色多普勒检查可发现的极轻微的精索静脉曲张。原发性精索静脉曲张时,平卧后曲张的静脉可消失,以此可与继发性精索静脉曲张相鉴别。

【治疗要点】

1. 无明显症状并有正常生育者,一般不需手术。

2. 伴有不育或精液异常者不论症状轻重均为手术指征。近来认为亚临床型精索静脉曲张(体检不能发现,Valsalva 试验亦为阴性,但彩超或核素扫描可发现极轻微的精索静脉曲张)亦会造成对睾丸功能的影响,故应积极治疗各种类型的精索静脉曲张。术后生育功能恢复的影响因素较多,无精子症者术后恢复生育功能的可能性甚微。

3. 手术方式

(1)开放性手术:精索内静脉高位结扎术,可经腹股沟途径或髂窝途径。

(2)腹腔镜精索静脉高位结扎术。

【处方】

1. 非手术治疗。

2. 开放性手术。

3. 腹腔镜精索静脉高位结扎术、显微镜精索静脉结扎术。

4. 病情评估

(1)生命体征。

(2)阴囊是否有坠胀、疼痛程度。

(3)评估患者对精索静脉曲张认知程度及心理承受能力。

【护理措施】

1. 术前护理　①鼓励病人多饮水,注意保暖,预防咳嗽,避免术后腹压增高影响伤口愈合。②训练床上排尿,避免术后出现尿潴留。③同外科术前护理。

2. 术后护理　①体位:常规平卧 1 日,促进侧支静脉的血液回流,防止阴囊肿胀。卧床期间协助病人床上翻身活动,防止压迫皮肤,预防肺部感染,促进肠蠕动早日恢复。②预防出血:伤口压沙袋,减轻出血,观察伤口敷料,如有渗血,及时通知医生更换,保持其清洁、干燥。③嘱病人自行排尿,若术后 6 小时经诱导仍不能排尿,通知医生给予留置导尿,保持导尿管通畅。

【健康指导】

术后 3 个月禁止提重物。

【注意事项】

1. 与继发性精索静脉曲张进行充分鉴别。

2. 非手术治疗包括休息、托起阴囊。

3. 术中精索静脉结扎要彻底。

4. 术后应用抗生素对症治疗。

第四节　急性附睾炎

【概述】

急性附睾炎多见于中青年,常见致病菌为葡萄球菌、大肠埃希菌,多为尿道炎、前列腺炎、精囊炎逆行性感染所致。经尿道操作、前列腺手术、长期留置导尿管可诱发该病。

【诊断要点】

（一）临床表现

1. 常有留置导尿管、尿道内器械操作史或前列腺手术史。

2. 突然发生附睾肿胀、疼痛，有时出现寒战、发热。

3. 附睾触诊有肿大或硬结，压痛明显。

4. 常因并发前列腺炎和精囊炎而反复发作。

（二）实验室检查

血白细胞升高。尿培养可发现致病菌。

（三）鉴别诊断

1. 结核性附睾炎很少有疼痛、发热，输精管有串珠样改变。

2. 睾丸扭转，突发性阴囊肿大、疼痛伴明显触痛。无发热，B超可见睾丸血流灌注减少。

3. 嵌顿性斜疝，也可表现为突发性阴囊疼痛和肿大。病人常有腹股沟斜疝病史，嵌顿后可出现腹胀、呕吐。

【治疗要点】

1. 抗菌治疗：选用广谱抗生素。

2. 卧床休息，阴囊托起，局部冷敷，炎症控制后改热敷。

3. 对症治疗：镇痛，可口服去痛片等镇痛药。吲哚美辛（消炎痛）类药物等可减轻肿痛、降低体温。

4. 手术治疗：脓肿形成后应尽快切开引流，实质破坏严重时可行睾丸切除。

【处方】

1. 抗感染治疗

盐酸左氧氟沙星　0.3g，静脉滴注，2 次/日。

或头孢哌酮舒巴坦　4g，静脉滴注，每日分 2 次给药。

或哌拉西林他唑巴坦　9g，静脉滴注，每日分 2 次给药。

2. 镇痛治疗

布洛芬（芬必得）　300mg，口服，2 次/日。

疼痛剧烈者可应用盐酸曲马多 100mg，肌内注射。

0.5％利多卡因做精索封闭。

【注意事项】

1. 导尿管留置时间较久者应争取尽早拔除或预防性用药。

2. 行膀胱镜检查等尿道操作之前可预防性应用抗生素。

3. 对因留置导尿管而引起的急性附睾炎应尽可能拔除导尿管，以利感染消退。

4. 行手术治疗前，应除外结核性病变可能。

第五节　慢性附睾炎

【概述】

多由急性附睾炎治疗不彻底而形成，部分病人无急性炎症过程，可伴慢性前列腺炎。

【诊断要点】

1. 临床表现　常有急性附睾炎或急性睾丸炎病史。阴囊疼痛、下坠或胀感。体检可扪及附睾增大、较硬，轻度触痛，患侧输精管粗硬。

2. 体格检查　附睾局限性增厚及肿大，与睾丸的界限清楚。

3. 实验室检查　前列腺液常规检查可见白细胞。

【治疗要点】

1. 应用抗生素。

2. 阴囊托起，局部热敷，热水坐浴，理疗。

3. 对症治疗：镇痛。

4. 如局部疼痛剧烈，反复发作，影响生活和工作，可考虑做附睾切除。

【处方】

同"急性附睾炎"。

【注意事项】

1. 与附睾结核相鉴别，附睾结核也表现为附睾硬结、疼痛。

病人多有泌尿系统结核史。附睾结核多位于尾部,质硬、不规则,有时还与阴囊皮肤粘连、溃破并形成流脓窦道。分泌物镜检可找到抗酸杆菌。

2. 注意休息。

3. 病程长,注意心理护理。

第六节　先天性睾丸发育不全

【概述】

先天性睾丸发育不全又称 Klinefelter 综合征(Klinefelter syndrome),其特点是双侧睾丸小,不发育,青春期发育延迟,成年期 80% 左右出现乳房女性化,男性第二性征缺如:不长胡须,阴毛腋毛稀少,无喉结,皮肤细白,精液中无精子,核型为 47,XXY,即比正常男性多了 1 条 X 染色体,因此本病称为 47,XXY 综合征。

【诊断要点】

1. 临床表现　双侧睾丸不发育、男性女性化、精液中无精子。

2. 确诊　核型分析 47,XXY。

【治疗要点】

雄激素补充治疗:促进男性第二性征发育、维持性欲。

【处方】

1. 环戊丙酸睾酮 200mg,每周 1 次,肌内注射。

2. 甲基二氢睾酮 50～100mg,每天 2 次,口服。

【注意事项】

注意心理护理。

第七节　阴茎阴囊象皮肿

【概述】

阴茎阴囊象皮肿系班氏丝虫病的一种常见并发症。系由于班氏丝虫寄生于腹膜后组织、腹股沟区、精索、阴茎及阴囊等周围淋巴管内,引起淋巴管及周围组织反复发炎所致。

淋巴管在局部组织反复发炎,组织慢性水肿和纤维性变,使皮肤增厚、体积增大,形成阴茎阴囊象皮肿,象皮肿可大如儿头。象皮肿是阴茎阴囊皮下组织、表皮的肥厚与增生引起的,尤以阴囊为明显。导致细菌感染后,形成急性阴囊炎,出现红、肿、热、痛,或形成慢性感染,加重阴茎阴囊象皮肿。

【诊断要点】

1. **临床表现**　首先为反复发作的阴囊淋巴管炎,急性期有寒战、高热、阴囊发红和肿胀、疼痛,常伴腹股沟、股淋巴结的肿大及压痛。反复发作阴囊体积弥漫性增大。严重影响患者的活动及局部外观。阴茎皮肤也可同时增厚并易生皲裂与继发感染,且由于阴囊象皮肿体积巨大,常使阴茎及包皮收缩下陷,甚至完全埋藏于阴囊象皮肿内。

2. **实验室检查**　静脉抽血检查发现微丝蚴可确定诊断。有时虽查不见微丝蚴,大多亦可根据临床症状诊断,但需注意除外其他皮肤疾病。

【治疗要点】

首先是抗丝虫的药物治疗,然后施行阴茎阴囊的象皮肿切除和成形术。

【处方】

1. **药物治疗**　血中查见微丝蚴者需给予枸橼酸乙胺嗪(海群生)200mg,3 次/日,7～10 日为 1 个疗程。

2. **手术治疗**　已形成的象皮肿唯有外科成形术治疗,广泛乃至全部切除象皮肿皮肤,植以正常皮肤。此种手术应在完全治愈血丝虫病之后进行,否则仍可有复发。

【注意事项】

1. 阴茎阴囊象皮肿给病人带来生活上的痛苦,但不影响寿命,手术后预后良好。

2. 预防丝虫病的有效办法是积极有效地治疗丝虫病患者,切断传染源;消灭蚊虫与蚊虫孳生地,切断其传播媒介;流行地区的流行季节全民大面积服用 0.3％枸橼酸乙胺嗪盐(海群生盐)6 个月,药量小不良反应少,群众易于接受。

第八节　阴囊丝虫病

【概述】

阴囊丝虫病是泌尿生殖系统丝虫病的早期病变,主要病变为血丝虫成虫或其虫尸聚集于精索附睾淋巴管或微小静脉内,造成局部炎症、纤维增殖,或由于虫尸毒素引起组织水肿、感染等。

本病因血丝虫寄居于腹股沟区及阴囊精索淋巴管内所致。

【诊断要点】

(一)临床表现

1. 精索炎　可引起局部剧痛,放射至下腹及腰部,或较轻微,仅为钝痛、牵拉感。常并发附睾炎,偶有睾丸炎。偶尔可有轻度发热,精索可肿胀、变硬、增粗,有时可触及结节,仔细触诊结节常与输精管无关联,位于精索下端及附睾尾部,系围绕成虫的淋巴细胞及嗜酸性粒细胞所致。睾丸内甚少。结节常在急性炎症消退后出现,常有反复发作可能。有时附睾肿大,于附睾头或体部出现结节,亦多为附睾外结节。当炎症涉及睾丸时,有睾丸急性炎症,轻度肿大、压痛,常伴有鞘膜积液。

2. 精索淋巴管或静脉曲张　常见于反复发作精索炎之后,精索粗厚、纤曲、扩张。活动及立位时加重,休息及卧位时减轻。偶有淋巴管扩张如囊肿状、内有丝虫成虫。

3. 鞘膜积液及鞘膜乳糜肿　为丝虫并发症的常见体征。初时积液较少,睾丸炎、附睾炎反复发作后,积液量增加,可达数百毫升,可使阴茎缩入阴囊内。积液早期呈草黄色,清晰透明;晚期鞘膜的淋巴管曲张破裂,积液乳糜倾入鞘膜囊内称为鞘膜乳糜肿。积液呈乳白色,常可查到微丝蚴。晚期鞘膜肥厚,产生多量纤维化斑块,表面沉积胆固醇颗粒及纤维化,可钙化,并见成虫尸体。积液有时呈白垩样,睾丸受压而萎缩。透光试验早期为阳性,陈旧病例鞘膜壁肥厚可呈阴性。

(二)实验室检查

1. 血液检查:外周血中嗜酸性粒细胞增多,夜间抽静脉血可查见微丝蚴等。

2. 鞘膜积液中查见微丝蚴,精索、附睾结节活检可证实血丝虫病,在其剖面可挑出血丝虫成虫。

(三)试验性治疗

用海群生、卡巴肿后,常在精索、附睾部位出现新的肉芽肿结节,一般原有的肉芽肿性结节不能消退。

【治疗要点】

同阴茎阴囊象皮肿。

【处方】

1. 病因治疗

首选海群生 200mg,3 次/日,10 日为 1 个疗程,此药主治血液内微丝蚴,对成虫亦可有效,表现为精索或附睾部经治疗后出现新的肉芽肿性结节。

卡巴肿 0.5g,2 次/日,10 日为 1 个疗程,此药对微丝蚴无效。

左旋咪唑 5~8mg/kg,1 次/日,5 日为 1 个疗程。

一般以同时应用杀灭微丝蚴及成虫两种药物为好。

2. 对症治疗 在急性炎症期按一般附睾、睾丸炎治疗,托起阴囊,镇静镇痛,抗生素应用等以预防细菌性感染。精索及附睾结节极小者经对症治疗后可逐渐消失。

3. 手术治疗 精索或附睾结节可行手术摘除,鞘膜乳糜肿在病因治疗后可考虑鞘膜切除和鞘膜翻转术。

【注意事项】

1. 适当休息,行走时使用阴囊托。

2. 丝虫病在于防蚊灭蚊,消灭传染源,在流行疫区普治残存的微丝蚴血症患者。

3. 本病常并发附睾炎,偶有睾丸炎。

第九节　泌尿生殖系统包虫病

【概述】

包虫病又称包虫囊肿或棘球蚴病,是棘球绦虫的囊状幼虫(棘球蚴)寄生在人体所致的寄生虫病,是畜牧地区常见的人、畜共患的地方病,流行于世界各畜牧业发达的国家,在中国的西北、西南各省区域流行甚广。包虫病有两种类型:一种是由细粒棘球绦虫卵感染所致的单房型包虫囊肿;另一种是由多房棘球绦虫卵感染所引起的多房型包虫病又称泡状虫病,临床所见绝大多数为单房型包虫病。

寄生在大、小肠内的细粒刺球蚴绦虫产卵随粪便排出,污染草场、水源和环境,当人误食污染虫卵的饮食,则在十二指肠内孵化为六钩蚴,突破肠黏膜潜入毛细血管,顺门静脉血流首先进入肝停留发育成成虫,因此包虫在肝发病率最高。六钩蚴若通过肝窦,可迁移到肺寄生,故肝与肺同时多发亦属常见。若仍有少数六钩蚴通过肺静脉,则随体循环到达全身,各脏器组织均可寄生发病。在泌尿生殖系统寄生的包虫占 1.7%。

【诊断要点】

(一)接触史

牧民饲养牧犬、羊频繁接触而受染。畜产品可间接接触感染,有流行区的旅居史。

(二)临床表现

1. 自觉症状　包虫囊肿为扩张性占位增长,无浸润性损害,故在无并发症前自觉症状不明显,可在局部发现无痛性肿块而就诊。待包虫增大,开始出现脏器受压不适。在肾盂和膀胱未受到侵蚀前,无排尿症状和排尿异常改变。包虫合并感染,可形成脓肿的症状与体征。包虫并发症,根据破入腔道产生相应症状。

2. 局部特征　典型的包虫囊肿是表面光滑、边缘整齐、界限清楚的无痛性肿块。局部触诊、双合诊或直肠指诊可触到典型包虫囊肿特征,即触之硬韧,压之有弹性,叩之有震颤即"包虫囊肿震颤征"。巨大肾包虫不仅腰部饱满且向腹部膨出。

肾包虫同时有肝或脾多发包虫,可遮盖肾区,影响肾包虫的检查,而易被漏诊。

精索或睾丸包虫,局部出现球形肿块,增长缓慢,透光试验阳性,如同鞘膜积液,但具有典型囊肿特征。

3. 并发破裂　由于外伤挤压、穿刺或感染后炎症浸润而发生破裂或穿孔。包虫内容物的涌出有 3 种途径。

(1)肾包虫破入泌尿道:迅速引起肾绞痛,尿频、尿急、尿痛等膀胱刺激症状。排尿中可见白色包虫碎片和(或)小子囊。可因引流通畅程度和子囊多少而相应缩小并失去单纯性包虫囊肿的典型体征。

(2)包虫破入腹腔:产生两种危害,即突发急剧的全腹膜炎和过敏性休克甚至心搏骤停,须急救抗休克及手术吸出溢入腹腔的囊液,摘取包虫,冲洗腹腔,一般均可恢复。但远期危害是包虫囊内的子囊及原头节溢入腹腔造成播散。

(3)包虫破入后腹膜外:囊液及子囊可沿腰肌坠积于腰部,出现肿块继续生长或坏死变性,继发感染,犹如寒性脓肿。

(三)影像学检查

1. KUB　平片可见增大的肾及突出的包虫囊肿弧形阴影,囊壁鈣化可见圆形致密阴影。肾周围充气造影则增大的肾及膨出的包虫轮廓更为清晰。

2. 逆行尿路造影　可见肾盂、肾盏被挤压变形向内侧移位,肾盏伸长变细,盏间呈弧形拉开、分离,无破坏迹象。由于肾实质长期受压萎缩,肾功能减退或消失,静脉尿路造影常显影不佳。

包虫破入肾盂,逆行造影可见造影剂充盈并漏入包虫囊内,显出肾盂及球形的包囊,其囊内的众多子囊,呈葡萄样充盈缺损。若子囊漏入输尿管,则显示扩张的输尿管内有蜂窝状的充盈缺损。造影剂漏入包虫囊内间隙断续流注,如瀑布流水而呈现"落雨征"。

3. CT扫描　显示完整肥厚囊壁,边界清晰,囊液似水,密度均匀。含子囊时,由于子囊囊液密度低于母囊囊液,故在母囊内显出多个小囊,呈"囊中囊征"。

4. 超声　超声波探查有定位、定性、定量、定型的诊断意义。B型超声图像显示类圆形无回声反射的液性暗区,边界清楚的粗糙囊壁,较大的包虫可见"双壁征"。

（四）实验室检查

1. 血常规　白细胞分类、嗜酸性粒细胞计数增高,平均在$3\% \sim 10\%$,伴有并发症或手术后暂时明显增高。

2. 尿常规　包虫破入泌尿道,并无血尿但在尿液中可见到白色粉皮样碎片,镜检可查到原节头或头钩。

（五）免疫诊断

1. 皮内过敏试验　采用羊、牛包虫囊液或手术中获得的澄清包虫囊液高压灭菌,作为皮试抗原。阳性率$80\% \sim 95\%$。手术摘除包虫后包虫阳性反应仍10余年。

2. 间接红细胞凝集试验　敏感性与特异性均较强,罕见假阳性反应,与皮内过敏试验协同用于临床及流行病学调查,可相互补益。

3. 酶联免疫吸附试验　敏感性强,特异性高,简便易行。

【治疗要点】
分为药物治疗及手术治疗。

【处方】
1. 药物治疗　①甲苯达唑:开始$3 \sim 4$天0.2g/d,以后增至$3 \sim 4$g/d,疗程1个月;②氟苯达唑:2g/d,疗程$6 \sim 12$个月。另

外,还有吡喹酮、阿苯达唑等化学药物治疗的实验研究,已取得杀灭原头节及损坏包虫囊生发层的作用,但尚未能达到治愈目的,故可作为手术前后预防抑制复发及手术无法根治的弥漫性多发包虫病的控制治疗。

2. 手术摘除　是目前唯一有效的治疗方法。早期发现早期手术,在脏器尚未萎缩时可行半肾切除或内囊摘除,而避免全肾切除,以保留有功能的脏器组织。手术原则是摘除包虫,防止囊液外溢污染腹腔,缩小外囊空间,预防术后感染。

【注意事项】

1. "预防为主"是防治包虫病的根本方法,宣传教育是开展预防工作的基础。在流行地区需杀灭野犬,对牧羊犬,根据犬的体重投给吡喹酮 50～100mg 的药饵,每个月 1 次,即可使细粒棘球蚴绦虫在成熟期死亡,从而灭绝感染中间宿主的虫卵。

2. 对宰杀的羊、牛肉要检疫,遇有带水疱样的内脏,要深埋,切不可喂狗,防止犬粪污染草场、水源。搞好个人卫生及环境卫生,坚持不懈地进行科学的预防工作,可达到控制包虫病在人间流行的目的。

第十节　乳 糜 尿

【概述】

乳糜尿是因乳糜液逆流进入尿中所致,外观呈不同程度的乳白色。尿乳糜试验可呈阳性。如含有较多的血液则称为乳糜血尿。乳糜尿的特征是小便浑浊如乳汁,或似泔水、豆浆——故名。乳糜尿发病年龄以 30－60 岁为最高。乳糜尿的发病原因,目前认为是胸导管阻塞,局部淋巴管炎症损害,致淋巴动力学的改变,淋巴液进入尿路,发生乳糜尿。乳糜尿及乳糜血尿是泌尿生殖系统丝虫病的主要症状。

我国流行的丝虫病,主要在长江流域和山东以南沿海地区,绝大多数由班氏吴策丝虫,少数由马来丝虫引起,主要通过淡色库蚊和中华按蚊传播。班氏吴策丝虫多寄生在肾盂肾盏附近、腹膜后组织、腹股沟区及精索、阴囊、门静脉等周围淋巴管及淋巴结内,因此表现在临床上有乳糜(血)尿、阴囊内丝虫病性结节和阴茎阴囊象皮肿;马来丝虫常寄生于上下肢浅部淋巴管内,常引起肢体象皮肿。

引起乳糜反流的原因除了最多见于丝虫病的继发性淋巴管梗阻外,先天性淋巴瓣膜功能异常,结核、肿瘤、创伤及炎症引起的淋巴管内膜纤维化也可引起乳糜尿。

进入人体的成虫在人体内约 1 年成熟,雌性成虫产生微丝蚴,它呈明显的周期性出现于周围血循环中,白天微丝蚴藏于肺毛细血管,大约 18:00－21:00 在周围血循环中增多,23:00 至次晨 2:00 达高峰。5:00 以后迅速减少而进入肺毛细血管中。微丝蚴如不经中间宿主——蚊虫,不能成为成虫,经一定时间自然死亡,大量死亡则引起人体过敏反应。成虫寄生于淋巴管内,导致机械性及炎性损伤、管壁破坏、管腔阻塞、淋巴液淤积及反流。如在肾区的淋巴管破裂,与尿路发生交通则产生乳糜尿。

用大剂量稀薄造影剂作淋巴管造影术,证明胸导管全部通畅显影,因之认为乳糜尿形成是由于淋巴系统动力学障碍所致,可能由于丝虫的机械性及炎症性损伤,破坏了淋巴管及其瓣膜,使之闭锁不全而造成淋巴流反流,淋巴管纤曲、扩张和管内压力增加,从而使肾乳头破裂,引起乳糜尿。

【诊断要点】

(一)临床表现

在泌尿系统多表现为乳糜尿或乳糜血尿,发病时尿液呈乳白色,一般可持续数日或数周后自行停止。乳糜尿可每年数次或隔数年发作一次。如混有血液时,可引起阻塞症状如肾绞痛、排尿困难及尿潴留等。患者可有体重减轻,体内脂肪、蛋白降低而致营养不良,皮肤干燥,贫血等。多因劳累、受凉、高脂肪餐时可诱发腰背部钝痛、乏力、腹部不适等前驱症状。

(二)定性诊断

1. 乳糜尿。

2. 乳糜尿阳性。

3. 夜间抽血可查到微丝蚴。

(三)定位诊断

1. 膀胱镜检查　嘱病人检查前 2～3 小时,进脂性食物,并加强活动,使乳糜尿更明显,见尿液呈乳糜状时立即检查,观察乳糜自何侧输尿口喷出。

2. 淋巴管造影术　经数次膀胱镜检查未能定位者,可行淋巴管造影术,以求定位。通常采用经足背淋巴管造影,乳糜尿病人患侧显示肾区淋巴管与肾盂、肾盏相交通影像。

【治疗要点】

分为西医治疗、中医治疗,均为非病因治疗。手术治疗,分流手术,断流手术。

【处方】

1. 若血液检查证明有丝虫病,给予枸橼酸乙胺嗪(海群生)200mg,3 次/日,7～10 日为 1 个疗程,此种治疗并不能消除乳糜尿症状。

2. 发作期间应取头低足高位卧床休息,并给予低脂肪、高蛋白、高维生素饮食。

3. 乳糜块引起尿道梗阻时,可经膀胱镜冲洗。

4. 1%～2%硝酸银溶液 5ml 灌洗肾盂,保留 2～3 分钟后再以生理盐水冲洗,间隔 1～2 周施行 1 次。

5. 中草药治疗常以荠菜为主,加用赤芍、萹蓄、黄精、草薢、凤尾草、碧玉散,可泡饮或煎服。

6. 用 1%硝酸银溶液做肾盂内灌注,有一定的效果,但容易复发。反复发作病情严重、且经上述治疗无效者,可施行手术治疗,手术治疗方式是将肾蒂淋巴管切断分离手术,或肾淋巴管与腰淋巴干吻合术、大隐静脉与腹股沟淋巴结吻合术等,术后也有复发,且手术较为复杂。

7. 中医药治疗:以"补肾益气"为主,有一定疗效。

【注意事项】

1. 避免过度疲劳,多休息,勿劳累。

2. 避免过食辛(腥)辣、油腻及豆制品,对脾阳虚、肾阳虚、寒湿者诸多水果则不宜。

3. 饮食宜清淡,如米粥、红枣糯米粥、面条、面包等。

4. 其他:蔬菜、蘑菇、莲子、木耳、山药等,水果如哈密瓜、西瓜、梨、苹果、椰子、菠萝等可适量食用,唯橘类尚可食用,配合姜枣之剂饮更佳。

第8章

尿道疾病

第一节　不稳定尿道

【概述】

膀胱储尿期逼尿肌收缩而尿道压自发或诱发性下降致尿失禁,系骶髓神经病变及盆神经病变而引起。多发生于 30－50 岁。突出特点是尿急、尿频,具压力性或急迫性尿失禁症状,有遇水漏尿及性高潮时尿失禁表现。

【诊断要点】

1. 临床表现　多发生在 30－50 岁,其表现类似于急迫性尿失禁或压力性尿失禁,也可表现为混合型。常有遇水流尿的特点,可有性高潮时出现尿失禁。

2. 检查常规特殊发现

3. 尿动力学检查　本病的诊断有赖于尿动力学检查,方法为在膀胱不同容量下尿道定点测压,持续观察 3～5 分钟,若膀胱压无变化,尿道压力波动大于 $15cmH_2O$,诊断即可成立。

【治疗要点】

1. 病因治疗:包括解除梗阻,治疗炎症、结石、肿瘤等。

2. 膀胱训练。

3. 生物反馈治疗。

4. 电刺激治疗。

5. 手术治疗。

【处方】

药物治疗:目的是抑制逼尿肌收缩,降低膀胱内压,增加膀胱容量,降低膀胱敏感性,常见药物有如下几类。

1. 抗胆碱药

溴丙胺太林(普鲁本辛):15mg 口服,1 次 1 片,必要时 4 小时可重复用药 1 次。

阿托品:0.5mg 肌内注射,恶性青光眼、闭角型青光眼、溃疡性结肠炎、前列腺增生引起的尿路感染等禁忌。

山莨菪碱(654-2):口服。成年人每次 5～10mg,每日 3 次。小儿每次 0.1～0.2mg/kg,每日 3 次。颅内压增高、脑出血急性期、青光眼、幽门梗阻、肠梗阻及前列腺增生者禁用。

2. 逼尿肌松弛药

托特罗定:口服给药,初始剂量为 1 次 2mg,1 天 2 次;视病人反应及耐受程度,可减量至 1 次 1mg,1 天 2 次;肝功能损害者,推荐剂量为 1 次 1mg,1 天 2 次。

泌尿灵:口服,一次 3 粒,一日 3 次,小儿酌减。

3. 钙离子拮抗药

硝苯地平(心痛定):10mg/次(一次 1 片),一日 3 次,口服。

4. 前列腺素合成抑制药

吲哚美辛(消炎痛):口服,首剂 1 次 25～50mg,继之 25mg,1 日 3 次。

布洛芬:口服,成年人 1 次 1 粒,1 日 2 次(早晚各 1 次)。对其他非甾体抗炎药过敏者、孕妇及哺乳期妇女、对阿司匹林过敏的哮喘患者禁用。

第二节　前尿道瓣膜及憩室

【概述】

先天性前尿道瓣膜伴发憩室或不伴发憩室。瓣膜位于阴茎阴囊交界处尿道的腹侧,不阻碍导尿管置入,但阻碍尿液排出。

【诊断要点】

排尿困难,尿滴沥,大量残余尿。排尿后,可于阴茎阴囊交界处出现膨隆肿块,用手挤压肿块,有尿排出。排尿性尿道膀胱造影、尿道膀胱镜检查有助于诊断。

【治疗要点】

预防感染,保护肾功能,解除梗阻。

【处方】

1. 单纯前尿道瓣膜,可经尿道电灼瓣膜。

2. 伴发憩室者,应行瓣膜及憩室切除术。

【注意事项】

术后 3 个月复查静脉尿路造影和排尿性膀胱尿道造影。

第三节　后尿道瓣膜

【概述】

本症是男患儿下尿路梗阻中最常见的原因,可并发双肾发育异常或(和)肺发育不良。

【诊断要点】

(一)临床表现

1. 多数于胎儿期经 B 超发现。表现为双肾输尿管积水、膨胀的膀胱及羊水量少等。

2. 排尿滴沥、费力。

3. 腹部肿物。

4. 尿路感染。

5. 尿性腹水。

6. 有些患儿伴发肺发育不良,可表现为呼吸窘迫综合征及气胸或纵隔气肿。

(二)辅助检查

B超、排尿性膀胱尿道造影、排泄性尿路造影及肾血流图有助于诊断。

【治疗要点】

纠正水电解质失衡、控制感染及引流下尿路。留置导尿管或膀胱造瘘引流尿液改善一般情况,经膀胱镜行瓣膜电灼术。

【处方】

1. 营养差,感染不易控制,先做膀胱造口、输尿管皮肤造口或肾造瘘。

2. 经尿道电灼后尿道瓣膜,或冷刀切开瓣膜。

【注意事项】

术后3个月复查静脉尿路造影和排尿性膀胱尿道造影。

第四节　尿道损伤

【概述】

分为开放性和闭合性两类。开放性损伤多因弹片、锐器伤所致,常伴有阴囊、阴茎或会阴部贯通伤。闭合性损伤为挫伤、撕裂伤或腔内器械直接损伤。尿道损伤多见于男性,约占97%,女性仅约3%。在解剖上男性尿道以尿生殖膈为界,分为前后两段。前尿道包括球部和阴囊部,后尿道包括前列腺部和膜部。球部和膜部损伤较多见。男性尿道损伤是泌尿外科常见的急症,早期处理不当,会产生尿道狭窄、尿瘘等并发症。前后尿道损伤各有其特点。

【诊断要点】

是否有尿道损伤;确定尿道损伤的部位;估计尿道损伤的程度;有无合并其他脏器损伤等。

(一)体格检查

直肠指诊、诊断性导尿。

（二）实验室检查

后尿道损伤常因骨盆骨折引起，易伴有静脉破裂而引起严重出血，导致出血性休克，应行血常规等检查，如连续检查发现指标下降，常提示持续性出血，需手术治疗。试插尿管成功或手术后留置尿管，早期导尿应做细菌培养，指导性抗感染应用。

（三）影像学检查

逆行性尿路造影是评估尿道损伤的较好办法，若无造影剂外溢，提示尿道挫伤或轻微裂伤，如造影剂能进入膀胱，并有造影剂外溢，提示尿道部分裂伤；如造影剂未进入近段尿道而大量外溢，则提示尿道断裂。超声在尿道损伤的早期评估中作为常规办法，可在引导下确定盆腔血肿和前列腺的位置及引导穿刺；CT 和 MRI 对观察骨盆变形的解剖情况和相关脏器的损伤程度有重要意义。

（四）内镜检查

后尿道损伤的早期不建议采用，可能会加重损伤或耽误休克的救治。

（五）合并伤的检查

【治疗要点】

1. 防止休克，预防感染。

2. 恢复尿道的连续性，尽可能早期行尿道修补术、尿流改道引流膀胱内尿液；预防感染，防止尿道狭窄。

【处方】

1. 抗感染治疗：盐酸左氧氟沙星 0.3g，静脉滴注，2 次/日。

2. 头孢哌酮舒巴坦 4g，每日分 2 次给药。

哌拉西林他唑巴坦 9g，每日分 2 次给药。

头孢噻肟 1g，每日 2 次给药。

头孢噻甲羧肟 1.5～6g，每日 1～2 次给药。

头孢拉定 6g，每日分 2 次给药。

3. 前尿道损伤的处理：①紧急处理，尿道球海绵体严重出血可致休克，应立即压迫会阴部止血，采取抗休克措施，尽早施行手术治疗。②尿道挫伤及轻度裂伤,一般不需特殊性治疗,尿道损伤处可自愈。应用抗生素预防感染,并鼓励多饮水稀释尿液,必要时导尿管引流 1 周。③尿道裂伤,插入导尿管引流 1 周,如导尿失败,应立即行会阴尿道修补术,留置尿管 2~3 周。④尿道断裂,应立即施行经会阴尿道修补术或断端吻合术,留置导尿管 2~3 周,必须慎重仔细止血。

4. 后尿道损伤的处理:①紧急处理,骨盆骨折病人须平卧,勿随意搬动,不宜插入导尿管,避免加重损伤及血肿感染。尿潴留者可行耻骨上膀胱穿刺,如有大出血,须同时抗休克治疗。②手术治疗,病情稳定后,局部麻醉下行耻骨上高位膀胱造瘘,尿道不完全撕裂一般在 3 周内愈合,恢复排尿。经膀胱尿道造影后明确无狭窄及尿外渗后,才可拔出膀胱造瘘管。若不能恢复排尿,造瘘后 3 个月再行尿道瘢痕切除及尿道端端吻合术。

【注意事项】

1. 后尿道损伤常并发尿道狭窄,为预防狭窄,拔除导尿管后先每周 1 次尿道扩张,持续 1 个月后仍需定期施行尿道扩张术。严重狭窄并尿道长度不足者,可切除耻骨联合,缩短尿道距离,吻合尿道。后尿道合并直肠损伤,早期立即修补,并行结肠造瘘。尿道直肠瘘待 3~6 个月后再施行修补术。

2. 术后尿道狭窄、尿失禁、阳痿的发生。

3. 生命体征,有无骨折,有无休克的临床表现。

4. 尿道滴血、血尿情况。

5. 受伤处肿胀淤血、瘀斑及范围;局部有无肿胀及尿液渗漏;有无继发出血、感染。

6. 评估患者对尿道损伤认知程度及心理承受能力。

7. 评估家庭支持力度。

【护理措施】

1. 密切观察生命体征,防治休克,鼓励患者多饮水,进食高热量、高蛋白饮食。骨盆骨折病人,应睡硬板床,勿搬动,卧床期间防止压疮发生。

2. 预防感染

(1)观察体温及白细胞变化,及时发现感染。

(2)留置导尿管者,每日清洁擦拭尿道外口2次。

(3)尿外渗多处切开引流者,注意观察引流物的量、颜色、性状、气味。

(4)保持手术切口清洁干燥。

(5)保证抗生素的准确及时输入。

3. 引流管的护理

(1)固定好导尿管、膀胱造瘘管及集尿袋,防止牵拉和滑脱。

(2)膀胱造瘘管于术后2周内严防脱落,否则尿液外渗到周围组织间隙而引起感染,造成手术失败。

(3)观察引流物的量、颜色、性状和气味。

(4)保持引流通畅,引流管长度适中,勿使导管扭曲、受压或阻塞。若引流不畅,先用手指挤压引流管,必要时用生理盐水冲洗。

(5)防止逆行感染:无菌集尿袋应低于尿路引流部位,防止尿液倒流,保持瘘口周围清洁干燥,及时更换渗湿敷料。尿道内留置导尿管者,每日2次消毒尿道外口,除去分泌物及血定时放出集尿袋内尿液,鼓励病人多饮水,每日2000~3000ml,以保证足够尿量,增加内冲洗作用。

4. 尿道扩张的护理

(1)操作前应了解狭窄部位、程度,后尿道自然弯曲,探子前端弯曲度及年龄较大患者因前列腺增生致尿道弯曲度的改变。扩张时不易用过细或过粗的尿道探子,手法要轻柔,切忌暴力,以免造成假道或大出血。

(2)术后观察有无穿破后尿道导致的前列腺及膀胱周围尿外渗,严密观察会阴、直肠、耻骨上区疼痛及排尿困难,一经发现应及时报告医生,并协助处理。

（3）术后嘱患者休息以观察有无尿道口出血，损伤轻微出血不多时，患者仅感到尿道疼痛及轻微血尿，排尿时疼痛加重，患者应多饮水，口服抗生素，留院观察 2～3 小时。

（4）观察患者有无尿频、尿急、尿痛及烧灼感。术后数小时出现恶寒、高热、呕吐、全身不适者应遵医嘱静脉应用广谱抗生素。

【健康教育】

向病人说明：术后卧床、进食、活动。骨盆骨折病人长时间卧床等方面的注意事项，以及多饮水、进食易消化食物的意义。留置导尿及膀胱造瘘的意义。后期扩张尿道的意义。

第五节　尿道结石

【概述】

尿道结石临床并不多见，多数来源于膀胱及膀胱以上的泌尿系统，如肾结石、输尿管结石或膀胱结石。结石在排出时可停留在尿道或嵌顿于尿道前列腺部、舟状窝或尿道外口，少数继发于尿道狭窄、尿道闭锁、异物或尿道憩室。原发于尿道的结石相当罕见，一般为单发结石。合并感染的结石成分多为磷酸镁铵。女性尿道结石多数发生于尿道憩室内。

【诊断要点】

（一）临床表现

1. 疼痛　原发性尿道结石常是逐渐长大，或位于憩室内，早期可无疼痛症状，继发性结石多系突然嵌入尿道内，常突感尿道疼痛和排尿痛，疼痛可向阴茎头、会阴部或直肠放射。

2. 排尿困难　结石引起尿道不全梗阻，可有尿线变细、分叉及射出无力，伴有尿频、尿急及尿滴沥，继发性尿道结石，由于结石突然嵌入尿道内，多骤然发生排尿中断，并有强烈尿意及膀胱里急后重感，多发生急性尿潴留。

3. 血尿及尿道分泌物　急诊病人常有终末血尿或尿初血尿，

或排尿终末有少许鲜血滴出,伴有剧烈疼痛;慢性病人尿道常有黏液性或脓性分泌物。

4.尿道压痛及硬结 绝大多数病人均能在尿道结石局部触到硬结并有压痛,后尿道结石可通过直肠指诊触及,尿道憩室内的多发性结石,可触到结石的沙石样摩擦感。

(二)实验室检查

尿常规检查可见红细胞、白细胞和盐类结晶,合并感染时可有脓尿。

(三)影像学检查

1.X线检查 X线片可以确诊尿道结石及其部位,且可同时检查上尿路有无结石,尿道造影可以发现阴性结石,有无尿道狭窄和尿道憩室。

2.B超 尿道结石声像图表现为尿道腔内的强回声光团后方伴有声影。

3.尿道造影 更能明确结石与尿道的关系,尤其对尿道憩室内的结石诊断更有帮助。

(四)尿道镜检查

尿道镜能直接观察到结石、尿道并发症及其他异常情况。

后尿道结石可经直肠指检触及,前尿道结石可直接沿尿道体表处扪及,用尿道探条经尿道探查时可有摩擦音及碰击感。

【治疗要点】

治疗须根据结石的大小、形状、所在部位和尿道的情况而定。

【处方】

1.前尿道结石取出术:接近尿道外口的结石和位于舟状窝的小结石如不能自行排出,可注入液状石蜡后挤出,也可用钳子或镊子取出。前尿道结石在注入液状石蜡后可用手将结石推向尿道外口,再用钳子或镊子将结石夹出。也可用探针拨出,或将探针弯成钩状将结石钩出。但操作一定要轻柔,避免严重损伤尿道。较大的或嵌顿于舟状窝的尿道结石,如上述方法不能奏效者,可以切开尿道外口,向尿道内灌入无菌液状石蜡,然后边挤边夹,将结石取出。

2. 前尿道切开取石术:前尿道结石嵌顿严重、不能经尿道口取出者,可以行前尿道切开取石术。阴茎部尿道切开后有形成尿瘘的可能性,故应尽可能避免采用尿道切开取石的方法。此时,可将结石推向球部尿道,尽量在球部尿道处切开取石。

3. 后尿道结石的处理:对后尿道结石可用尿道探子将结石推回膀胱内,再在内镜下采用大力钳碎石、气压弹道碎石、激光碎石等方法治疗,也可行体外冲击波碎石或经耻骨上膀胱切开取石。如结石大而嵌顿者,可经会阴部或经耻骨上切开取石。尿道憩室中的结石,必须同时切除憩室。有尿道梗阻和感染者,需一并处理。

4. 尿道镜取石术:尿道狭窄阻碍结石排出或结石嵌顿严重者,可经尿道镜在窥视下先切开狭窄段再行取石。结石大而嵌于尿道时间久者,可在内镜下行气压弹道碎石或激光碎石。不能取出者可行尿道切开取石。

5. 抗感染治疗:盐酸左氧氟沙星 0.3g,静脉滴注,2 次/日。

6. 头孢噻肟 1g,每日 2 次给药;头孢噻甲羧肟 1.5～6g,每日 1～2 次给药;头孢哌酮舒巴坦 4g,每日分 2 次给药;或哌拉西林他唑巴坦 9g,每日分 2 次给药。

7. 健康教育

(1)多饮水,每天在 2500ml 以上。一般餐后 3 小时或剧烈运动后要多饮水,此外要养成午夜排尿后再饮水一杯及清晨起床后饮水的习惯。

(2)在饮食方面:尽量减少钙、磷含量多的食物,多吃蔬菜水果,饮食宜清淡,如玉米粉、麦片、藕粉、蛋、水果、甜菜、黄瓜、茄子等,严格限制鲜肉、鱼、禽类及肝、肾等动物内脏的摄入,尽可能少食牛奶、白菜、胡桃、花生、扁豆,禁红茶、可可、烈性酒、啤酒。

(3)长期卧床的患者,应多翻身,及时排尿,防止尿潴留。行保守治疗的尿石症,如无疼痛或呕吐等症状,可以做上下台阶、跳绳、跑步等活动,以促进自然排石,但以不致疲劳为限。如是术后出院者,应从轻度活动开始,逐渐增加活动量,活动时注意使切口部位均匀着力,勿扭伤肾部。

(4)出院后定期复查。如出现血尿、疼痛、腰酸等,应到医院诊治。

【注意事项】

1. 尿道梗阻:导致肾积水,影响肾功能,如果不及时治疗,会严重影响肾功能。

2. 尿道感染:结石所造成的尿液的梗阻为细菌提供了生长的条件,会导致尿道感染。尿道感染常并发细菌感染,肾积水继发感染后可形成肾积脓,严重的尿道感染还可能造成败血症。另外,尿道感染又促进结石的形成,使原有的结石迅速增加。

3. 肿瘤:结石对尿道的长期刺激会使尿道上皮发生质的变化,会引发肿瘤,患肿瘤时会出现血尿。

4. 结石长期停留于尿道内,可引起尿道炎症及狭窄,出现急性尿潴留。严重者可并发尿道周围脓肿、尿外渗或尿道瘘。

第六节 尿道异物

【概述】

尿道异物在泌尿系统异物中较膀胱异物少见。男性尿道细长而弯曲,故尿道异物较女性多见。异物主要通过三种途径进入并停留于尿道内:①经尿道外口插入;②经膀胱排入;③经手术或开放性损伤带入。以第一种途径最为常见,多系自行插入,也有被别人插入。尿道异物的种类繁多,有塑料管、发卡、电线、体温计、笔杆、折断的导尿管等。

【诊断要点】

1. 病史 部分患者能如实提供病史,承认自行将异物插入尿道。但多数人称其为他因。

2. 临床表现 早期症状为疼痛及排尿障碍,如有损伤,可有尿道出血。因异物对尿道的机械性损伤,可出现尿频、尿急、尿痛、终末血尿等。亦可发生尿潴留。如发生尿道周围炎症或脓肿,则有全身和局部感染症状。严重者由于尿道直接损伤或继发感染,可致尿道瘘发生。行尿道触诊及直肠指诊,可触及尿道内异物。

3. X 线检查 尿道 X 线片及造影检查能辨明异物大小及形态。

4. 尿道镜检查 可直接观察到异物,但宜慎重选择适应证。

【治疗要点】

根据尿道部位和异物的性质决定治疗方式,预防感染。

【处方】

1. 位于前尿道表面光滑的异物,可用血管钳或镊子直接将其取出。

2. 粗糙的或已经嵌入尿道壁内的异物,则应选择尿道适当部位切开取出。

3. 后尿道异物可经尿道镜取出。如能将异物推入到膀胱内,则可用膀胱镜钳取。上述方法不成功者,则应切开膀胱或经会阴切开尿道取出。

4. 抗感染治疗:盐酸左氧氟沙星 0.3g,静脉滴注,2 次/日。

5. 头孢噻肟 1g,每日 2 次给药;头孢噻甲羧肟 1.5～6g,每日 1～2 次给药;头孢哌酮舒巴坦 4g,每日分 2 次给药;或哌拉西林他唑巴坦 9g,每日分 2 次给药。

【注意事项】

尿道出血及尿道狭窄等。

第七节 尿 道 瘘

【概述】

尿道瘘是尿道与体表之间直接的或通过其他系统的器官异

常相通的瘘道。根据发病原因尿道瘘可分先天性与后天性两大类,后者又可分外伤性与病理性两大类。根据尿流情况,尿道瘘分为外瘘与内瘘。外瘘是排尿时尿液部分的或全部的通过尿道的异常通道排出体外,如阴茎部、阴囊部、会阴部的尿道瘘。内瘘是指尿液经尿道瘘首先排入其他器官,然后再排出体外,如尿道阴道瘘、尿道直肠瘘等。常见尿道瘘包括尿道阴道瘘、尿道直肠瘘及尿道皮肤瘘等。

【诊断要点】

1. **病史** 有外伤、手术或难产史、尿道结核、尿道癌、子宫颈癌及局部长期放疗史。

2. **临床表现** 尿道皮肤瘘可见尿液自瘘孔流出体外,诊断不难。尿道直肠瘘,有肛门排尿现象,自尿道排出的尿液中常混有粪便及气体。尿道阴道瘘,如瘘孔大且位于尿道近端,阴道内可出现持续漏尿而无自动排尿,如瘘孔小且位于尿道远端,仅在排尿时尿液同时从尿道与阴道排出。

3. **辅助检查**

(1)尿道直肠瘘:通过直肠指诊、尿道造影、直肠镜或尿道膀胱镜检查可以确诊。

(2)尿道阴道瘘:阴道检查,尿道探子检查,美蓝试验及阴道镜或尿道镜检查可帮助诊断。

(3)排尿性膀胱尿道造影,骨盆区 X 线片,静脉尿路造影等也可帮助诊断。

4. **鉴别诊断**

(1)输尿管口异位:为先天性发育异常,多有双肾盂、双输尿管畸形。在正常尿道口排尿之外,可于尿道、会阴部、子宫、阴道等部位持续性滴状漏尿。在静脉肾盂造影时,可见重复肾盂及重复输尿管并常伴肾盂积水。

(2)膀胱阴道瘘:自阴道内持续滴状排出尿液。膀胱内注入美蓝溶液后,阴道内纱布蓝染。通过膀胱镜检可见膀胱内瘘口。

【治疗要点】

尿道瘘的治疗是切除瘘管,恢复尿路的正常通道。

尿道瘘的治疗,应根据发生的原因、尿道瘘的位置、大小等情况来决定。

1. 外伤所致尿道瘘,应尽早尿流改道。炎症明显者,必须待炎症消退后方可手术。

2. 瘘孔远端尿道有狭窄,必须先解除狭窄。

3. 较彻底地切除瘘孔周围瘢痕,分层缝合,缝合切口勿重叠,膀胱造瘘引流尿液。

4. 病理性尿道瘘,须先治疗原发病,再行尿道瘘修补术,必要时需行尿流改道。

【处方】

1. 尿道瘘修补术。

2. 抗感染治疗:盐酸左氧氟沙星 0.3g,静脉滴注,2 次/日。

3. 头孢哌酮舒巴坦 4g,每日分 2 次给药;哌拉西林他唑巴坦 9g,每日分 2 次给药。头孢噻肟 1g,每日 2 次给药;头孢噻甲羧肟 1.5～6g,每日 1～2 次给药。

【注意事项】

1. 注意手术时机。

2. 预防感染。

3. 无张力缝合。

4. 修补失败,再次形成尿道瘘。

5. 尿道狭窄。

6. 如行尿流改道术,则可发生相应并发症。

第9章

泌尿生殖系统疾病

第一节　尖锐湿疣

【概述】

尖锐湿疣(HPV)是一种由人类乳头瘤病毒引起的性传播疾病。潜伏期在3个月左右,短者3周,长者8个月以上,平均为3个月,主要是性活跃人群,以20－30岁为发病高峰,发病很大程度上取决于接种的病毒数量和机体特异性免疫力,临床上疣表现为尖刺状,表面潮湿,故而得名。

【诊断要点】

(一)临床分类

1. **菜花状**　是最常见的一种。初起如细小的淡红色丘疹,以后逐渐增多、增大。表面隆起,凹凸不平,质地柔软,形成单个或多个疣状增殖,状如蕈状或菜花状、鸡冠状,呈红色或污灰色。易发生糜烂,可有渗液,触之易出血。因其表面尖锐突起而湿润,故称尖锐湿疣。

皮损裂缝间有稀薄、恶臭的分泌物,有的生长迅速,融合成巨大肿物,称为巨型尖锐湿疣。

2. **圆形丘疹状疣**　常见于生殖器的外围,亦可见于潮湿部位如阴茎及阴唇等处。丘疹呈粉红色、灰白色,或散在,或聚积成堆。

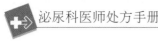

3. **扁平状疣**　主要发生于宫颈,为稍凸起的表面呈红色、灰色或褐色的疣。近年来,大量资料证明 HPV 与某些恶性肿瘤的发生有一定关系。外阴、阴茎或肛门的尖锐湿疣可以转化为鳞状细胞癌。这种转化通常要 5～40 年。

4. **尖锐湿疣的分期**

(1)潜伏期:是指从病人发生不洁性交或接触带有 HPV 的物品后到亚临床期皮肤损害出现前这一段时间。美国加州一所大学在对 467 名女大学生做健康检查时发现,子宫颈及外阴部 PCR 检查的 HPV 阳性率达 46%。说明在人群中 HPV 的潜伏性感染率是很高的。潜伏期患者仅仅是 HPV 携带者,不但肉眼看不到疣体,组织病理学上亦未发现有 CA 的表现,醋酸白试验也是阴性,只有用像 PCR、原位杂交等高度灵敏的方法才能检出 HPV,但此期患者是重要的传染源之一。

(2)亚临床期:已引起广大临床医生的重视,国内外有关这方面的报道也较多。亚临床期 CA 的临床表现不明显,通常通过醋酸白试验来证实:在经过 5%醋酸液涂抹及浸泡之后,出现有光泽、均匀一致、边缘清楚或散布、针头帽大的变白区。这种临床不易发现的皮疹可以单独存在或与典型皮损并存。亚临床期皮损的表现主要有以下三种形态:①微小无蒂疣,直径 1～3mm,单个或数个,主要见于干燥部位,尤其是阴茎体部。若皮损太小,则易被忽略。②微小的乳头状隆起,呈绒毛状,有时多数小突起融合形成颗粒状外观,多发。这种皮损多发生在阴道前庭、阴道口、小阴唇、阴唇后系带及阴道等部位,可伴有瘙痒和烧灼感。③外观正常的斑状皮损,主要见于阴茎及女性外阴、宫颈和阴道,常为多灶性。此种皮损只有经过醋酸白试验使之发白后才能识别。

(3)临床期:是由潜伏期或亚临床期发展而来,常有典型的临床表现。皮损初起为单个、散在或集簇的淡红色丘疹,针头大小,呈圆柱状,边界清楚。以后丘疹逐渐增大,数目增多,表面湿润且凹凸不平,最后可融合成乳头状、菜花状或鸡冠花状,根部有蒂,表面呈灰白色、污灰色或红色。疣的乳头间可有渗液,重者可有糜烂、出血,极易并发细菌感染,因此常有脓性分泌物淤积,伴恶臭。局部可有压迫感和瘙痒感。极少数患者皮损可侵犯深部组织,并生长迅速,形成一巨大疣体,称为巨大尖锐湿疣,临床上与鳞癌鉴别困难,如巨大湿疣,少数可以癌变。直肠内 CA 可出现疼痛,较大的损害可有里急后重感。

(二)临床症状

鳞状上皮:尿道弥漫性浸润、丘疹、瘙痒、湿疣、血尿、阴道分泌物增多,外阴起疙瘩。男性好发于包皮系带、冠状沟、包皮、尿道、阴茎、肛门周围和阴囊,病初为淡红或污红色粟状大小赘生物,性质柔软,顶端稍尖,逐渐长大或增多。可发展成乳头状或囊状,基底稍宽或有带,表面有颗粒。在肛门部常增大,状如菜花,表面湿润或有出血,在颗粒间常积存有脓液,散发恶臭气味,搔抓后可继发感染。女性常累及从宫颈到肛门所有鳞状上皮覆盖区域的多个部位,呈多中心病变,严重者可累及宫腔,宫颈湿疣多发生在宫颈移行区内,单发或多发,可融合,有点类似于乳头状上皮增生。外阴湿疣最常见阴道口、阴唇、尿道口、处女膜,也可扩散到外阴其他部位或肛周。

(三)临床检查

①组织病理学改变。表皮呈乳头瘤样增生,棘层肥厚。②醋酸白试验。以 3%～5% 的醋酸溶液浸湿的纱布包绕或敷贴在可疑的皮肤或黏膜表面,3～5 分钟后揭去,典型的尖锐湿疣损害将呈现白色丘疹或疣赘状物,而亚临床感染则表现为白色的斑片或斑点。③细胞学检查。主要用于检查女性阴道或宫颈上皮有无 HPV 的感染。在被检部位刮取细胞并涂于玻片上,以 95% 酒精固定,常用巴氏染色法,镜下所见分为五级:Ⅰ级为正常;Ⅱ级为炎症;Ⅲ级为可疑癌;Ⅳ级为高度可疑癌;Ⅴ级为癌症。④聚合酶链反应(PCR)。该法敏感性高,特异性强,但该方法应该在通过相关机构认可或认证的实验室进行开展。

【治疗要点】

由于目前没有特效的抗病毒药物,尖锐湿疣的治疗必须采用综合治疗。

【处方】

1. 手术疗法 对于单发、面积小的湿疣,可手术切除;对巨大尖锐湿疣,可用 Mohs 手术切除,手术时用冷冻切片检查损害是否切除干净。

2. 冷冻疗法 利用−196℃低温的液体氮,采用冷冻法治疗尖锐湿疣,促进疣组织坏死脱落,本法适用于数量少、面积小的湿疣,可行 1～2 次治疗,间隔时间为 1 周。

3. 激光治疗 通常用 CO_2 激光,采用烧灼法治疗尖锐湿疣,本疗法最适用女性外阴、阴茎或肛周的湿疣。对单发或少量多发湿疣可行一次性治疗,对多发或面积大的湿疣可行 2～3 次治疗,间隔时间一般为 1 周。

4. 电灼治疗 采用高频电针或电刀切除湿疣。方法:局部麻醉,然后电灼,本疗法适用于数量少、面积小的湿疣。

5. 微波治疗 采用微波手术治疗机,利多卡因局部麻醉,将杆状辐射探头尖端插入尖锐湿疣直达疣体基底,当看到疣体变小、颜色变暗、由软变硬时,则热辐射凝固完成,即可抽出探头。凝固的病灶可以用镊子拔除。为防止复发,可对残存的基底部重复凝固一次。

6. β-射线治疗 应用 β-射线治疗尖锐湿疣取得了较为满意的效果,该方法疗效高、无痛苦、无损伤、不良反应少、复发率低,在临床上有推广价值。

7. 药物疗法

(1)足叶草脂:本疗法适用于湿润区域的湿疣,发生在包皮过长而未曾做包皮环切除手术的龟头及会阴部的湿疣。但对宫颈尖锐湿疣不能用足叶草脂治疗。用 20％足叶草脂酊剂涂到皮损处或用药前,先用油质抗菌药膏保护皮损周围的正常皮肤或黏膜,然后涂药,用后 4～6 小时,用 30％硼酸水或肥皂水清洗,必要时 3 天后重复用药,该药是国外用于本病治疗的首选药,一般用 1 次可治愈。

(2)抗病毒药:可用 5％酞丁胺,或用 0.25％疱疹净软膏,每日 2 次,外涂。阿昔洛韦(无环鸟苷)口服,每日 5 次,每次 200mg,或用其软膏外用。α-干扰素每日注射 300 万 U,每周用药 5 天。或干扰素 300 万 U 注入疣体基底部,每周 2 次。连用 2～ 3 周。

(3)腐蚀剂或消毒剂:常用有 30％～50％三氯醋酸或饱和二氯醋酸,或 18％过氧乙酸。用 10％水杨酸冰醋酸或 40％甲醛、2％液化酚、75％乙醇蒸馏水 100ml 混合溶液,点涂局部,用于龟头、肛周湿疣,每日或隔日 1 次,效果甚好。消毒剂可用 20％碘酊外涂,或 2.5％～5％碘酊注射于疣体基底部,每次 0.1～1.5ml,或用苯扎溴铵(新洁尔灭)外涂或以 0.1％～0.2％外敷,后者需配合全身疗法。

(4)合并感染者,应用抗生素:如头孢拉定 0.25g,口服,每日 3 次。

8. 中医治疗　湿疣外洗方:虎杖、龙胆草、大黄、赤芍、石榴皮、枯矾、莪术、紫草,水煎成 2000ml 微湿擦洗疣体 15～20 分钟,每天 2 次。

【护理处方】

1. 尖锐湿疣是一种性传播疾病,具有很强的传染性。一旦患上该疾病,应加强防护,避免传染给家人。

2. 如果是配偶患上了尖锐湿疣,应立即禁止性生活。如果配偶仅进行了物理治疗,虽然外阴部可见的尖锐湿疣消失了,但患者仍带有人乳头瘤病毒,还应该接受口服药及外洗药的综合治疗,治疗后复查。在此期间如果发生性行为,可使用避孕套进行防护。

3. 如果是孕妇患上了尖锐湿疣,可能会传染给婴儿。因此,产后不要与婴儿同盆而浴，防止接触传染。在日常生活中，不要使用别人的内衣、泳装及浴盆；在公共浴池不洗盆浴，提倡淋浴，沐浴后不直接坐在浴池的坐椅上；在公共厕所尽量使用蹲式马桶；上厕所前用肥皂洗手；不在密度大、消毒不严格的游泳池游泳。

【注意事项】

隔离性伴侣，注意卫生，预防复发。

第二节　非淋菌性尿道炎

【概述】

非淋菌性尿道炎（NGU）是由沙眼衣原体和支原体等引起的一种性传播疾病。在临床上有尿道炎的表现，但较淋病为轻。尿道分泌物呈黏液性或黏液脓性，量较少，常需用手挤压尿道才能溢出。由于其潜伏期为1～3周，常在淋病治愈时出现，而又被称为"淋病后尿道炎"。在分泌物中查不到淋球菌，细菌培养也无淋球菌生长。女性患者常合并宫颈炎等生殖系统炎症。本病的传染途径是通过接触而传染，根据其接触传染方式的不同，可分为性接触传染、非性接触传染、母婴传染、自体接种传染和医源性传染等，其中性接触传染为主要传染途径。

【诊断要点】

1. 患者有不洁性生活史或配偶感染史，潜伏期为1～5周，多为1～3周。

2. 起病不如淋病急，症状拖延，时轻时重，但比淋病轻，约50%的病人有尿痛、尿道瘙痒等症状，初诊时很易被漏诊。

3. 男性非淋菌性尿道炎表现为尿道不适、发痒、烧灼感或刺痛、尿道红肿，尿道分泌物多为浆液状，稀薄，晨起有"糊口"现象，或在患者内裤上见有污斑。

4. 女性非淋菌性尿道炎以宫颈炎最为常见，其次为尿道炎。

表现为宫颈的炎症和糜烂,分泌物增多,可呈黄色脓样或绿色黏液脓液自阴道口溢出。宫颈分泌物中有多数分叶型白细胞(>10个/HPF),阴道及外阴瘙痒,下腹不适感。女性非淋菌性尿道炎起病缓慢,典型临床表现有尿频、尿急、尿痛及排尿困难,尿道口及其周围红肿并有触痛或压痛,伴有尿道刺痒。有些患者可无症状,但挤压尿道口时有脓性分泌物溢出。

5. 常与淋病同时感染,前者先出现淋病症状,经抗淋病治疗后,淋球菌被青霉素杀死,而衣原体、支原体依然存在,在感染1～3周后发病。

6. 儿童非淋菌性尿道炎与外阴炎,临床表现基本与成年人相似。患儿以外阴水肿、充血、阴道口有淡黄色或黄色黏液性分泌物为主要表现,伴有瘙痒、尿频及异味。

7. 新生儿通过感染的产道,出生后3～13天可发生眼结膜炎,眼部有黏液脓性分泌物,也可无分泌物,但多不侵犯角膜,其中半数患儿有眼结膜炎。

8. 实验室检查:分泌物涂片和培养淋球菌均为阴性。而涂片镜检,男性尿道分泌物革兰染色涂片检查可见多形核白细胞,在油镜(1000倍)下平均每视野≥5个为阳性。晨起首次尿或排尿间隔3～4小时的尿液(前段尿15ml)沉渣在高倍镜(400倍)视野下,平均每视野>15个多形核白细胞有诊断意义。或者男性病人<60岁,无肾病或膀胱感染,无前列腺炎或尿路机械性损伤,但尿白细胞酯酶试验阳性者也可诊断为非淋菌性尿道炎。女性宫颈黏液脓性分泌物,在油镜(1000倍)下平均每视野多形核白细胞>10个有诊断意义(但应除外滴虫感染)。

【治疗要点】

治疗原则:非淋菌性尿道炎一经确诊,应及早进行治疗,要规则、定量、彻底治疗。以避免慢性迁延发生复杂而较难治疗的并发症。治疗后10～20天再次复查均为阴性,并且临床症状消失为治愈。本病治疗时所需的疗程较长。

【处方】

1. 一般治疗　注意适当休息,特别是急性期患者以附睾炎、盆腔炎性疾病、眼结膜炎等病情较重的患者应卧床休息。饮食方面应禁忌或控制辛辣等刺激性食物,要适当多饮水,使尿液排出量增加,以利于尿道内病原体的清除,同时可减轻炎症反应。患者要做好隔离,对所用物品如毛巾、衣裤、被单等要用热水烫洗或煮沸、暴晒等高温消毒处理;盆及卫生洁具等单独使用,不到公共澡堂或游泳池洗澡、游泳,以免造成炎症加重或传染,在经治疗临床症状完全消失后未确定病原体清除之前应使用安全套。

2. 内用药物治疗

(1)沙眼衣原体性非淋菌性尿道炎

1)成年人和青少年:首选阿奇霉素 1g 口服,1 次疗法;或多西环素 100mg 口服,每日 2 次,共 7 日;或米诺环素 100mg 口服,每日 2 次,共 10 日;罗红霉素 250mg 口服,每日 3 次,共 7 日;司帕沙星 100mg 口服,每日 1 次,连服 7～10 日。备选红霉素碱 500mg 口服,每日 4 次,共 7 日;或红霉素琥乙酯 800mg 口服,每日 4 次,共 7 日;或氧氟沙星 300mg 口服,每日 2 次,共 7 日。

2)儿童:体重小于 45kg 者,用红霉素每日每千克体重 50mg,分 4 次口服,共 10～14 日,有些患儿可能需要 2 个疗程;体重>45kg 但<8 岁者,可用阿奇霉素 1g 口服,1 次疗法;体重>45kg>8 岁者,可用阿奇霉素 1g 口服,1 次疗法,或用多西环素 100mg 口服,每日 2 次,共 7 日。

3)孕妇:首选红霉素碱 500mg 口服,每日 4 次,共 7 日;或阿莫西林 500mg 口服,每日 3 次,共 7 日。备选红霉素碱 250mg 口服,每日 4 次,共 14 日;或红霉素琥乙酯 800mg 口服,每日 4 次,共 7 日;或红霉素琥乙酯 400mg 口服,每日 4 次,共 14 日;或阿奇霉素 1g 口服,1 次疗法。

(2)支原体性非淋菌性尿道炎:多西环素 100mg 口服,每日 2 次,共 10 日;或米诺环素 100mg 口服,每日 2 次,共 10 日;或氧氟

沙星 200～300mg 口服,每日 2 次,共 7 日;或司帕沙星 100～
200mg 口服,每晚 1 次,共 7～10 日;或红霉素 500mg 口服,每日
4 次,共 7 日;或交沙霉素 200mg 口服,每日 4 次,共 10 日;或阿
奇霉素 1g 口服,1 次疗法。

(3)非尿道部位沙眼衣原体和支原体感染的治疗

1)直肠炎:首选多西环素或阿奇霉素治疗。用法为多西环素
0.1g 口服,每日 2 次,共 7～10 日;或阿奇霉素 1g 口服,1 次疗法。

2)附睾炎:可选多西环素 0.1g 口服,每日 2 次,共 10～14 日;
或氧氟沙星 0.3g 口服,每日 2 次,共 10～14 日;或米诺环素 0.1g
口服,每日 2 次,共 10～14 日;或阿奇霉素 1g 口服,以后每日
0.5g,每日 1 次,共 3～5 日。

3)前列腺炎:可选红霉素 0.5g 口服,每日 4 次;或米诺环素
0.1g 口服,每日 2 次;或氧氟沙星 0.3g 口服,每日 2 次。

【注意事项】

1. 由于支原体的数种亚型,且在药物敏感性方面略有差异,
如红霉素对人型支原体感染无效,林可霉素对解脲支原体感染无
效等,故在治疗支原体性非淋菌性尿道炎时,要依据支原体培养
结果及药敏试验选择敏感性的药物。

2. 非淋菌性尿道炎患者性伴侣可能是传染源,要对其进行相
关检查,一经发现沙眼衣原体或支原体感染,即使无症状,也应按
前述方案进行治疗。

3. 当前后病原体为相同血清型时有助于复发的诊断。治疗
后 10～20 天复查均为阴性,并且临床症状消失为治愈。本病治
疗时所需的疗程较长。

第三节　生殖器疱疹

【概述】

生殖器疱疹是单纯疱疹病毒感染外阴、肛门生殖器皮肤黏膜

引起的性传播疾病。导致生殖器疱疹的单纯疱疹病毒有 HSV-1 型和 HSV-2 型。多数生殖器疱疹由 HSV-2 引起。HSV 进入人体后,可终身潜伏,潜伏的病毒在一定条件下可再度活跃而复发,因此,生殖器疱疹常呈慢性反复发作的过程。HSV 除可引起生殖器疱疹外,还可在分娩时经产道传染给新生儿,引起新生儿 HSV 感染。

【诊断要点】

1. 流行病学史　有不安全性行为,多性伴侣或性伴侣感染史。

2. 临床表现

(1)初发生殖器疱疹:是指第 1 次出现临床表现的生殖器疱疹。初发可以是原发性生殖器疱疹,也可以是非原发性感染。①原发性生殖器疱疹。既往无 HSV 感染,血清 HSV 抗体检测阴性,为第 1 次感染 HSV 而出现症状者。是临床表现最为严重的一种类型。潜伏期 1 周(2～12 天)。男性好发于龟头、冠状沟、阴茎体等,女性好发于大小阴唇、阴道口、会阴、肛周等。少见的部位包括阴囊、阴阜、大腿、臀部等。有肛交行为者常见肛门、直肠受累。最初的表现为红斑、丘疹或丘疱疹,很快发展为集簇或散在的小水疱,2～4 天后破溃形成糜烂和溃疡。局部可出现瘙痒、疼痛或烧灼感。病程持续 15～20 天。常伴发热、头痛、肌痛、全身不适或乏力等症状。可有尿道炎、膀胱炎或宫颈炎等表现。腹股沟淋巴结可肿大,有压痛。②非原发性生殖器疱疹。既往有过 HSV 感染(主要为口唇或颜面疱疹),血清 HSV 抗体检测阳性,再次感染另一型别的 HSV 而出现生殖器疱疹的初次发作。与上述的原发性生殖器疱疹相比,自觉症状较轻,皮损较局限,病程较短,全身症状较少见,腹股沟淋巴结多不肿大。

(2)复发性生殖器疱疹:首次复发多出现在原发感染后 1～4 个月。个体复发频率的差异较大,平均每年 3～4 次,有达 10 数次者。多在发疹前数小时至 5 天有前驱症状,表现为局部瘙痒、烧灼感、刺痛、隐痛、麻木感和会阴坠胀感等。皮损数目较少,为集簇的小水疱,很快破溃形成糜烂或浅表溃疡,分布不对称,局部轻微疼痛、瘙痒、烧灼感。病程常为 6～10 天,皮损多在 4～5 天愈合。全身症状少见,多无腹股沟淋巴结肿大。

(3)亚临床感染:无临床症状和体征的 HSV 感染。但存在无症状排毒,可有传染性。

(4)不典型或未识别的生殖器疱疹:不典型损害可为非特异性红斑、裂隙、硬结(或疖肿)、毛囊炎、皮肤擦破、包皮红肿渗液等。

(5)特殊类型的生殖器疱疹:①疱疹性宫颈炎。表现为黏液脓性宫颈炎,出现宫颈充血及脆性增加、水疱、糜烂,甚至坏死。②疱疹性直肠炎。多见于有肛交行为者,表现为肛周水疱或溃疡,肛门部疼痛、里急后重、便秘和直肠黏液血性分泌物,常伴发热、全身不适、肌痛等。③新生儿疱疹。为妊娠期生殖器疱疹的不良后果。可分为局限型、中枢神经系统型和播散型。常在出生后 3～30 天出现症状,侵犯皮肤黏膜、内脏和中枢神经系统。表现为吃奶时吸吮无力、昏睡、发热、抽搐、惊厥或发生皮损,可出现结膜炎、角膜炎,可伴有黄疸、发绀、呼吸困难、循环衰竭以致死亡。④并发症。少见,中枢神经系统并发症包括无菌性脑膜炎、自主神经功能障碍、横断性脊髓炎和骶神经根病。播散性 HSV 感染包括播散性皮肤感染、疱疹性脑膜炎、肝炎、肺炎等。

3. 实验室检查 ①培养法:细胞培养 HSV 阳性;②抗原检测:酶联免疫吸附试验或免疫荧光试验检测 HSV 抗原阳性;③核酸检测:PCR 等检测 HSV 核酸阳性。核酸检测应在通过相关机构认证的实验室开展;④抗体检测:HSV-2 型特异性血清抗体检测阳性。此外,HSV-2 型特异性血清学诊断试验可检测不同 HSV 型别的血清抗体,可用于复发性生殖器疱疹患者无皮损期的辅助诊断,也可用于对患者性伴侣的 HSV 感染状况的判断及不典型生殖器疱疹的辅助诊断。在血清中检出不同型别的 IgM

抗体,表明有该型 HSV 的首次感染,且只出现在近期感染时。而 IgG 抗体持续存在的时间更长,其阳性则更能提示 HSV 感染,尤其对无明显皮损患者的辅助诊断。但不同试剂的敏感性和特异性相差较大,该试验检测结果目前不能作为确诊病例的依据。

4. 诊断分类　临床诊断病例:符合临床表现,有或无流行病学史。确诊病例:同时符合临床诊断病例的要求和实验室检查中的任 1 项。

【治疗要点】

一般原则:无症状或亚临床型生殖器 HSV 感染者通常无需药物治疗。有症状者治疗包括全身治疗和局部处理两方面。全身治疗主要是抗病毒治疗和治疗合并感染,局部处理包括清洁创面和防止继发感染。由于生殖器疱疹极易复发,常给患者带来心理压力,引起紧张、抑郁或焦虑等不良情绪,而心理因素又可影响该病的自然病程。因此,应在患病早期及时给予医学咨询、社会心理咨询、药物治疗等综合处理措施,以减少疾病复发。所有感染生殖器疱疹的患者都应接受梅毒及 HIV 检测。

【处方】

1. 系统性抗病毒治疗

(1)初发生殖器疱疹推荐方案:口服阿昔洛韦 200 mg,每日 5 次,共 7～10 日;或阿昔洛韦 400 mg,每日 3 次,共 7～10 日;或伐昔洛韦 500 mg,每日 2 次,共 7～10 日;或泛昔洛韦 250 mg,每日 3 次,共 7～10 日。

(2)疱疹性直肠炎、口炎或咽炎:适当增大剂量或延长疗程至 10～14 日。

(3)播散性 HSV 感染:阿昔洛韦 5～10 mg/kg,静脉滴注,每 8 小时 1 次,疗程为 5～7 日或直至临床症状消失。肾功能受损的患者,阿昔洛韦的用量应根据肾功能受损程度调整。

(4)复发性生殖器疱疹的间歇疗法:用于病情复发时,可减轻病情的严重程度,缩短复发时间,加快病毒排出。间歇疗法最好在患者出现前驱症状时或症状出现 24 小时内使用。推荐方案：口服阿昔洛韦 200 mg,每日 5 次,共 5 日;或阿昔洛韦 400 mg,每日 3 次,共 5 日;或伐昔洛韦 500 mg,每日 2 次,共 5 日;或泛昔洛韦 250 mg,每日 3 次,共 5 日。

(5)生殖器疱疹频繁复发(每年复发超过 6 次):可采用长期抑制疗法。推荐方案:口服阿昔洛韦 400 mg,每日 2 次;或伐昔洛韦 500 mg,每日 1 次;或泛昔洛韦 250 mg,每日 2 次。需长期持续给药,疗程一般为 4～12 个月。

(6)妊娠期生殖器疱疹:在孕妇中,阿昔洛韦等药物的安全性尚未明确,如需使用,应权衡利弊并征得患者的知情同意。目前认为,孕妇初发生殖器疱疹患者可口服阿昔洛韦;有并发症者,应静脉滴注阿昔洛韦。对于频繁复发或新近感染的孕妇生殖器疱疹患者,在妊娠最后 4 周时,可通过持续的阿昔洛韦治疗以减少活动性损害的出现,从而降低剖宫产率。对于既往有复发性生殖器疱疹病史,近足月时无复发迹象的孕妇,可不进行阿昔洛韦治疗。对于有活动性皮损或有发作前驱症状的孕妇,在无禁忌证的前提下,可于破膜之前进行剖宫产术,但剖宫产术并不能完全防止新生儿疱疹。对无活动性皮损的孕妇患者,可从阴道分娩,但分娩后对其新生儿是否出现发热、昏睡、吃奶时吸吮无力、抽搐或发生皮损进行密切监测,以便及时处理。妊娠末期原发性生殖器疱疹发生母婴传播的机会是复发性生殖器疱疹的 10 倍,因此对于血清学抗体阴性的孕妇,即从来没有感染过疱疹病毒的孕妇,应预防孕妇在妊娠末期感染原发性生殖器疱疹。预防措施包括在妊娠晚期禁欲,避免口交,或在性生活中全程使用安全套。

2. 局部处理:皮损局部可采用生理氯化钠溶液或 3%硼酸溶液清洗,要保持患处清洁、干燥。可外用 3%阿昔洛韦乳膏或 1%喷昔洛韦乳膏等,但单独局部治疗的疗效远逊于系统用药。

3. 党参 15g,生黄芪 15g,白术 15g,海螵蛸 15g,椿根皮 15g,鸡冠花 15g,夏枯草 15g,茯苓 15g,淫羊藿 15g,柴胡 10g,车前子

10g,陈皮 10g,荆芥 6g,甘草 6g；用法：每日 1 剂,水煎服,15 天 1 个疗程。

【注意事项】

1. 对于初发生殖器疱疹的患者,经治疗后,全身症状消失,皮损消退,局部疼痛、感觉异常及淋巴结肿大消失,即为临床痊愈。但本病易复发,尤其在初发感染后 1 年内复发较频繁。生殖器 HSV-2 感染较 HSV-1 感染者易复发。随着病程的推延,复发有减少的趋势。有临床发作的患者均存在亚临床或无症状排毒,生殖器疱疹的性传播和垂直传播大多发生在亚临床或无症状排毒期间。生殖器疱疹的复发与一些诱发因素有关,饮酒、辛辣食物、疲劳、感冒、焦虑、紧张、性交、月经等是常见诱因。规律的生活习惯,适当体育锻炼,良好的心理状态和避免诱发因素是减少和预防复发的重要措施。

2. 向患者提供进一步的健康教育及咨询,同时可考虑随访时向患者提供下一次治疗的药物,以便患者在前驱症状或发作 24 小时内能及时服药。

3. 注意咨询：①解释本病的自然病程,强调其复发性和无症状排毒的可能性,无症状期间也可发生 HSV 性传播；②告诉患者本病复发的常见诱因,避免心理紧张、抑郁或焦虑等不良情绪,通过避免复发诱因可减少复发；③告知育龄期患者(包括男性患者)有关胎儿和新生儿 HSV 感染的危险性；④告诉初发者,抗病毒治疗可缩短病程,抗病毒抑制疗法可减少或预防复发；⑤取得患者对治疗的积极配合,以减少疾病的传播。

4. 健康教育：①强调将病情告知其性伴侣,取得性伴侣的谅解和合作,避免在复发前驱症状或皮损出现时发生性接触,或更好地采用屏障式避孕措施,以减少 HSV 传染给性伴侣的危险性；②提倡安全套等屏障式避孕措施,安全套可减少生殖器疱疹传播的危险性,但出现皮损时性交,即使使用安全套也可能发生 HSV 性传播；③改变性行为方式,避免非婚性行为,杜绝多性伴侣,是预防生殖器疱疹的根本措施。

第四节　淋　病

【概述】

淋病是淋病奈瑟菌(简称淋菌)引起的以泌尿生殖系统化脓性感染为主要表现的性传播疾病,其发病率居我国性传播疾病首位。淋菌为革兰阴性双球菌,离开人体不易生存,一般消毒剂容易将其杀灭。淋菌对柱状上皮及移行上皮黏膜有亲和力,常隐匿于泌尿生殖道引起感染。

根据其接触传染的方式,可分为性接触传染或直接接触传染、间接接触传染或非接触性传染、母婴传染、自体接种传染和医源性传染。性接触传染或直接接触传染是主要的传染途径。

【诊断要点】

1. 患者有性接触史。多数为性活跃期的中青年,几乎全部有婚外性行为或嫖娼史,配偶有感染史,与淋病患者(尤其家中淋病患者)共用物品史,新生儿母亲有淋病病史。

2. 此病潜伏期多数为 1～14 天,平均 3～5 天。男性 2～5 天,女性较男性长,多数为 7～10 天。一些发生临床症状,一些不出现临床症状,成为淋球菌携带者。

3. 男性淋病主要表现为淋菌性尿道炎,其尿道内淋球菌上行或外溢,发展成为淋菌性附睾炎、睾丸炎,淋菌性前列腺炎,淋菌性精囊炎,淋菌性尿道狭窄,淋菌性尿道球腺炎,淋菌性包皮龟头炎,以及其他合并症。

淋菌性尿道炎出现尿道口黏膜红肿,多数为逐渐加重,出现尿道口及前尿道痒、刺痛,并有稀薄透明黏液自尿道口流出,很快变为黏稠黄色或黄绿色脓液,量逐渐增多,少数带有血液或血丝,有灼热感、刺痛,排尿疼痛。夜间常有阴茎痛性勃起。主要表现:尿道不适,内有刺痛、灼热感,尿频,尿急,尿痛,脓性液体溢出。

还可出现会阴部不适,如腹痛,严重时引起排尿困难或尿潴留。

4. 女性淋病主要表现为淋菌性宫颈炎和尿道炎,以及淋菌性盆腔炎、前庭大腺炎、阴道外阴炎等并发症。

淋菌性宫颈炎发病率较高,占女性淋病的 85%～95%。子宫红肿,子宫颈组织脆性增加,有黄色或黄绿色脓液流出,少数患者带有少量血液,脓液充满整个穹窿部。严重时有宫颈外糜烂,脓性排出物增多。可引起子宫内膜炎、宫外孕、不孕症、尿道炎等症状。

淋菌性尿道炎通过阴道感染发生,尿道口红肿,脓性分泌物或溢脓,尿急,尿频,尿痛,可引起尿道旁腺感染。

5. 亦可表现为淋菌性直肠炎、咽炎、眼病、皮炎,播散性淋菌性血症、关节炎、心脏病变。

6. 儿童和孕妇是淋病易感群体,应该注意防治。

7. 直接涂片检查:患者脓性分泌物涂片做革兰染色,在多形核白细胞内发现革兰阴性双球菌即为阳性。

8. 淋球菌培养及生化试验:淋球菌培养是淋病最重要的检查,有确诊意义。

【治疗要点】

尽早确诊,及时治疗。明确临床类型。明确有无耐药。明确是否合并支原体及衣原体感染。正确、足量、规则、全面治疗。

【处方】

1. 患者注意适当休息,控制饮食,自我隔离,禁止性生活。

2. 青霉素治疗:成年人每日 160 万～240 万 U 分 2～3 次肌内注射;儿童每日每千克体重 3 万～10 万 U 分 2～3 次肌内注射。或成年人每日 800 万～2000 万 U,儿童每日每千克体重 20 万～40 万 U,均分 3～4 次注射。静脉滴注用 0.9%氯化钠或 5%葡萄糖注射液溶解稀释,一般为 1 万 U/ml,不宜超 2 万 U/ml,滴速应稍快。

3. 氨苄西林治疗:成年人每次 0.25～0.5g,每日 4 次口服;

或每次 0.5～1g 每日肌内注射；或每次 1～2g，每日 3～4 次静脉注射或滴注。儿童每日每千克体重 50～100mg，分 3～4 次静脉注射。推注要慢，每分钟 100mg 以下；静脉滴注现配现用，溶于 100ml 液体内 1 小时滴完。

4. 阿莫西林治疗：成年人每次 3～4g，分 3～4 次口服；儿童每日每千克体重 40～50mg，分 3～4 次口服。或成年人每日 1～4g，肌内注射或静脉滴注；儿童每日每千克体重 50～100mg，分 3～4 次肌内注射。

5. 大观霉素（淋必治）2 克，肌内注射。

6. 头孢唑林治疗：成年人每日 1～4g，分 2～4 次静脉注射或静脉滴注；儿童每日每千克体重 30～50mg，分 2～3 次肌内注射。

7. 头孢曲松治疗：成年人每次 1～2g，每日 1 次肌内注射、静脉注射或静脉滴注。儿童每日每千克体重 50～100mg，分 2 次肌内注射。

8. 红霉素治疗：成年人每日 1～2g，分 3～4 次口服；儿童每日每千克体重 20～45mg，分 3 次口服。空腹给药。或成年人与儿童每日每千克体重 20～30mg，分 2 次静脉滴注。

9. 播散性淋病：头孢曲松钠 1g，肌内注射或静脉注射，24 小时 1 次，症状改善后 24～48 小时改为头孢克肟 400mg，口服，每日 2 次，连用 7 日。

10. 淋菌产妇分娩的新生儿：尽快使用 0.5% 红霉素眼膏预防淋菌性眼炎，并预防用头孢曲松 25～50mg/kg（单次最大剂量不超过 125mg），单次肌内注射或静脉注射。

11. 头孢噻肟钠，150～200mg/kg，肌内注射，1 次/日，共 10 天。

【注意事项】

1. 早期发现、早期诊断、早期治疗对淋病的治疗非常重要。注意休息，注意会阴部卫生。进行健康教育，避免非婚性行为，注意隔离消毒，防止交叉感染。

2. 药物选择应该根据药敏试验结果选用,目前应首选头孢曲松、大观霉素、喹诺酮类药物。治疗以及时、足量、规范化用药为原则。

3. 注意合并症的治疗,同时进行。须维持水、电解质的平衡。

4. 加强性伴侣处理,检查配偶夫妻同治,未治愈前禁止性行为。

第五节 梅 毒

【概述】

梅毒(syphilis)是由苍白螺旋体引起的一种慢性、系统性的性传播疾病。可分为后天获得性梅毒和胎传梅毒(先天梅毒)。获得性梅毒又分为早期和晚期梅毒。早期梅毒指感染梅毒螺旋体在 2 年内,包括一期、二期和早期隐性梅毒,一、二期梅毒也可重叠出现。晚期梅毒的病程在 2 年以上,包括三期梅毒、心血管梅毒、晚期隐性梅毒等。神经梅毒在梅毒早晚期均可发生。胎传梅毒又分为早期(出生后 2 年内发病)和晚期(出生 2 年后发病)。

【诊断要点】

1. 一期梅毒

(1)流行病学史:有不安全性行为,多性伴侣或性伴侣感染史。

(2)临床表现:①硬下疳。潜伏期一般 2～4 周。常为单发,也可多发。初为粟粒大小高出皮面的结节,后发展成直径为 1～2 cm 的圆形或椭圆形浅在性溃疡。典型的硬下疳界限清楚、边缘略隆起、创面平坦、清洁;触诊浸润明显,呈软骨样硬度;无明显疼痛或轻度触痛。多见于外生殖器部位。②腹股沟或患部近侧淋巴结肿大:可为单侧或双侧,无痛,相互孤立而不粘连,质中,不化脓破溃,其表面皮肤无红、肿、热痛。

(3)实验室检查:①采用暗视野显微镜或镀银染色显微镜检

查法,取硬下疳皮损渗出液或淋巴结穿刺液,可查到梅毒螺旋体,但检出率较低。②非梅毒螺旋体血清学试验阳性。如感染不足2～3周,该试验可为阴性,应于感染4周后复查。③梅毒螺旋体血清学试验阳性,极早期可阴性。

(4)诊断分类:①疑似病例。应同时符合临床表现和实验室检查中②项,可有或无流行病学史;或同时符合临床表现和实验室检查中③项,可有或无流行病学史。②确诊病例。应同时符合疑似病例的要求和实验室检查中①项,或同时符合疑似病例的要求和两类梅毒血清学试验均为阳性。

2.二期梅毒

(1)流行病学史:有不安全性行为,多性伴侣或性伴侣感染史,或有输血史(供血者为早期梅毒患者)。

(2)临床表现:可有一期梅毒史(常在硬下疳发生后4～6周出现),病期2年内。①皮肤黏膜损害。皮损类型多样化,包括斑疹、斑丘疹、丘疹、鳞屑性皮损、毛囊疹及脓疱疹等,分布于躯体和四肢等部位,常泛发对称。掌跖部暗红斑及脱屑性斑丘疹,外阴及肛周的湿丘疹或扁平湿疣为其特征性损害。皮疹一般无瘙痒感。可出现口腔黏膜斑、虫蚀样脱发。二期复发梅毒皮损数目较少,皮损形态奇特,常呈环状或弓形或弧形。②全身浅表淋巴结可肿大。③可出现梅毒性骨关节、眼、内脏及神经系统损害等。

(3)实验室检查:①采用暗视野显微镜或镀银染色显微镜检查法,取二期皮损尤其扁平湿疣、湿丘疹,可查到梅毒螺旋体。口腔黏膜斑因不易与口腔中的其他螺旋体相鉴别,故不采用此法检查。②非梅毒螺旋体血清学试验阳性。③梅毒螺旋体血清学试验阳性。

(4)诊断分类:①疑似病例。应同时符合临床表现和实验室检查中②项,可有或无流行病学史;②确诊病例。应同时符合疑似病例的要求和实验室检查中①项,或同时符合疑似病例的要求和两类梅毒血清学试验均为阳性。

3. 三期梅毒

(1)流行病学史:有不安全性行为,多性伴侣或性伴侣感染史,或有输血史。

(2)临床表现:可有一期或二期梅毒史,病程 2 年以上。①晚期梅毒。a. 皮肤黏膜损害:头面部及四肢伸侧的结节性梅毒疹,大关节附近的近关节结节,皮肤、口腔、舌咽的树胶肿,上腭及鼻中隔黏膜树胶肿可导致上腭及鼻中隔穿孔和马鞍鼻。b. 骨梅毒,眼梅毒,其他内脏梅毒,累及呼吸道、消化道、肝、脾、泌尿生殖系统、内分泌腺及骨骼肌等。②心血管梅毒,可发生单纯性主动脉炎、主动脉瓣关闭不全、主动脉瘤等。

(3)实验室检查:①非梅毒螺旋体血清学试验阳性,极少数晚期梅毒可呈阴性;②梅毒螺旋体血清学试验阳性。

(4)诊断分类:①疑似病例。应同时符合临床表现和实验室检查中①项,可有或无流行病学史。②确诊病例。应同时符合疑似病例的要求和两类梅毒血清学试验均为阳性。

4. 神经梅毒

(1)流行病学史:有不安全性行为,多性伴侣或性伴侣感染史,或有输血史。

(2)临床表现:①无症状神经梅毒。无明显的神经系统症状和体征。②脑膜神经梅毒。表现为发热、头痛、恶心、呕吐、颈项强直、视盘水肿等。③脑膜血管梅毒。为闭塞性脑血管综合征的表现,如偏瘫、截瘫、失语、癫痫样发作等。④脑实质梅毒。可出现精神症状,表现为麻痹性痴呆,可出现注意力不集中、情绪变化、妄想,以及智力减退、判断力与记忆力、人格改变等;可出现神经系统症状,表现为震颤、言语与书写障碍、共济失调、肌无力、癫痫发作、四肢瘫痪及大小便失禁等。若梅毒螺旋体引起脊髓损伤,即为脊髓痨。可发生闪电样痛,感觉异常,触痛觉及温度觉障碍;深感觉减退及消失;位置觉和振动觉障碍等。

(3)实验室检查:①非梅毒螺旋体血清学试验阳性,极少数晚期患者可阴性;②梅毒螺旋体血清学试验阳性;③脑脊液检查:白细胞计数≥5×10⁶/L,蛋白量>500mg/L,且无引起异常的其他原因。脑脊液荧光螺旋体抗体吸收试验(FTA-ABS)和(或)性病研究实验室(VDRL)试验阳性。在没有条件做 FTA-ABS 和VDRL 的情况下,可以用梅毒螺旋体明胶凝集试验(TPPA)和快速血浆反应素环状卡片试验(RPR)或甲苯胺红不加热血清学试验(TRUST)替代。

(4)诊断分类:①疑似病例。应同时符合临床表现、实验室检查①、②、③中的脑脊液常规检查异常(排除引起异常的其他原因),可有或无流行病学史。②确诊病例。应同时符合疑似病例的要求和实验室检查③中的脑脊液梅毒血清学试验阳性。

5. 隐性梅毒(潜伏梅毒)

(1)流行病学史:有不安全性行为,多性伴侣或性伴侣感染史,或有输血史。①早期隐性梅毒:病程<2 年。a. 在过去 2 年内有明确的高危性行为史,而 2 年前无高危性行为史。b. 在过去2 年内,有符合一期或二期梅毒的临床表现,但未得到诊断和治疗者。c. 在过去 2 年内,性伴侣有明确的梅毒感染史。②晚期隐性梅毒:病程>2 年。无法判断病程者作为晚期隐性梅毒处理。

(2)临床表现:无临床症状与体征。

(3)实验室检查:①非梅毒螺旋体血清学试验阳性,少数晚期隐性梅毒可呈阴性;②梅毒螺旋体血清学试验阳性;③脑脊液检查无明显异常。

(4)诊断分类:①疑似病例。应同时符合实验室检查中①项,既往无梅毒诊断与治疗史,无临床表现者。②确诊病例。同时符合疑似病例的要求和两类梅毒血清学试验均为阳性。如有条件可行脑脊液检查以排除无症状神经梅毒。

6. 胎传梅毒

(1)流行病学史:生母为梅毒患者。

(2)临床表现:①早期胎传梅毒。一般<2 岁发病,类似获得

性二期梅毒,发育不良,皮损常为红斑、丘疹、扁平湿疣、水疱-大疱;梅毒性鼻炎及喉炎;骨髓炎、骨软骨炎及骨膜炎;可有全身淋巴结肿大、肝脾大、贫血等。②晚期胎传梅毒。一般＞2 岁发病,类似于获得性三期梅毒。出现炎症性损害(间质性角膜炎、神经性耳聋、鼻或腭树胶肿、克勒顿关节、胫骨骨膜炎等)或标记性损害(前额圆凸、马鞍鼻、佩刀胫、锁胸关节骨质肥厚、赫秦生齿、口腔周围皮肤放射状皲裂等)。③隐性胎传梅毒。即胎传梅毒未经治疗,无临床症状,梅毒血清学试验阳性,脑脊液检查正常,年龄＜2 岁者为早期隐性胎传梅毒,＞2 岁者为晚期隐性胎传梅毒。

(3)实验室检查:①显微镜检查。采用暗视野显微镜或镀银染色显微镜检查法,取早期胎传梅毒患儿的皮肤黏膜损害或胎盘标本,可查见梅毒螺旋体。②非梅毒螺旋体血清学试验阳性,其抗体滴度≥母亲 2 个稀释度(4 倍),或随访 3 个月滴度呈上升趋势有确诊意义。③梅毒螺旋体血清学试验阳性,其 IgM 抗体检测阳性有确诊意义,阴性不能排除胎传梅毒。

(4)诊断分类:①疑似病例。所有未经有效治疗的患梅毒母亲所生的婴儿,或所发生的死胎、死产、流产病例,证据尚不足以确诊为胎传梅毒者。②确诊病例。符合下列任何一项实验室检查和随访结果:a. 暗视野显微镜检查,或镀银染色在早期先天梅毒皮肤或黏膜损害及组织标本中查到梅毒螺旋体,或梅毒螺旋体核酸检测阳性;b. 婴儿血清梅毒螺旋体 IgM 抗体检测阳性;c. 婴儿出生时非梅毒螺旋体血清学试验滴度≥母亲滴度的 4 倍,且梅毒螺旋体血清学试验阳性;d. 婴儿出生时非梅毒螺旋体血清学试验阴性或滴度虽未达到母亲滴度的 4 倍,但在其后随访中发现由阴转阳,或滴度上升有临床症状,且梅毒螺旋体血清学试验阳性;e. 患梅毒母亲所生婴儿随访至 18 个月时梅毒螺旋体抗原血清学试验仍持续阳性。

【治疗要点】

一般原则:①及早发现,及时正规治疗,越早治疗效果越好;

②剂量足够,疗程规则。不规则治疗可增多复发及促使晚期损害提前发生;③治疗后要经过足够时间的追踪观察;④对所有性伴侣同时进行检查和治疗。

【处方】

1. 早期梅毒(包括一期、二期及病程<2 年的隐性梅毒)推荐方案　普鲁卡因青霉素 G 80 万 U/d,肌内注射,连续 15 日;或苄星青霉素 240 万 U,分为双侧臀部肌内注射,每周 1 次,共 2 次。替代方案:头孢曲松 0.5～1 g,每日 1 次,肌内注射或静脉给药,连续 10 日。

对青霉素过敏用以下药物:多西环素 100mg,每日 2 次,连服15 日;或盐酸四环素 500mg,每日 4 次,连服 15 日(肝、肾功能不全者禁用);或罗红霉素 0.25g,口服,每日 4 次,连用 15 天,阿奇霉素 1.0g,口服,每日 2 次,连用 15 天。

2. 晚期梅毒(三期皮肤、黏膜、骨梅毒,晚期隐性梅毒或不能确定病期的隐性梅毒)及二期复发梅毒推荐方案　普鲁卡因青霉素 G 80 万 U/d,肌内注射,连续 20 日为 1 个疗程,也可考虑给第2 个疗程,疗程间停药 2 周;或苄星青霉素 240 万 U,分为双侧臀部肌内注射,每周 1 次,共 3 次。对青霉素过敏用以下药物:多西环素 100 mg,每日 2 次,连服 30 日;或盐酸四环素 500 mg,每日 4次,连服 30 日(肝、肾功能不全者禁用)。

3. 心血管梅毒推荐方案　如有心力衰竭,首先治疗心力衰竭,待心功能可代偿时,注射青霉素,需从小剂量开始以避免发生吉海反应,造成病情加剧或死亡。水剂青霉素 G,第 1 天 10 万 U,每日 1 次肌内注射;第 2 天 10 万 U,每日 2 次肌内注射;第 3 天20 万 U,每日 2 次肌内注射。自第 4 天起按下列方案治疗:普鲁卡因青霉素 G 80 万 U/d,肌内注射,连续 20 日为 1 个疗程,共 2个疗程(或更多),疗程间停药 2 周;或苄星青霉素 240 万 U,分为双侧臀部肌内注射,每周 1 次,共 3 次。对青霉素过敏者用以下药物:多西环素 100 mg,每日 2 次,连服 30 日;或盐酸四环素 500

mg,每日4次,连服30日(肝、肾功能不全者禁用)。

4. 神经梅毒、眼梅毒推荐方案　水剂青霉素G 1800～2400万U静脉滴注(300万～400万U,每4小时1次),连续10～14日。必要时,继以苄星青霉素G 240万U,每周1次肌内注射,共3次。或普鲁卡因青霉素G 240万U/d,每日1次肌内注射,同时口服丙磺舒,每次0.5 g,每日4次,共10～14日。必要时,继以苄星青霉素G 240万U,每周1次肌内注射,共3次。替代方案:头孢曲松2 g,每日1次静脉给药,连续10～14日。对青霉素过敏者用以下药物:多西环素100 mg,每日2次,连服30日;或盐酸四环素500 mg,每日4次,连服30日(肝、肾功能不全者禁用)。

5. 早期胎传梅毒(<2岁)推荐方案　脑脊液异常者:水剂青霉素G 10万～15万U/(kg·d),出生后7日以内的新生儿,以每次5万U/kg,静脉滴注,每12小时1次,以后每8小时1次,直至总疗程10～14日。或普鲁卡因青霉素G 5万U/kg·d,肌内注射,每日1次,10～14日。脑脊液正常者:苄星青霉素G 5万U/kg,1次分两侧臀部肌内注射。如无条件检查脑脊液者,可按脑脊液异常者治疗。对青霉素过敏者,尚无使用其他治疗方案有效的证据,可试用红霉素治疗。

6. 晚期胎传梅毒(>2岁)推荐方案　水剂青霉素G 15万U/kg·d,分次静脉滴注,连续10～14日,或普鲁卡因青霉素G,每日5万U/kg,肌内注射,连续10日为1个疗程(对较大儿童的青霉素用量,不应超过成年人同期患者的治疗量)。脑脊液正常者:苄星青霉素G 5万U/kg,1次分两侧臀部肌内注射。替代方案:对青霉素过敏者,既往用过头孢类抗生素而无过敏者在严密观察下可选择头孢曲松250mg,每日1次,肌内注射,连续10～14日。<8岁儿童禁用四环素。

7. 妊娠期梅毒　在妊娠期新确诊患梅毒的孕妇应按相应梅毒分期治疗。治疗原则与非妊娠患者相同,但禁用四环素、多西环素,治疗后每个月做1次定量非梅毒螺旋体血清学试验,观察有无复发及再感染。推荐对妊娠期梅毒患者在妊娠早 3 个月和妊娠末 3 个月各进行 1 个疗程的抗梅毒治疗。对青霉素和头孢类药物过敏者,由于妊娠期和哺乳期不能应用四环素类药物,可试用大环内酯类药物替代:红霉素 500mg,每日 4 次,早期梅毒连服 15 日;晚期梅毒和不明病期梅毒连服 30 日。红霉素治疗梅毒的疗效差,在治疗后应加强临床和血清学随访。在停止哺乳后,要用多西环素复治。

8. 梅毒患者合并获得性免疫缺陷综合征(HIV)感染的处理
①所有获得性免疫缺陷综合征(HIV)感染者应做梅毒血清学筛查,所有梅毒患者应做 HIV 抗体筛查;②常规的梅毒血清学检查无法确定诊断时,可取皮损活检,做免疫荧光染色或银染色找梅毒螺旋体;③所有梅毒患者,凡合并 HIV 感染者,应考虑做腰椎穿刺检查脑脊液以排除神经梅毒;④梅毒患者合并 HIV 感染是否要加大剂量或疗程治疗梅毒仍不明确,对一期、二期及隐性梅毒建议检查脑脊液以排除神经梅毒,若不能实现,则建议用神经梅毒治疗方案来进行治疗;⑤对患者进行密切监测及定期随访。

【注意事项】

梅毒诊断必须明确,治疗越早效果越好,剂量必须足够,疗程必须规则,治疗后要追踪观察。应对传染源及性伴侣或性接触者同时进行检查和梅毒治疗。

第六节 免疫性不育

【概述】

人类精液中有 10 余种抗原,但在正常生理功能条件下,一般不会产生自身抗体,而当生殖系统炎症、生殖管道阻塞、血睾屏障及生殖道黏膜屏障破坏时,就可能导致抗精子抗体的产生,干扰生殖的各个环节,导致不育。男性免疫性不育定义:性及射精功能正常,在至少一份精液标本中,混合抗球蛋白反应实验或免疫珠实验不少于50%的活动精子表面被抗体包裹。

【诊断要点】

男性自身免疫性不育的诊断主要依靠抗精子抗体的检测。在一份精液标本中,混合抗球蛋白反应实验或免疫珠实验不少于50%的活动精子表面被抗体包裹即可诊断。

【治疗要点】

控制感染,免疫治疗,手术治疗相关疾病,辅助生殖。

【处方】

1. 免疫治疗

(1)免疫阻断法:坚持每次性交时全程使用避孕套6~12个月,待抗体转阴后于排卵期性生活,可提高妊娠率。

(2)免疫抑制药治疗

1)低剂量持续疗法:口服泼尼松5mg,每天3次,连续6个月。

2)周期疗法:在配偶月经周期的第1~10天,泼尼松每天40mg,每天3次。如果抗精子抗体逐渐降低,可加量至每天80mg,持续使用9个月经周期,该方法无严重并发症。

3)大剂量疗法:泼尼松每天40mg,每天3次,连续10天。

4)大剂量递减疗法:泼尼松每天40mg,每天3次,连续10天后减量;泼尼松每天10mg,每天3次,连续10天后减量;泼尼松每天5mg,每天3次,连续10天。治疗期间应每个月复查血清、精浆、宫颈黏液的抗体变化,如果未育而抗体滴度下降,重复使用该方法;如抗体滴度无变化,则放弃这种方法。

2. 精子洗涤和辅助生殖技术　适用于一般治疗和免疫药物治疗无效的患者。

3. 中药制剂　仙灵脾9g,车前子9g,当归12g,黄芪25g,菟丝子15g,何首乌15g,枸杞子15g,陈皮9g,党参30g,续断25g,桑椹15g,覆盆子15g,五味子6g;用法:1剂,口服,1次/日。

【注意事项】

1. 生殖道感染治疗,部分前列腺炎、精囊炎、附睾炎的患者随着感染治愈后,抗体会自然消失。

2. 精液囊肿、附睾囊肿、单侧睾丸萎缩、隐睾、严重睾丸损失应手术治疗。

第七节　射精功能障碍

一、早泄

【概述】

早泄指射精在插入阴道之前或插入阴道 2 分钟以内,共同特征为阴道内射精潜伏期缩短、延迟或控制射精的能力下降,并引起患者痛苦、烦恼。

【诊断要点】

1. 主诉:病人及其配偶的陈述。

2. 病史询问:寻找早泄的原因。

3. 早泄发生的次数。

4. 早泄发生的严重程度。

5. 阴茎勃起情况。

6. 性交的频率。

7. 心理学量表分析病人的心理状态。

8. 阴茎生物感觉阈值测定法:评估阴茎背神经向心性传导功能和脑神经的兴奋性。

9. 阴茎神经电生理检查。

【治疗要点】

根据不同的病因选择不同的治疗方法,原发性早泄以药物治疗为主,继发性早泄重点治疗原发病,心理问题引起的早泄采取心理咨询。

【处方】

1. 帕罗西汀　为选择性 5-羟色胺再摄取抑制药,20～40mg,每天早晨 1 次服用。

2. 氯米帕明　每日口服 25～50mg,或者性交前 1 小时左右口服 50mg。

3. 舍曲林　从小剂量开始,每日 25～75mg,可逐渐增至 75～150mg,分 3 次口服。

4. 氟西汀　每次 20mg,1 日 1 次。

5. 局部麻醉药　丙胺卡因-利多卡因乳胶或喷雾剂、丁卡因凝胶、利多卡因凝胶、达克罗宁乳剂性交前在龟头、冠状沟均匀涂抹,降低局部神经的敏感度,提高阴茎的感觉阈值。

6. 中医中药

7. 心理治疗　性知识普及、告知患者早泄可以治愈,在性生活过程中转移注意力,如听音乐等,女方应关心和鼓励患者,切忌责备、讽刺甚至谩骂,加重患者心理负担。

8. 行为治疗　暂停训练、挤压技术、停-动技术等。

9. 手术治疗

(1)选择性阴茎背神经切断术,有效率 60%。

(2)假体植入:适用于重度早泄和伴有重度阴茎勃起功能障碍的早泄病人,术后能提高性伴侣的性生活满意度。

【注意事项】

1. 口服药物帕罗西汀等,应告知病人的不良反应,如疲劳、打呵欠、轻度鼻塞、出汗等,不良反应一般在治疗后 1～2 周出现,2～3 周后逐渐消失。如出现罕见的不良反应:出血风险和阴茎异常勃起应立即就诊;对 18 岁以下的男性或有抑郁症并伴有自杀倾向的病人,禁止服用此类药物;长期服用此药的病例,停药应逐渐进行,以免引起反跳症状。

2. 使用表面麻醉剂要注意药物对局部的麻醉效应,防止性快感障碍。

二、不射精

【概述】

病人有正常的性欲和勃起功能,阴茎能插入阴道并抽动,但无性高潮和尿道外口射出精液。

【诊断要点】

1. 主诉:病人及其配偶的陈述。

2. 询问阴茎插入阴道抽动时间、频率和幅度。

3. 性交时阴茎疲软前有无快感。

4. 自慰有无射精。

5. 有无遗精。

6. 有无神经系统病变。

7. 是否长期服用影响射精的药物。

8. 体格检查:泌尿生殖系统及神经系统有无器质性病变。

9. 射精后,离心沉淀尿液检查与逆行射精鉴别。

【治疗要点】

根据各种不同病因心理性、解剖性、神经性及药物性因素进行治疗。

【处方】

1. 麻黄碱　性交前服用 25～50mg。

2. 左旋多巴　从小剂量开始,0.1～0.25g,2～4g/d,分 4～6 次服用,维持量 2.5～5g/d,分 4～6 次口服。

3. 振动刺激射精　通过振动刺激阴茎头和包皮系带诱发射精,适用于心因性不射精。

4. 性教育　让病人了解男女生殖器解剖和生理知识,并告知病人必要的性技巧。

5. 心理治疗　解除心理压力,帮助患者克服焦虑情绪。

【注意事项】

1. 口服药物治疗,如患者合并心肌梗死、心律不齐及消化道溃疡慎用。

2. 振动刺激射精常见不良反应是一过性血压增高,无需处理。

三、逆行射精

【概述】

病人性交时有射精的动作和快感,但没有或仅有少量的精液从尿道口射出。

【诊断要点】

1. 射精后尿液检查有精子和果糖而确诊。

2. 先天性疾病史。

3. 神经系统病史。

4. 手术史。

5. 用药史。

6. 排尿期膀胱尿道造影和尿流动力学检查。

【治疗要点】

根据不同病因实施个体化治疗。

【处方】

1. 性交前 30～60 分钟,口服麻黄碱 50～70mg。

2. 米多君,1 次 2.5mg,1 日 3 次口服。

3. 丙米嗪,25～75mg,1 日 1 次。

4. 甲氧明,性交前注射 5mg,适用于糖尿病引起的逆行射精。

5. 手术治疗。

【注意事项】

1. 逆行射精与不射精的鉴别是射精后尿液检查有无精子和果糖。

2. 药物治疗适用于膀胱颈完整,轻度交感神经受损的病人。

第八节　畸形精子症

【概述】

畸形精子症是指精子正常形态百分比＜4％,睾丸环节特别是睾丸精子发生变态期是最易产生畸形精子的。化学、物理、生物及药物都可以成为致畸因素。附睾的内环境改变,如衣原体、支原体或其他细菌感染会引起精子畸变。

【诊断要点】

精子正常形态百分比＜4％时可诊断畸形精子症。

【治疗要点】

控制感染,改善环境,辅助生殖。

【处方】

1. 药物治疗

(1)抗感染治疗:对于生殖道感染尤其是附睾炎引起的畸形精子症。

(2)抗氧化药物治疗:适用于无明显生殖道炎症的畸形精子症,可给予长期的抗氧化药物治疗,可拮抗精子氧化损伤,改善附睾或睾丸微循环。

维生素 E　100mg,每天 2 次口服。

维生素 C　100～200mg,每天 2 次口服。

辅酶 Q_{10}　10～20mg,每天 2 次口服。

还原型谷胱甘肽　10～20mg,每天 2 次口服。

2. 辅助生殖

(1)人工受精:药物治疗无效者,做人工受精。

(2)试管婴儿:对于中重度畸形精子症,药物治疗无效或多次人工受精失败者,选用体外受精-胚胎移植或卵细胞浆内单精子注射技术。

【注意事项】

脱离有毒有害环境,如脱离高温或有毒的工作环境。

第九节　弱精子症

【概述】

弱精子症是指一份精液中具有前向运动精子数<32%,或前向运动精子数＋非前向运动精子数<40%,又称为精子活力低下。

【诊断要点】

禁欲3～7天后手淫取精,经连续3次以上的精液常规分析,提示前向运动精子数<32%,或前向运动精子数＋非前向运动精子数<40%,即可诊断。

【治疗要点】

控制感染,免疫治疗,辅助生殖。

【处方】

1. 药物治疗

(1)抗感染:对于生殖道感染的进行抗感染治疗。

(2)促进精液液化:见精液不液化者。

(3)免疫抑制药:见免疫性不育者。

(4)其他:维生素E0.1g,每天1～2次口服。

三磷酸腺苷(ATP)40mg,每天3次口服;多种维生素,每天1片口服。

精氨酸,每天4g,分2～3次口服。

葡萄糖酸锌或甘草锌2片,每天3次口服。

2. 辅助生育　同畸形精子症。

3. 益肾生精汤　小茴香10g,炮姜6g,肉桂6g,杜仲15g,阳起石15g,巴戟天15g,炒蒲黄10g,五灵脂6g,菟丝子15g,枸杞子15g,当归12g,川芎10g,路路通10g;用法:1剂,口服,1次/日。

【注意事项】

1. 积极治疗精索静脉曲张、精囊和前列腺疾病。

2. 禁止使用影响生育的食物。

3. 避免接触损害生殖功能的物质。

4. 节制烟酒。

第十节　少精子症

【概述】

少精子症是指精液中的精子数目低于正常具有生育能力男性的一种疾病。世界卫生组织规定每次射精精子总数$<39×10^6$或精子密度$<15×10^6/ml$,建议采取总数优先原则。

【诊断要点】

1. **病史**　内分泌性疾病:垂体肿瘤、高泌乳素血症、肾上腺皮质功能亢进、甲状腺功能亢进(甲亢)、甲状腺功能减退(甲减)、糖尿病等病史;感染性疾病:附睾、精囊、前列腺炎症或结核、病毒性腮腺炎等;接触史:高温、放射线、药物、砷、苯等。

2. **临床表现**　一般无不适,部分因不育而发生阳痿、早泄等,或有的有原发病症状。

3. **体格检查**　隐睾、生殖器先天发育异常,精索静脉曲张、生殖道感染等现象。

4. **辅助检查**

(1)精液常规检查:3 次以上检查射精精子总数均$<39×10^6$或精子密度均$<15×10^6/ml$,可诊断少精子症。

(2)免疫学检查:是否存在自身免疫即抗精子抗体。

(3)染色体核型分析:Y 染色体 AZF 基因检测除外 Y 染色体微缺失。

(4)性激素检测:测定血清卵泡刺激激素(FSH)、促黄体生成素(LH)、睾酮(T)、催乳素(PRL)。

(5)其他:生殖道分泌物培养与药敏、附属性腺 B 超、输精管精囊造影等。

【治疗要点】

1. 积极治疗相关疾病。

2. 激素治疗。

3. 手术治疗:适用于精索静脉曲张、隐睾、输精管道不完全阻塞及垂体瘤所致的少精子症的治疗。

4. 辅助生殖。

【处方】

1. 雄激素治疗　通过对垂体负反馈作用达到治疗目的。

(1)丙酸睾丸酮:20～50mg,隔天 1 次肌内注射,共 1～3 个月。

(2)环戊丙酸睾酮:200mg,每周 1 次肌内注射,共 12 周。

(3)甲基二氢睾酮:50～100mg,每天 2 次口服,共 12～16 周。

2. 抗雌激素治疗

(1)氯米芬:适用于 FSH 正常、精索静脉曲张手术纠正 1 年、接受促性腺激素和雄激素治疗者,28 岁以下者治疗效果较佳。连续法:每天口服 50mg,连用 3 个月为 1 个疗程,复查精液有效者可继续应用,一般需 2～4 个疗程。循环法:每天口服 25mg,连用 25 天,休息 5 天为 1 个疗程,一般连用 6 个疗程或更长。

(2)他莫昔芬:主要用于 FSH 降低的少精子症治疗。用法:每天口服 20mg,至少连用 6 个月;如果精液质量有改善,治疗可持续到 2 年。

3. 促性腺激素治疗　主要用于下丘脑-垂体功能减退的少精子症。人绒毛膜促性腺激素(hCG)2000U,每周 2 次肌内注射,可连续应用 3～12 个月;也可以用 hCG 4～6 周后连用人绝经期促性腺激素(HMG),每次 150U,每周 3 次肌内注射,连用 3～12 个月。

4. 促性腺激素释放激素(GnRH)治疗　适用于下丘脑-垂体

功能不良所致的少精子症或特发性少精子症。GnRH 肌内注射,每天平均 250mg,至少用药 3 个月。

5. 溴隐亭　每晚服用 1.25mg,5～7 天后逐渐加量至 2.5mg/d,根据 PRL 调整用药剂量,每天 2.5～7.5mg,分 2～3 次口服。至少口服半年。

6. 辅助治疗　核苷酸、ATP 每次 20mg,每天 3 次,连服 6 个月;维生素 A,每次 2.5 万 U,每天 3 次口服;维生素 B_1 片 20mg,每天 3 次口服;维生素 E 50mg,每天 3 次口服。甘草锌片或葡萄糖酸锌片,每次 2 片,每天 3 次,连服 3 个月。

7. 免疫性治疗

8. 益肾生精汤　小茴香 10g,炮姜 6g,肉桂 6g,杜仲 15g,阳起石 15g,巴戟天 15g,炒蒲黄 10g,五灵脂 6g,菟丝子 15g,枸杞子 15g,当归 12g,川芎 10g,路路通 10g;用法:1 剂,口服,1 次/日。

【注意事项】

1. 病因治疗:积极治疗精索静脉曲张、精囊和前列腺疾病。

2. 禁止使用影响生育的食物。

3. 避免接触损害生殖功能的物质。

4. 节制烟酒。

第十一节　死精子症

【概述】

一般认为精子存活率<58％可称为死精子症。

【诊断要点】

精液标本行伊红染色或低渗肿胀实验,精子存活率<58％可诊断死精子症。显微镜检查时不活动的精子不一定是死亡的精子,只有在经过伊红染色确认后才能诊断。

【治疗要点】

控制感染,去除不良嗜好和病因,辅助生殖。

【处方】

1. 药物治疗

(1)抗感染。

(2)非激素类抗炎药:吲哚美辛 25～50mg,每天 3 次,或阿司匹林 25～50mg,每天 3 次,连续服用 1 个月。

(3)锌制剂:葡萄糖酸锌或甘草锌 2 片,每天 3 次,连续服用。

(4)维生素 E0.1g,每天 1～2 次口服;ATP40mg,每天 3 次口服;多种维生素,每天 1 片口服。

2. 手术治疗 严重精索静脉曲张所致的死精子症必须手术治疗。

3. 辅助生殖 选择人工受精、体外受精-胚胎移植或卵细胞浆内单精子注射技术。

【注意事项】

1. 禁烟、酒及少吃刺激性食物。

2. 离开高温、有毒有害环境。

第十二节　无精子症

【概述】

无精子症指多次精液检查均未发现精子,即使将精液离心 3 次镜检后也不能发现精子,同时排除不射精和逆行射精可诊断。无精子症分为阻塞性(梗阻性)无精子症和非阻塞性(非梗阻性)无精子症。

【诊断要点】

1. 病史 性生活状况、生殖器损伤和手术史、家族史等。

2. 体格检查 双侧睾丸是否小于正常、附睾及输精管有无畸形或结节等。

3. 辅助检查

(1)精液分析:禁欲 3～7 天,常规检查未见精子应行精液离心沉淀检查,3次以上精液检查未发现精子才能确诊。

(2)精浆生化检查:果糖阴性提示精囊先天缺如、萎缩或发育不全或精囊颈部、射精管梗阻、精囊炎;中性 α-糖苷酶活性明显降低提示梗阻性原因;抑制素 B 异常提示睾丸生精障碍。

(3)性激素测定

1)FSH、LH 增高,T 正常或降低,提示原发性睾丸功能损伤,做染色体检查,证实有无先天性睾丸发育不全或原发小睾丸症。

2)FSH 增高,LH、T 正常,睾丸小,见于原发性睾丸生精功能不良,不可逆生精障碍。

3)FSH、LH、T 均降低,可见于先天性或后天性低促性腺激素性性腺功能低下,若伴嗅觉丧失为 Kanmann 综合征,进行垂体和下丘脑功能检查,明确垂体和下丘脑病变。

4)FSH、LH、T 均正常,睾丸体积正常,考虑阻塞性无精子症或逆行射精。

(4)超声检查:有无梗阻、睾丸发育不良等。

(5)遗传学检查:对睾丸体积小、第二性征不明显、怀疑两性畸形及有遗传病家族史者应做染色体核型分析、Y 染色体微缺失检查。

(6)输精管造影:可确定有无梗阻及梗阻部位。

(7)睾丸活检:能排除睾丸功能衰竭,了解睾丸生精功能。

【治疗要点】

病因治疗,辅助生殖。

【处方】

1. 促性腺激素药物治疗 hCG 和 HMG 联合用药。hCG2000U 肌内注射,每 3 天 1 次;第 2 个月同时注射 HMG 75U,每 3 天 1 次,连用 3~6 个月。

2. 卵胞浆内单精子注射(ICSI) 适用于药物治疗无效、精子生成障碍、梗阻性无精子症等。

3. 益肾生精汤 小茴香 10g,炮姜 6g,肉桂 6g,杜仲 15g,阳起石 15g,巴戟天 15g,炒蒲黄 10g,五灵脂 6g,菟丝子 15g,枸杞子 15g,当归 12g,川芎 10g,路路通 10g;用法:1 剂,口服,1 次/日。

【注意事项】

注意心理护理。

第10章

肾内科疾病

第一节 IgA 肾病

【概述】

IgA 肾病是指肾小球系膜区以 IgA 或 IgA 沉积为主的系膜增殖性肾小球肾炎,是原发性肾小球肾炎的最常见表现形式,是肾小球源性血尿最常见的病因。尽管过去曾经认为 IgA 肾病是反复发作且临床经过良性的血尿,但现在认为 IgA 肾病是终末期肾病的主要原因之一(25%～40% 发展为肾衰竭),其中部分病人甚至呈恶性经过。

【诊断要点】

(一)临床表现

IgA 肾病的临床表现多样,许多患者没有明显症状并且没有意识到有任何问题。可能仅在常规筛查或诊断其他疾病时被疑及,约 20% 的 IgA 肾病患者以严重氮质血症就诊。但是,也有一些患者可能表现为急进性病变。IgA 肾病以发生率的高低依次包括以下几种类型。

1. 反复发作的肉眼血尿(30%～40%)

(1)发生在上呼吸道感染(胃肠道或泌尿系统感染)后数小时到 1～2 天。

(2)多无伴随症状,少数有排尿不适,而被诊为急性膀胱炎。

(3)肉眼血尿儿童和青少年(80%～90%)较成年人(30%～40%)多见。

(4)与疾病严重程度无关。

(5)肾病理一般为 Lee 分级Ⅱ～Ⅲ级。

2.隐匿性肾炎型(20%～30%)

(1)镜下血尿,25%伴有间断发作的肉眼血尿。

(2)伴或不伴蛋白尿(＋)。

(3)少数有高血压。

(4)肾病理一般为 Lee 分级Ⅱ～Ⅲ级。

3.慢性肾炎型

(1)镜下血尿,伴或不伴蛋白尿(＋～＋＋)。

(2)常有高血压。

(3)肾功能可能有下降。

(4)肾病理一般为 Lee 分级Ⅱ～Ⅳ级。

4.大量蛋白尿或肾病综合征型

(1)肾病综合征,伴或不伴有镜下血尿。

(2)多有高血压。

(3)部分患者表现为肾病综合征,肾光镜可以为:微小病变和轻度弥漫;增殖性肾小球肾炎。

(4)肾病理一般为 Lee 分级Ⅰ～Ⅳ级。

5.恶性高血压型

(1)恶性高血压。

(2)蛋白尿(＋～＋＋),伴或不伴有镜下血尿。

(3)常合并肾功能不全。

(4)肾病理一般为 Lee 分级Ⅲ～Ⅳ级。

6.急进性肾炎综合征型

(1)肾功能进行性恶化,有进行性少尿。

(2)蛋白尿(＋～＋＋),伴或不伴肉眼血尿。

(3)多有高血压,贫血。

(4)肾病理一般为新月体肾炎,Lee分级Ⅳ～Ⅴ级。

(二)病理分级

IgA肾病的病理分级对临床估计患者预后和指导治疗有一定意义,目前临床常用的IgA肾病的病理分级标准包括Lee和Hass分级。

1. Lee分级系统

LeeⅠ级:肾小球绝大多数正常,偶尔有轻度系膜增宽(节段)伴和(或)不伴细胞增生。肾小管和肾间质无改变。

LeeⅡ级:肾小球示局灶系膜增生和硬化(<50%),罕见小的新月体。肾小管和肾间质无改变。

LeeⅢ级:肾小球呈弥漫性系膜增生和增宽(偶尔局灶节段),偶见小新月体和粘连。肾小管和肾间质改变,表现为局灶性肾间质水肿,偶见细胞浸润,罕见肾小管萎缩。

LeeⅣ级:肾小球为重度弥漫性系膜增生和硬化,部分或全部肾小球硬化,可见新月体(<45%)。肾小管萎缩,肾间质炎症浸润和纤维化,偶见间质泡沫细胞。

LeeⅤ级:肾小球病变性质类似Ⅳ级,但更严重,肾小球新月体形成>45%。肾小管和肾间质病变类似Ⅳ级病变,却更为严重。

2. Hass分级系统

HassⅠ级(轻微病变):肾小球仅有轻度系膜细胞增加,无节段硬化,肾小管和肾间质无病变,无新月体。

HassⅡ级(FSGS样病变):肾小球表现类似特发性FSGS样改变,肾小管和肾间质无病变。伴肾小球系膜细胞轻度增加,无新月体。

HassⅢ级(局灶增殖性肾小球肾炎):50%左右的肾小球细胞增生,细胞增生最初无明显病变。可仅限于系膜区,或可由于毛细血管内细胞增生致肾小球毛细血管襻阻塞。可见新月体。绝大多数Ⅲ级病变示肾小球节段细胞增生。

HassⅣ级(弥漫增殖性肾小球肾炎):>50%的肾小球细胞增生,像Ⅲ级病变一样,>40%的小管萎缩。细胞增生可以是节段或球性的,可见新月体。肾小管数量减少。

HassⅤ级(晚期慢性肾小球肾炎):40%以上肾小球性硬化,其余可表现为上述各种肾小球病变,>40%的小管萎缩。肾小管数量减少。

(三)鉴别诊断

IgA肾病的诊断必须依靠肾活检免疫病理学检查,即肾小球系膜区或伴毛细血管壁IgA为主的免疫球蛋白呈颗粒样或团块样沉积。诊断原发性IgA肾病需与以下疾病相鉴别。

1. 同紫癜性肾炎的鉴别 紫癜性肾炎和IgA肾病是同一病理过程的变异,但是在紫癜性肾炎中导致含IgA免疫复合物的全身活化或在IgA肾病中导致含IgA免疫复合物的局部活化的有关因素尚未确定。紫癜性肾炎属于继发性IgA肾病,其基础病理特征为小血管炎症性病变,即在血管周围通常可见白细胞浸润和核碎屑,免疫荧光染色证实受累的血管壁有IgA沉积。但是当无关节痛、皮疹及发热、腹痛等全身症状时,有时确实很难鉴别。从病理上紫癜性肾炎和IgA肾病有一些微小的差别,但不是特异性的,免疫荧光改变紫癜性肾炎较多存在纤维素的沉积;光镜下紫癜性肾炎肾小球可见较多细胞性或纤维细胞性新月体,肾小球节段坏死或硬化更为常见。少部分病例可见内皮细胞明显增生。电镜下紫癜性肾炎可见内皮下或上皮下的大块电子致密物,而IgA肾病多见于系膜区。

2. 高血压肾小动脉硬化 部分患者临床表现为高血压和肾功能不全,肾活检有助于鉴别诊断两者间的因果关系。个别情况下,尤其是免疫荧光下IgA沉积比较弱时,是诊断良性或恶性肾动脉硬化症,还是诊断IgA肾病引起肾实质性高血压要特别小心,因为进一步的治疗方案和患者的预后是不同的。高血压家族史、电镜结果等有助于最终的诊断,少数患者甚至要等到随诊一段时间以后才能最终确诊。

3. 微小病变　对于多数临床表现为肾病综合征的 IgA 肾病患者,导致肾病综合征的病因是 IgA 肾病本身,但也有少数肾病综合征患者尽管免疫荧光下有 IgA 沉积,但肾病理光镜表现仅为轻微病变,电镜提示广泛的上皮细胞足突融合,临床上对激素治疗反应好,这些患者的诊断应考虑 IgA 肾病合并微小病变,预后要明显好于单纯由 IgA 肾病导致肾病综合征的患者。

4. 新月体性肾炎　少数 IgA 肾病患者临床表现为急进性肾炎综合征,病理提示新月体性肾炎,免疫荧光以 IgA 沉积为主,诊断应考虑Ⅱ型新月体性肾炎,IgA 肾病 Ⅴ 级,抗肾小球基膜(GBM)抗体和抗中性粒细胞浆抗体(ANCA)检查有助于除外其他类型的新月体性肾炎。

5. 乙肝相关性肾炎　乙肝相关性肾炎和 IgA 肾病的诊断有时可以并列,少数乙肝患者肾病理可以表现为系膜增生性肾小球肾炎,免疫荧光以 IgA 沉积为主,但同时有乙肝表面抗原或 C 抗原在肾组织中沉积,诊断应为两者并列。反之部分 IgA 肾病患者尽管可以有乙肝表面抗原或 C 抗原在肾病理组织中沉积,但如果血中乙肝标志物阴性,则诊断仍为 IgA 肾病。

6. 糖尿病合并慢性肾病　当糖尿病患者出现蛋白尿、血尿而病程过短或没有明显的眼底改变时,应考虑行肾活检明确诊断。此类患者的诊断有三种可能,①糖尿病肾病;②没有糖尿病肾病,但有慢性肾小球肾炎;③糖尿病肾病合并慢性肾小球肾炎。有关资料显示糖尿病合并的慢性肾小球肾炎中以 IgA 肾病最常见,占 50% 以上。因此 IgA 肾病是可以在糖尿病,特别是 2 型糖尿病的患者中出现的。

7. 狼疮性肾炎　个别系统性红斑狼疮的患者,免疫荧光的结果并非典型的"满堂亮",而是以 IgA 沉积为主,光镜表现为系膜增生性肾小球肾炎,此时肾病理诊断应考虑为 IgA 肾病,而不是狼疮性肾炎Ⅰ或Ⅱ型。

【治疗要点】

由于 IgA 肾病的临床表现及病理类型多种多样,轻重相差较大,所以治疗方案应根据临床表现结合肾病理情况来制定。治疗的主要目的是防止或延缓肾功能进行性恶化、改善或缓解临床症状、防治严重合并症,尽可能降低尿蛋白。

1. 肾功能正常的 IgA 肾病

(1)尿蛋白≥3g/d:糖皮质激素＋血管转化酶抑制药或血管紧张素Ⅱ受体拮抗药。

(2)尿蛋白 1～3g/d:糖皮质激素＋血管转化酶抑制药或血管紧张素Ⅱ受体拮抗药。

(3)尿蛋白<1g/d:血管转化酶抑制药和血管紧张素Ⅱ受体拮抗药。

肾病理有活动性病变者在以上的基础上进一步加用细胞毒性药物。

2. 肾功能不全的 IgA 肾病

(1)肌酐 1.5～3mg/dl,病理以活动性病变为主:糖皮质激素＋环磷酰胺＋血管转化酶抑制药或血管紧张素Ⅱ受体拮抗药。

(2)肌酐≥3mg/dl,病理以慢性病变为主:非透析治疗及准备透析通路。

3. 新月体性或血管炎性 IgA 肾病

诱导期治疗:甲泼尼龙冲击治疗。

维持期治疗:糖皮质激素＋环磷酰胺或硫唑嘌呤或吗替麦考酚酯(MMF)。

4. 控制高血压　首选血管紧张素转化酶抑制药和血管紧张素Ⅱ受体拮抗药,血压应控制在 120/80mmHg。血管紧张素转化酶抑制药和血管紧张素Ⅱ受体拮抗药保护肾的疗效并不依赖其降血压作用,但其肾保护作用却与蛋白尿减少的程度有关,用血管紧张素转化酶抑制药和血管紧张素Ⅱ受体拮抗药降低蛋白尿往往需用较大剂量,2～4 周后若蛋白尿无明显减少且患者无不良反应,逐渐加大剂量,最大降尿蛋白剂量往往是常用剂量的 4 倍。

【处方】

1. 一般治疗　给予每天 30～40g 优质低蛋白饮食,同时给予必需氨基酸口服。肾功能正常有大量蛋白尿者可适当加大蛋白摄入量,但不得超过每天每千克体重 1g 的上限。肾功能不全者磷的摄入量不得超过每天 600mg。血压高或水肿的病人应限制钠盐的摄入。

2. 血管紧张素转化酶抑制药和血管紧张素受体拮抗药　选用下列药物应根据病情且需逐渐加量。

(1)血管紧张素转化酶抑制药

卡托普利片　6.25～25mg,口服,每日 3 次。

贝那普利片　10～40mg,口服,每日 1 次。

培哚普利片　2～4mg,口服,每日 1 次。

福辛普利片　5～40mg,口服,每日 1 次。

(2)血管紧张素受体拮抗药

氯沙坦片　50～100mg,口服,每日 1 次。

缬沙坦片　80～160mg,口服,每日 1 次。

厄贝沙坦片　150～300mg,口服,每日 1 次。

3. 改善全球肾病预后组织(KIDIGO)指南　建议全部病例在诊断和随访期间要密切观察血压、蛋白尿和肾小球滤过率,随时评估肾病进展的风险(未分等级)。

(1)降血压降尿蛋白治疗

1)当蛋白尿大于每天 1g 时,推荐长期使用血管紧张素转化酶抑制药或血管紧张素受体拮抗药治疗,并根据血压调整药物剂量。

2)当蛋白尿为每天 0.5～1g 时,建议使用血管紧张素转化酶抑制药或血管紧张素受体拮抗药治疗[儿童:0.5～1g/(d·1.73m^2)]。

3)如果患者可以耐受,建议血管紧张素转化酶抑制药或血管紧张素受体拮抗药逐渐加量,直至尿蛋白小于每天 1g。

4)尿蛋白小于每天 1g 的 IgA 肾病患者,血压达标值应为<130/80mmHg;初始尿蛋白大于每天 1g 者,血压达标值应为<125/75mmHg(未分级)。

(2)糖皮质激素:建议经过 3～6 个月优化支持治疗(包括血管紧张素转化酶抑制药或血管紧张素受体拮抗药和血压控制)后,而肾小球滤过率大于每分钟 50ml 的患者,如尿蛋白仍持续达到或超过每天 1g 可以使用糖皮质激素治疗 6 个月。

(3)免疫抑制药

1)不建议 IgA 肾病患者使用激素联合环磷酰胺或硫唑嘌呤,除非有新月体 IgA 肾病且肾功能迅速恶化。

2)不建议肾小球滤过率小于每分钟 30ml 的患者使用免疫抑制药,除非有新月体 IgA 肾病且肾功能迅速恶化。

3)不建议 IgA 肾病患者使用吗替麦考酚酯治疗。

(4)其他治疗

1)经过 3～6 个月优化支持治疗(包括血管紧张素转化酶抑制药或血管紧张素受体拮抗药和血压控制)后如尿蛋白仍持续达到或超过每天 1g,建议用鱼油治疗。

2)不建议用抗血小板聚集药物治疗 IgA 肾病。

3)不建议进行腭扁桃体切除术治疗 IgA 肾病。

(5)非典型的 IgA 肾病

1)对表现为肾病综合征、病理学改变为微小病变伴系膜区 IgA 沉积的患者,建议按微小病变进行治疗。

2)对 IgA 肾病伴快速进展的新月体形成患者,建议按抗中性粒细胞胞浆抗体血管炎的治疗,采用糖皮质激素和环磷酰胺。

3)对伴有肉眼血尿的急性肾损伤患者,在肾功能损伤开始后至少 5 日肾功能无改善者,应进行肾活组织检查(未分等级);IgA 肾病在肉眼血尿发作时进行肾活检显示仅有急性肾小管坏死和小管内红细胞管型者,建议给予支持疗法。

4. 护理处方

(1)IgA 肾病患者应加强锻炼,增强体质,预防感冒,积极预防感染和疮疖等皮肤疾病。只有做到积极锻炼身体,才可以便于及早诊断原发病并积极进行治疗。

(2)在 IgA 肾病的发病过程中,需要每天测量 IgA 肾病患者的血压。密切观察患者血压、尿量及水肿等身体各方面的变化。一旦血压升高、尿量减少,就要警惕肾衰竭的发生。

(3)IgA 肾病患者应注意自己的身体健康状况,是否有扁桃体发炎的出现。扁桃体的变化可谓是 IgA 肾病护理常识的"监测表"。平日里患者一定要注意扁桃体的变化,急性扁桃体炎能诱发血尿的发作,扁桃体摘除后血尿明显减少、蛋白尿降低,血清中的 IgA 水平也降低,所以要密切观察扁桃体的变化。

【注意事项】

原发性 IgA 肾病以病程发展高度变异为特征,从完全良性的病变直到快速进展的肾衰竭。15%～40%的患者最终发展为终末期肾病。

应告知患者避免感冒、劳累和使用肾毒性的中西药物并定期随诊观察。注意呼吸道感染的预防和控制,对反复发作扁桃体炎的病人进行扁桃体切除有助于减轻血尿及蛋白尿的发作,对肾功能可能具有长期保护作用。

第二节　肝肾综合征

【概述】

失代偿期肝硬化或重症肝炎出现大量腹水时,由于有效循环血容量不足及肾内血流分布等因素,可发生肝肾综合征(hepatorenal syndrome,HRS),又称功能性肾衰竭。其特征为自发性少尿或无尿、氮质血症、稀释性低钠血症和低尿钠,但肾却无重要病理改变。它是重症肝病的严重并发症,其发生率占失代偿期肝硬化的 50％～70％,一旦发生,治疗困难,存活率很低(<5％)。

多在快速利尿、上消化道出血、外科手术后、低钾或低钙血症、感染及肝昏迷等诱因下,肾血流动力学发生改变及内毒素血症导致少(无)尿及氮质血症。

1. 交感神经兴奋性增高,去甲肾上腺素分泌增加。

2. 肾素-血管紧张素系统活动增强,肾血流量与肾小球滤过率降低。

3. 肾前列腺素(PGs)合成减少,血栓素 A_2 增加,前者有扩张肾血管和增加肾血流量的作用,后者作用则相反,肝硬化患者使用非甾体抗炎药(NSAID)时由于 PGs 受到抑制可诱发肝肾综合征。

4. 失代偿期肝硬化常有内毒素血症,内毒素有增加肾血管阻力的作用。

5. 白三烯产生增加,因具有强烈的收缩血管的作用,在局部引起肾血管收缩。

【诊断要点】

(一)临床表现

临床表现可分为以下 4 期。

1. 氮质血症前期　指内生肌酐清除率已降低,但血尿素氮和血肌酐在正常范围,尿钠明显减少。

2. 氮质血症期　肝功能进一步恶化,黄疸加深,有出血倾向,腹水增多,低钠血症出现,血尿素氮和血肌酐已增高,表现为烦躁不安、皮肤及舌干燥、乏力、嗜睡、脉搏细快、血压偏低、脉压差小。

3. 氮质血症后期　上述症状更趋严重,并出现恶心、呕吐、精神淡漠和昏睡,血尿素氮和血肌酐明显升高,肾小球滤过率显著降低,出现少尿甚至无尿。

4. 终末期　除肝、肾衰竭外,多数患者出现肝性脑病及昏迷。

(二)实验室检查

1. 尿常规蛋白阴性或微量,尿沉渣正常或可有少量红细胞、白细胞,透明、颗粒管型或胆染的肾小管细胞管型。

2. 尿液检查:尿比重常＞1.020,尿渗透压＞450mmol/L,尿/血渗透压＞1.5,尿钠通常＜10mmol/L。

3. 血生化检查

(1)低钠血症。

(2)血氯低。

(3)血尿素氮(BUN)和血肌酐(Scr)升高。

(4)肝功能:①谷丙转氨酶,又称为丙氨酸氨基转移酶(ALT)升高;②白蛋白降低;③胆红素升高;④胆固醇降低;⑤血氨升高。

(三)诊断要点

1. 有肝病的证据及肝衰竭的表现。

2. 24 小时尿量＜500ml,持续 2 天以上伴 BUN 升高。

3. 原无肾病史(或肾功能正常)。

(四)鉴别诊断

1. 单纯肾前性氮质血症　有肾前性因素,如严重低血压、大量利尿、放腹水或失血,试验性补液后肾功能可迅速恢复。

2. 急性肾小管坏死

(1)尿钠＞40mmol/L。

(2)尿/血肌酐＜10。

(3)尿/血渗透压之比＜1。

(4)尿比重低,＜1.015。

(5)尿常规有较多蛋白、细胞管型和颗粒管型。

3. 假性肝肾综合征　某些重症疾病,如毒物中毒、严重败血症或弥散性血管内凝血,可同时损害肝及肾引起所谓"假性肝肾综合征",但它并非由重症肝病引起,鉴别不难。

【治疗要点】

通过改善肝功能,加强支持疗法,尽量减少患者痛苦,延长患者生命。

【处方】

1. **支持疗法** 低盐、低蛋白、高糖、高热量饮食;纠正水、电解质及酸碱失衡;对血容量减少者,可采用右旋糖酐、白蛋白、血浆、全血等扩容治疗。

2. **药物治疗** 收缩肾外其他内脏血管用药。

(1)特利加压素:为抗利尿激素类药物,用于收缩肾外其他内脏血管,以增加肾灌注。

特利加压素:静脉给药,0.5mg/4h,2～3 日后逐渐增至 1mg/4h。如果 Scr 没有明显下降,可增至 2mg/4h。每 1mg 注射粉针剂用 5ml 生理盐水溶解,缓慢进行静脉注射(超过 1 分钟),同时观测血压及心率。

(2)生长抑素类药物(奥曲肽)联合 α-肾上腺素受体激动药物(米多君,去甲肾上腺素)及人血白蛋白:用于收缩肾外其他内脏血管,以增加肾灌注。白蛋白的作用在于防止前两类药物造成脏器缺血。

米多君 2.5～7.5mg,口服,1 日 3 次,必要时增至 12.5mg。

奥曲肽 100μg/d,皮下注射,必要时增至 200μg。

去甲肾上腺素 0.5～3mg/h,持续静脉注射,从 0.5mg/h 开始,至少平均动脉压升高 10mmHg 或 4 小时的尿量＞200ml,如果其中一项未达标,则增加 0.5mg/h,每 4 小时评价 1 次,最大剂量为 3mg/h。当病情恢复(Scr＜1.5mg/dl 或肌酐清除率＞40ml/min)或用药达到 15 日时,可停药。

白蛋白 1g/kg(第 1 日),静脉输注,以后为 20～50g/d,疗程1～2 周。

3. **经颈静脉肝内门体分流术(TIPS)** TIPS 通过降低门脉压改善肾缺血,减少 HRS 患者血管收缩物质的活性,但并不能逆转肾功能不全的进展。TIPS 治疗的重要意义在于延长 HRS 患者生存期,等待肝移植机会。

4. **血液净化治疗** 包括连续性血液透析滤过和分子吸收再

循环系统(MARS)。MARS 作为一种新型的血液净化技术,能持续清除水溶性及白蛋白结合的毒素(如胆红素、胆汁酸等),并且具有维持血流动力学稳定及纠正电解质紊乱的优点。MARS 对于白蛋白结合的毒素清除效果好,可部分替代肝功能。该治疗的意义仍在于延长 HRS 患者生存期,等待肝移植机会。

5. 原位肝移植　是治疗 HRS 最有效的办法,可以显著改善患者生存期,但由于 HRS 死亡率较高,患者获得原位肝移植的机会并不大。

6. 改善肾血流量、减少肾内分流

(1)八肽加压素静脉滴注,0.001U/min,可降低肾血管阻力,使肾皮质血流量及肾小球滤过率增加。适用于低血压的功能性肾衰竭。

(2)间羟胺(阿拉明)持续静脉滴注,200～1000μg/min,可使尿量、尿钠排出增加,肌酐清除率改善。适用于高排低阻型功能性肾衰竭。

(3)多巴胺静脉滴注,3μg/(kg・min),可使心排出量及肾血流量增加。

(4)前列腺素 A,静脉滴注 0.1μg/(kg・min),可强烈扩张血管,解除肾血管痉挛,使肾血流量和肾小球滤过率增加。

(5)可用呋塞米 40～60mg 静脉滴注,或酚妥拉明 5～10mg 静脉滴注。

7. 肾上腺皮质激素可改善肝肾功能,使肾小球滤过率增加

8. 肾衰竭的处理　早期做血液透析或腹膜透析,对氮质血症、代谢性酸中毒及高钾血症有一定疗效。

9. 其他处理

(1)静脉回输浓缩腹水。

(2)控制感染。

(3)晚期肝硬化是肝移植的适应证(除心源性肝硬化外)。

【注意事项】

1. 积极治疗肝病,防止一切诱发肝肾综合征的因素。

2. 本病预后不佳,多于发生肝肾综合征后的 3~10 天死于肝或肾衰竭的各种并发症。

【护理处方】

1. 绝对卧床休息,伴昏迷者头偏向一侧。

2. 给低蛋白、低脂肪、营养丰富的易消化饮食,控制饮水量及液体入量。每周测体重 1 次。

3. 观察生命体征的变化,30 分钟至 1 小时测呼吸、脉搏、血压 1 次并记录。

4. 观察并记录小便的性质和量,同时观察利尿药应用效果。一般在血浆胶体渗透压较高时应用利尿药效果较佳,即在输完白蛋白或血浆、高渗液体后应用,30 分钟后观察尿量并记录。

5. 观察低钠血症的表现。若恶心、呕吐、腹胀、乏力的症状较重,且伴有腹水,应注意电解质的紊乱,是否存在低钠血症,根据血生化指标补充钠盐。

6. 在静脉补充高渗钠盐时,注意勿将药液外渗,确认针头在血管内后方可输入,以防高渗外漏造成局部炎症、坏死。

7. 长期输液者,可采取静脉留置针,以保护血管。肝病患者因肝功能减退,凝血因子合成减少,凝血机制障碍,留置针封管时可注射生理盐水 5~10ml,8~10 小时重封 1 次。

8. 做好患者和家属的思想工作,以细致的关心和同情心发现和解除患者的各种心理障碍,使患者保持良好的心理状态,充分调动机体内在的自身因素,增进机体免疫功能,增强战胜疾病信心,配合治疗护理工作。

9. 教会病人及家属正确测试脉搏和血压,便于出院后继续监测生命体征的变化。

第三节 高血压性肾病

【概述】

高血压病患者肾损害的发生率和严重程度与高血压的严重程度及病程长短有关。轻、中度原发性高血压患者在病程早期的相当一段时间里,可能并不出现肾结构与功能上的明显改变,但肾自身调节功能可能会有所减弱,如对高钠负荷、急性容量扩张等非生理状态的适应能力可发生一定程度的降低。随着病程的延展,渐渐出现肾小管的损害和功能改变。

一般情况下,原发性高血压持续 5～10 年后,方出现轻度至中度的肾小动脉硬化,继而累及肾单位。此阶段通常称为良性肾小动脉硬化。

约有 7％的原发性高血压患者,在病程中突然出现进行性血压升高,转化为恶性高血压。这类病人肾的改变往往严重且发展迅速,出现进行性肾功能减退,称为恶性肾小动脉硬化。

【诊断要点】

(一)临床表现

通常仅有轻度蛋白尿、少许管型尿,尿中红细胞及白细胞一般不增多。

眼底检查:可有小动脉痉挛、狭窄。出血、渗血少见。

早期肾功能正常,随着病程缓慢进展,肾功能逐渐减退。最早出现的肾功能异常是肾小管最大马尿酸清除率降低和肾浓缩功能减退,表现为夜尿增多、尿相对密度及尿渗透压降低。

良性肾硬化一般见于 50 岁以上的高血压病患者,合并糖尿病或高血压长期未得到良好控制者病变可提早发生。一般中度高血压患者,即使不进行治疗,多可存活 20 年以上;发病后 15 年内,通常不会有心、脑、肾等脏器的严重改变。但有小部分病人,病程中可发展为恶性高血压,如不积极治疗,常于 1～2 年死亡。

本症在临床上有较大的个体差异,虽然大部分高血压病人存在不同程度的小动脉性肾硬化及肾功能异常,但更常见的死因为心脏和脑血管方面的并发症,只有小部分人发生尿毒症。

恶性高血压所致肾损害,易发展成为尿毒症。

(二)良性高血压肾硬化症

1. 长期高血压病史,病程常在 5～10 年甚或以上。

2. 突出表现为肾小管功能的损害,如夜尿增多、肾小管性蛋白尿、尿 NAG 及 β_2 微球蛋白增高等,部分存在中度蛋白尿及少量红细胞尿,以及肾功能进行性减退。24 小时尿蛋白定量一般不超过 1～1.5g。

3. 排除其他引起尿检异常和肾功能减退的原因。

4. 影像学检查肾大小早期正常,晚期缩小,肾大小与高血压病程长短和严重程度相关。

5. 必要时行肾穿刺活检,肾病理表现以肾小动脉硬化为主。

6. 伴有高血压的其他靶器官损害,如高血压眼底血管病变(可见小动脉痉挛、狭窄,很少出现出血和渗出)、心室肥厚及脑卒中史等。

(三)恶性高血压肾硬化症

1. 出现恶性高血压(血压迅速增高,舒张压＞130mmHg,并伴Ⅲ或Ⅳ级高血压视网膜病变)。

2. 肾损害表现为蛋白尿(亦可有大量蛋白尿)、镜下血尿(甚至肉眼血尿)、管型尿(透明管型和颗粒管型等),并可出现无菌性白细胞尿;病情发展迅速者肾功能进行性恶化,甚至进入终末期肾衰竭。

3. 恶性高血压的其他脏器损害,如心力衰竭、脑卒中、眼底损害(第Ⅲ或Ⅳ级高血压视网膜病变),甚至突然失明等。

4. 排除继发性恶性高血压。

5. 肾病理可见坏死性小动脉炎和增生性小动脉内膜炎。

【治疗要点】

1. 严格控制高血压,合理选择降血压药,同时改善靶器官的功能。

2. 有效防止高血压肾硬化症的发生和发展,必须将高血压控制到目标值。高血压病人未合并糖尿病且无心、脑、肾并发症时,血压至少应降到 140/90mmHg,能耐受者还能降得更低;而合并糖尿病或出现高血压性心、脑、肾并发症时,血压还需降得更低,至少应达 130/80mmHg;如尿蛋白排泄量＞1g/d,血压控制应更低一些。

3. 尽可能选择长效降血压药。

4. 长期应用降血压药物

(1)血管紧张素转化酶抑制药(ACEI)、血管紧张素Ⅱ受体阻滞药(ARB);钙通道阻滞药(CCB)。

(2)β-受体阻滞药均可以作为一线降血压药物使用。

(3)在应用上述药物仍不能有效控制高血压时,还能配合应用其他降血压药物(如 α-受体阻滞药、血管扩张药及中枢降血压药等)。

(4)利尿药。

【处方】

1. 轻、中度高血压

吲达帕胺(寿比山)　2.5mg,1 次/日,口服。

阿替洛尔(氨酰心安)　12.5～25mg,2 次/日或 3 次/日,口服。

尼群地平　10mg,3 次/日,口服。

卡托普利　25～50mg,3 次/日,口服。

2. 重度高血压

阿替洛尔　12.5～25mg,3 次/日,口服。

尼群地平　25～50mg,3 次/日,口服。

卡托普利　12.5～25mg,3 次/日,口服。

氢氯噻嗪　12.5～25mg,1次/日,口服。

非洛地平缓释片(波依定)　5～10mg,1次/日,口服。

贝那普利(洛汀新)　10～20mg,1次/日,口服。

注:降血压不宜过快过猛,以免发生心、脑、肾缺血,加重其损害。在血压控制后,应加用小剂量阿司匹林50～100mg,1次/日,预防缺血性脑病发生。

3.高血压急症

硝苯地平(心痛定)　10mg,咬碎后舌下含服。

卡托普利　25～50mg,咬碎后舌下含服。

10％葡萄糖　250ml,静脉滴注(6～8滴/分开始),硝普钠25～50mg。

10％葡萄糖　250ml,静脉滴注,立即(st),酚妥拉明10mg。

25％硫酸镁　10ml,肌内注射,立即(st)。

【注意事项】

1.早期诊断。

2.规律用药。

3.保护肾功能。

第四节　急进性肾小球肾炎

【概述】

急进性肾小球肾炎是临床以急性肾炎综合征、肾功能急剧恶化、早期出现少尿性急性肾衰竭为临床特征,病理呈新月体肾小球肾炎表现的一组疾病。根据免疫病理可分为三型:Ⅰ型又称抗肾小球基膜型肾小球肾炎,由于抗肾小球基底膜抗体与肾小球基底膜抗原相结合激活补体而致病。Ⅱ型又称免疫复合物型,体内循环免疫复合物的沉积或原位免疫复合物形成,激活补体而致病。此型患者常有前驱上呼吸道感染史。Ⅲ型为非免疫复合物型,为肾微血管炎(原发性小血管炎肾损害),肾可为首发、甚至唯一受累器官或与其他系统损害并存。原发性小血管炎患者血清抗中性粒细胞胞浆抗体常呈阳性。

【诊断要点】

我国急进性肾炎以Ⅱ型多见。临床表现可有呼吸道前驱感染史,起病多较急,病情急骤进展。临床表现为急进性肾炎综合征,进行性少尿或无尿,肾功能于数周内进行性恶化并发展至尿毒症。常伴有中度贫血。Ⅱ型患者常伴肾病综合征,Ⅲ型患者可有不明原因的发热、乏力、关节痛和咯血等系统性血管炎的表现。Ⅲ型若为微血管炎引起血清抗中性粒细胞胞浆抗体(ANCA)阳性。

急性肾炎综合征伴肾功能急剧恶化,病理证实为新月体肾小球肾炎,根据临床和实验室检查能除外系统性疾病,诊断可成立。应与以下疾病相鉴别。

1. 引起少尿性急性肾衰竭的非肾小球病

(1)急性肾小管坏死常有明确的肾缺血(如休克、严重脱水)或肾毒性药物或肾小管堵塞(如异型输血)等诱因,临床上以肾小管损害为主,一般无急性肾炎综合征表现。

(2)急性过敏性间质性肾炎常有明确的用药史及药物过敏反应(发热、皮疹、关节痛),血和尿嗜酸性粒细胞增加等,必要时依靠肾活检确诊。

(3)梗阻性肾病为肾后性急性肾衰竭,患者常突发或急骤出现无尿,但无急性肾炎综合征表现,B 超、膀胱镜检查或逆行尿路造影可证实尿路梗阻的存在。

2. 引起急进性肾炎综合征的其他肾小球病

(1)继发性急进性肾炎肺出血-肾炎综合征、系统性红斑狼疮肾炎、过敏性紫癜肾炎均可引起新月体肾小球肾炎,这些疾病均有肾外器官或系统受累的临床表现,依据系统受累的临床表现和实验室特异检查可诊断。

(2)原发性肾小球病如重症毛细血管内增生性肾炎及重症系

膜毛细血管性肾炎,需做肾活检协助诊断。

【治疗要点】

1. 强化疗法

(1)强化血浆置换疗法:该疗法适用于各型急进性肾炎,但主要适用于Ⅰ型;对于肺出血-肾炎综合征(Goodpasture综合征)和原发性小血管炎所致急进性肾炎(Ⅲ型)伴有威胁生命的肺出血作用较为肯定、迅速,应首选。

(2)甲泼尼龙冲击伴环磷酰胺治疗主要适用于Ⅱ、Ⅲ型,对于Ⅰ型无效,注意感染及水钠潴留等并发症。

2. 替代治疗　凡急性肾衰竭已达透析指征者,应及时透析。对强化治疗无效的晚期病例或肾功能已无法逆转者,则有赖于长期维持透析。肾移植应在病情静止半年至1年后进行,而Ⅰ型患者须至血中抗基膜抗体转阴。

【处方】

1. 强化血浆置换疗法　每次用新鲜血浆或5%白蛋白置换2～4L患者血浆,每日或隔日1次。直到血清抗体(如抗GBM抗体、ANCA)转为阴性或病情好转,一般需10次左右。

2. 上述疗法需配合糖皮质激素和细胞毒性药物

(1)醋酸泼尼松(龙)片 1mg/(kg·d),口服,每日1次,2～3个月后逐渐减量。

(2)环磷酰胺片 2～3mg/(kg·d),口服,累积量一般不超过8g。

3. 甲泼尼龙冲击联合环磷酰胺治疗　甲泼尼龙琥珀酸钠0.5～1.0g,5%葡萄糖液100ml,静脉滴注,每日或隔日1次,3次为1个疗程。必要时间隔3～5天再进行下1个疗程。一般用1～3个疗程。此冲击疗法仍需辅以上述糖皮质激素和细胞毒性药物口服治疗,用量及方法同前。

环磷酰胺针 0.6～1.0g,5%葡萄糖液100ml,静脉滴注,每个月1次,用来替代环磷酰胺片常规口服。

4. 抗凝血和抗血小板聚集药物疗法

低分子肝素 4100～5000U,皮下注射,每日 1 次。

阿司匹林片 100mg,口服,每日 1 次。

双嘧达莫片 75mg,口服,每日 3 次。

5. 替代治疗　凡急性肾衰竭已达到透析指征者,应及时给予血液透析或腹膜透析。对强化治疗无效的晚期病例或肾功能已无法逆转的患者需要长期维持透析。肾移植手术应在病情静止 6个月,特别是Ⅰ型患者血中抗 GBM 抗体转阴后 6 个月进行。

6. 对症治疗　对水、钠潴留,高血压及感染等患者,需积极采取相应的治疗措施。

【注意事项】

因应用糖皮质激素需警惕患者出现电解质紊乱、骨质疏松、消化道溃疡出血、感染、精神紊乱、血糖异常、肥胖等并发症。因应用细胞毒性药物需定期检测血常规和肝肾功能。使用抗凝血和抗血小板聚集药物需定期检测血常规和凝血功能。急进性肾小球肾炎起病急,预后凶险,临床治疗效果不佳,进行血浆置换费用昂贵,必须向患者和家属把相关事宜交代清楚。

第五节　急性肾小球肾炎

【概述】

简称急性肾炎,是以急性肾炎综合征为主要临床表现的一组疾病。其特点为急性起病,患者出现血尿、蛋白尿、水肿和高血压,并可伴有一过性氮质血症,多见于链球菌感染后。常因 β 溶血性链球菌"致肾炎菌株"感染所致,常见于上呼吸道感染,多见于扁桃体炎、猩红热、皮肤感染等链球菌感染后。胞浆或分泌蛋白的某些成分为主要致病抗原,导致免疫反应后可通过循环免疫复合物而致病。肾小球内的免疫复合物导致补体激活、中性粒细胞及单核细胞浸润,导致肾病变。病理类型为毛细血管内增生性肾炎。

【诊断要点】

(一)临床表现

多发生于儿童,男性多于女性。常有1~3周潜伏期。

1. 尿异常 有肾小球源性血尿。可有肉眼血尿常为起病第一症状,可伴有轻、中度蛋白尿,少数患者可呈肾病综合征范围的大量蛋白尿。尿沉渣除红细胞外,早期尚可见白细胞和上皮细胞稍增多,并可有颗粒管型和红细胞管型乃至白细胞管型。

2. 水肿 80%以上有水肿,典型表现为晨起眼睑水肿或伴有下肢轻度可凹性水肿,少数严重者可波及全身。大量蛋白尿导致肾病综合征时可出现腹水。

3. 高血压 有一过性轻、中度高血压,利尿后血压可逐渐恢复正常。少数可出现严重高血压,甚至高血压脑病。

4. 肾功能异常 起病早期可因肾小球滤过率下降、水钠潴留而尿量减少,少数患者甚至少尿($<400ml/d$)。肾小球功能可一过性受损,表现为轻度氮质血症。多于1~2周后尿量渐增,肾小球功能于利尿后数日可逐渐恢复正常。仅有极少数患者可表现为急性肾衰竭,很像急进性肾炎。

5. 免疫学检查异常 起病初期血清C3及总补体下降,于8周内逐渐恢复正常。患者血清抗链球菌溶血素"O"滴度可升高,部分患者起病早期循环免疫复合物及血清冷球蛋白可呈阳性。于链球菌感染后1~3周发生血尿、蛋白尿、水肿和高血压,甚至少尿及氮质血症等急性肾炎综合征表现,伴有血清C3下降,病情于发病8周内逐渐减轻至完全恢复正常者,即可临床诊断为急性肾炎。必要时做肾活检可明确诊断。

(二)鉴别诊断

1. 以急性肾炎综合征起病的肾小球疾病

(1)其他病原体感染后急性肾炎:常见于多种病毒感染极期或感染后3~5天,病毒感染后急性肾炎多数临床表现较轻,常不伴血清补体降低,少有水肿和高血压,肾功能一般正常,临床过程自限。

(2)系膜毛细血管性肾小球肾炎:经常伴肾病综合征,病变持续无自愈倾向。50%～70%患者有持续性低补体血症即血清 C3 持续降低,8 周内不恢复。

(3)系膜增生性肾小球肾炎(IgA 肾病):部分患者有前驱感染可呈现急性肾炎综合征,患者血清 C3 正常,病情无自愈倾向。IgA 肾病患者疾病潜伏期短,可在感染后数小时至数日内出现肉眼血尿,血尿可反复发作,部分患者血清 IgA 升高。

2. **急进性肾小球肾炎**　又称新月体肾炎,常早期出现少尿、无尿及肾功能急剧恶化为特征。重症急性肾炎呈现急性肾衰竭者与该病相鉴别困难时,应及时做肾活检以明确诊断。

3. **全身系统性疾病肾受累**　系统性红斑狼疮肾炎及过敏性紫癜肾炎等可呈现急性肾炎综合征,但伴有其他系统受累的典型临床表现和实验室检查。

【治疗要点】

治疗以休息及对症治疗为主。少数急性肾衰竭者应予透析,不宜用激素和细胞毒性药物。

1. **一般治疗**　急性期应卧床休息,待肉眼血尿消失、水肿消退及血压恢复正常后逐步增加活动量。急性期应予低盐(每日 3g 以下)饮食。氮质血症时应限制蛋白质摄入,并以富含必需氨基酸的优质动物蛋白为主。明显少尿的急性肾衰竭者需限制液体入量。

2. **治疗感染灶**　反复发作的慢性扁桃体炎,待病情稳定后(尿蛋白少于"＋",尿沉渣红细胞少于 10 个/HPF),应考虑做扁桃体摘除,术前、术后 2 周需注射青霉素。

3. **对症治疗**　包括利尿消肿、降血压,预防心脑合并症的发生。利尿后高血压控制仍不满意时,可加用降血压药物。常用噻嗪类利尿药,必要时加用襻利尿药,再必要时可加用钙通道阻滞药控制血压。

4. 透析治疗　发生急性肾衰竭而有透析指征时,应及时给予透析治疗,一般不需要长期维持透析。

5. 中医药治疗

【处方】

1. 急性期水肿明显、少尿、血压增高者,可根据病情选用以下利尿药或降血压药物。

(1)利尿药:氢氯噻嗪片 25～50mg,口服,每日 2～3 次。

呋塞米 20～40mg,口服或肌内注射,每日 1～3 次。

(2)降血压药物

1)钙离子拮抗药

尼群地平片　10～20mg,口服,每日 2～3 次。

氨氯地平片(络活喜)　5～10mg,口服,每日 1 次。

非洛地平缓释片(波依定)　5～10mg,口服,每日 1 次。

硝苯地平缓释片(伲福达)　10～20mg,口服,每日 2 次。

硝苯地平控释片(拜新同)　30～60mg,口服,每日 1 次。

2)血管扩张药

肼苯达嗪片　10～25mg,口服,每日 3 次。

3)发生高血压危象或高血压脑病者,需静脉滴注下列一种降血压药物,根据血压调整滴速。

5%葡萄糖液 250ml

硝普钠针 50mg,从 $0.1\mu g/(kg \cdot min)$ 开始

5%葡萄糖液 250ml

硝酸甘油针 10mg,从 $5\mu g/min$ 开始

5%葡萄糖液 250ml

尼卡地平针 10mg,从 $0.5～0.6\mu g/(kg \cdot min)$ 开始

2. 发生急性肾衰竭、急性左侧心力衰竭或严重高钾血症者,应进行血液透析或腹膜透析治疗。

3. 护理处方

(1)注意观察:①尿量、尿色、24 小时出入量、体重。②有无头

痛、恶心、呕吐。③生命体征,及时监测血压的变化。④观察水肿的情况。

(2)采取措施

1)休息:一般起病2周内应卧床休息,待水肿消退、血压降至正常、肉眼血尿消失后,可下床活动或户外散步;1~2个月内活动宜加限制,3个月内避免剧烈运动,尿内红细胞减少、红细胞沉降率正常可上学,但需避免体育活动,Addis计数正常后恢复正常生活。

2)饮食管理:尿少水肿时,限制钠盐摄入,供给高糖饮食;除严重少尿或循环充血者,一般不必严格限水;在尿量增加、水肿消退、血压正常后,可恢复正常饮食。

3)利尿、降血压:遵医嘱给予利尿药、降血压药。用药前后密切注意观察体重、尿量、水肿变化并做好记录。应用降血压药时严密监测血压、心率变化和药物不良反应。

观察尿量、颜色,准确记录24小时出入水量,每周留取尿常规标本2次。

观察血压的变化,脑水肿时,给予脱水药。

密切观察患儿呼吸、心率、脉搏变化,警惕严重循环充血的发生。

4. 健康教育处方

(1)向患儿及家长说明本病是一种自限性疾病,同时说明本病的预后良好。

(2)向患儿及家长强调限制活动是控制病情进展的重要措施,尤以前2周最为关键。

(3)强调锻炼身体、增强体质、避免或减少上呼吸道感染是预防本病的关键,一旦发生了上呼吸道或皮肤感染,应及早应用抗生素彻底治疗。

【注意事项】

应用利尿药和降血压药期间务必监测血压及血电解质,保持血压平稳和水、电解质平衡。

第六节　慢性肾小球肾炎

【概述】

慢性肾小球肾炎,简称慢性肾炎。多见于成年人,是指蛋白尿、血尿、高血压、水肿为基本临床表现,起病方式各有不同,病情迁延,病变缓慢进展,可有不同程度的肾功能损害,最终将发展成慢性肾衰竭的一组肾小球疾病。仅有少数慢性肾炎是由急性肾炎直接迁延或临床痊愈若干年后再发而致。由于慢性肾炎的病因、发病机制、病理类型和病期不同,所以主要临床表现各不相同,疾病表现呈多样化,治疗困难,预后不佳。

【诊断要点】

(一)临床表现

1. 尿液检查异常(蛋白尿:尿蛋白常在每天 1～3g;血尿:尿沉渣镜检红细胞增多,可有管型),伴或不伴水肿及高血压病史达到 3 个月以上,不论有无肾功能损害。

2. 除外继发性肾小球肾炎及遗传性肾小球肾炎。

(二)鉴别诊断

1. 继发性肾小球肾炎　如系统性红斑狼疮肾炎、过敏性紫癜肾炎等,依据相应的系统表现及特异性实验室检查,可以鉴别。

2. 遗传性肾病(Alport 综合征)　常于青少年起病,患者可有眼(球形晶状体等)、耳(神经性聋)、肾(血尿,轻、中度蛋白尿和进行性肾功能损害)异常,多有阳性家族史(为 X 连锁显性遗传)。

3. 其他原发性肾小球疾病　①隐匿性肾小球肾炎:主要表现为无症状性血尿和(或)蛋白尿,无水肿、高血压和肾功能减退。②感染后急性肾炎:有前驱感染并以急性发作起病的慢性肾炎需与此病相鉴别。二者的潜伏期不同,血清 C3 的动态变化有助鉴别;疾病的转归不同,慢性肾炎无自愈倾向,呈慢性进展。

4. 原发性高血压肾损害 往往先有较长时期高血压,其后再出现肾损害,临床上远端肾小管功能损伤(尿浓缩功能减退、夜尿增多)较肾小球功能损伤早,尿改变轻微仅少量蛋白、轻度镜下血尿、红细胞管型,常有心、脑等高血压靶器官损害的并发症。

5. 慢性肾盂肾炎 多有反复发作的泌尿系统感染病史,半数以上患者可有急性肾盂肾炎病史,此后出现不同程度的低热、间歇性尿频、排尿不适、腰部酸痛、肾小管功能受损(夜尿增多、低比重尿等)。尿沉渣中常有白细胞,尿细菌学检查阳性。B超、X线腹平片、排泄性尿路造影等影像学检查有助于发现有无尿路结石、梗阻、反流、畸形等导致尿路感染反复发作的因素。

【治疗要点】

慢性肾炎治疗的主要目的是防止或延缓肾功能进行性恶化、改善或缓解临床症状、防治心脑血管并发症。

1. 积极控制高血压和减少尿蛋白 力争把血压控制在<130/80mmHg 的理想水平,把尿蛋白减少到<1g/d。对于尿蛋白达到或>1g/d 的患者,血压应严格控制在<125/75mmHg。

2. 限制食物中蛋白及磷的摄入量 尤其多肾功能不全患者应采用优质低蛋白低磷饮食。

3. 避免一切加重肾损害的因素 避免感染、劳累、妊娠,避免使用对肾有毒性作用的中西药物(如氨基糖苷类抗生素与含马兜铃酸的中药等)。

【处方】

1. 血管紧张素转化酶抑制药和(或)血管受体拮抗药 血管紧张素转化酶抑制药或血管受体拮抗药不仅具有降低血压的作用,还可通过减少蛋白尿和延缓肾功能恶化来起到保护肾的作用,是治疗慢性肾炎高血压和(或)减少蛋白尿的首选药物。但当血肌酐>264μmol/L(3mg/dl)时需谨慎使用,严密观察。

根据病情选择下列制剂之一。

(1)血管紧张素转化酶抑制药

卡托普利片　6.25～25mg,口服,每日 3 次。

贝那普利片　10～40mg,口服,每日 1 次。

培哚普利片　2～4mg,口服,每日 1 次。

福辛普利片　5～40mg,口服,每日 1 次。

(2)血管受体拮抗药

氯沙坦片　50～100mg,口服,每日 1 次。

缬沙坦片　80～160mg,口服,每日 1 次。

厄贝沙坦片　150～300mg,口服,每日 1 次。

2. 其他降血压药物　适合单用血管紧张素转化酶抑制药和(或)血管受体拮抗药血压控制不理想、有禁忌证或病人不能耐受者,根据病情选择下列制剂之一种或几种药物联合应用。

(1)钙通道阻滞药

尼群地平片　10～20mg,口服,每日 3 次。

硝苯地平缓释片　10～20mg,口服,每日 2 次。

硝苯地平控释片　30～60mg,口服,每日 1 次。

氨氯地平片　5～10mg,口服,每日 1 次。

非洛地平缓释片　5～10mg,口服,每日 1 次。

(2)利尿药

噻嗪类利尿药:适用于肾功能正常的患者。

氢氯噻嗪片　25～50mg,口服,每日 2 次或每日 3 次。

襻利尿药:适用于其他利尿药效果不佳和肾功能不全的患者。

呋塞米　20～40mg,口服或静脉注射,每日 1 次至 3 次。

潴钾利尿药:适合与噻嗪类联用,单用效果不佳。

螺内酯片　20mg,口服,每日 3 次。

氨苯蝶啶片　50mg,口服,每日 3 次。

(3)β受体阻滞药

阿替洛尔片　12.5～25mg,口服,每日 3 次。

美托洛尔片　6.25～25mg,口服,每日 2 次。

美托洛尔缓释片　47.5mg,口服,每日 1 次。

(4)肾上腺素受体阻滞药

卡维地洛片　12.5mg,口服,每日 2 次。

阿罗洛尔片　10mg,口服,每日 2 次。

(5)血管扩张药

肼苯达嗪片　10～25mg,口服,每日 3 次或 4 次。

(6)α-受体阻滞药

特拉唑嗪片　1～20mg,口服,每日 1 次。

哌唑嗪片　1～3mg,口服,每 6～8 小时 1 次。

3. 抗凝血和抗血小板聚集药物

双嘧达莫片　50～75 mg,口服,每日 3 次。

阿司匹林片　100mg,口服,每日 1 次。

低分子肝素钙　4100～5000U,皮下注射,每日 1 次。

4. 中成药治疗

雷公藤片　10～20mg,口服,每日 3 次。

肾炎康复片　5～8 片,口服,每日 3 次。

百令胶囊　4～5 粒,口服,每日 3 次。

黄葵胶囊　4～5 粒,口服,每日 3 次。

5. 中医辨证治疗

(1)肺肾气虚,水湿内停证

治法:益气固表,化湿利水。

方药:"天地汤"(科室经验方)

半夏 10g,当归 10g,陈皮 10g,蝉蜕 18g,地龙 18g,泽兰 20g,益母草 30g,炒白术 12g,蜂房 12g。

(2)气血两虚,淤血内阻证

治法:益气养血,活血化瘀。

方药:"天地汤"(科室经验方)加味

黄芪 24g,党参 15g,猪苓 18g,鸡血藤 30g,半夏 10g,当归 10g,陈皮 10g,蝉蜕 18g,地龙 18g,泽兰 20g,益母草 30g,炒白术

12g,蜂房 12g。

（3）肝肾阴虚,湿热留恋证

治法:滋补肝肾,清利湿热。

方药:"天地汤"（科室经验方）加味

半夏 10g,当归 10g,陈皮 10g,蝉蜕 18g,地龙 18g,泽兰 20g,益母草 30g,炒白术 12g,蜂房 12g,砂仁 8g,苍术 12g,黄柏 10g,怀牛膝 15g,猪苓 18g,泽泻 10g。

（4）脾肾阳虚,水湿泛滥证

治法:益肾健脾,温阳利水。

方药:"天地汤"（科室经验方）加味

半夏 10g,当归 10g,陈皮 10g,蝉蜕 18g,地龙 18g,泽兰 20g,益母草 30g,炒白术 12g,蜂房 12g,熟附子（先煎）10g,桂枝 10g,怀牛膝 15g,熟地黄 18g,山茱萸 10g,白术 12g,牡丹皮 10g,茯苓 15g,淮山药 12g,泽泻 10g,泽兰 10g。

6. 特色疗法　慢性肾小球肾炎病程较长,病机复杂,临床大多表现为"虚实夹杂"之症。"虚"的一面如:气虚、血虚、阴虚、阳虚,结合脏腑又有脾虚、肾虚之分;"实"一面有水湿、湿热、瘀血等不同。临床中可采用耳穴疗法、中药透皮治疗等。

（1）耳穴疗法

西医理论取穴:肾、膀胱、内分泌、皮质下区。

中医理论取穴:脾、肾、肺、神阙。

（2）中药透皮治疗

有运转速度快、针对性强、效果专一性等特点。应用温阳活血益气之药物放于背俞穴再通过中药离子导入进行治疗,背俞穴是脏腑之气注于背部的特定穴位,可使药直达于肾,达到补气固摄、温阳化湿、通脉消肿的效果,使肾的精微外泄得止。

适应证:各种原因致尿蛋白阳性者。

禁忌证:热性实证者,皮肤病变不能接受者,对药物过敏不能耐受者。

治法:补气固摄,温阳化湿,通脉消肿。

方药:附子 10g,红花 10g,大黄 10g。

用法:上方浓煎为 50～100ml 中药,趁热(＜50℃)将纱块浸透,敷于背俞穴,将中药离子导入仪阳极置于药纱上,阴极置于中脘穴,用中频波直流式进行治疗,每次 20 分钟,每日 1～2 次。

【注意事项】

慢性肾炎为一临床综合征,其治疗应尽量减少尿蛋白,但不以消除尿红细胞或轻度尿蛋白为目标,加之其病因、病理类型及程度、临床表现和肾功能等变异较大,所以一般不主张积极应用糖皮质激素和细胞毒性药物。如果患者肾功能正常或仅轻度受损,肾体积正常,病理类型为轻度系膜增生性肾炎、早期膜性肾病等轻型病变,并且尿蛋白较多(24 小时＞2g),无禁忌证者可以试用糖皮质激素和细胞毒性药物,但无效者则应及时逐步撤去。在应用降血压药物时,应密切注意监测血肌酐、血钾及水电解质平衡。应用抗凝血和抗血小板聚集药物时应监测患者血常规和凝血功能,观察有无出血倾向。应用中草药治疗时,更要特别注意血钾和肾功能的变化。

第七节　糖尿病肾病

【概述】

糖尿病肾病(DN)是集合糖尿病和肾病变的一种综合类疾病,该病的发病原因也比较复杂,要注意尿糖的控制而且还要避免对肾病变的加重或者影响。

糖尿病肾病表现:主要是肾小球硬化,往往与视网膜病变同时存在,是微血管病变的主要表现,其发生率随着糖尿病的病程延长而增高。糖尿病早期肾体积增大,肾小球滤过率增加,呈高滤过状态,以后逐渐出现间歇蛋白尿或微量白蛋白尿,随着病程的延长出现持续蛋白尿、水肿、高血压、肾小球滤过率降低,进而到肾功能不全、尿毒症。糖尿病肾衰竭比非糖尿病病人高 17 倍，是糖尿病主要的死亡原因之一。

DN 是一个慢性的过程，早期临床表现不明显，当病情发展到一定阶段以后，可出现下列临床表现。

1. 蛋白尿　是 DN 最重要的临床表现。早期可以是间歇性的、微量的白蛋白尿；后期常常是持续性的、大量的蛋白尿。微量白蛋白尿，是指尿白蛋白/肌酐比值为 $30\sim300\mu g/mg$，或尿白蛋白排泄率为 $20\sim200\mu g/min$，或 $30\sim300mg/d$。临床 DN，是指尿白蛋白/肌酐比值持续 $>300\mu g/mg$，或尿白蛋白排泄率 $>200\mu g/min$，或 $>300mg/d$，或者是常规尿蛋白定量 $>0.5g/d$。

2. 高血压　DN 高血压的发生率很高，晚期 DN 患者多有持续、顽固的高血压。

3. 水肿　在临床糖尿病肾病期，随着尿蛋白的增加和血清白蛋白的降低，患者可出现不同程度的水肿，尤其是肾病综合征和心功能不全的患者，可出现全身高度水肿，甚至胸腔积液、腹水，同时合并尿量减少。

4. 肾病综合征　部分病人可发展为肾病综合征，表现为大量蛋白尿（$>3.5g/d$）、低蛋白血症（血白蛋白 $<30g/L$）、脂质代谢异常及不同程度的水肿。合并肾病综合征的患者常在短期内发生肾功能不全。

5. 肾功能异常　1 型 DN 的早期，肾小球滤过率（GFR）增高。随着病程的进展，GFR 降至正常，然后逐渐下降，并出现血尿素氮和肌酐升高，最后进展到肾功能不全、尿毒症。

2 型 DN 少有 GFR 增高的现象。DN 的肾功能不全与非 DN 肾功能不全比较，具有以下特点：①蛋白尿相对较多；②肾小球滤过率相对不很低；③肾体积缩小不明显；④贫血出现较早；⑤心血管并发症较多、较重；⑥血压控制较难。

6. 糖尿病的其他并发症　①视网膜病变：DN 和糖尿病性视网膜病变均为糖尿病的微血管病变，95％的 DN 患者合并有糖尿病性视网膜病变;②大血管病变:DN 患者常常合并心脑血管疾病和缺血性下肢血管疾病,表现为心绞痛、心肌梗死、脑梗死、足背动脉搏动减弱或消失;③神经病变:主要是周围神经病变,表现为感觉异常和功能异常。

【诊断要点】

1. 临床诊断 典型病例诊断依据如下,可疑病人需肾活检确诊。

(1)确诊糖尿病时间较长,超过 5 年;或有糖尿病视网膜病变。

(2)持续白蛋白尿,尿白蛋白/肌酐比值>300μg/mg 或尿白蛋白排泄率>200μg/min 或尿白蛋白定量>300mg/d 或尿蛋白定量>0.5g/d。早期可表现为微量白蛋白尿。

(3)临床和实验室检查排除其他肾或尿路疾病。

2. 病理诊断 DN 的基本病理特征是肾小球系膜基质增多、基底膜增厚和肾小球硬化,包括弥漫性病变、结节性病变和渗出性病变,早期表现为肾小球体积增大。

(1)弥漫性病变表现为弥漫性的系膜基质增多、系膜区增宽、肾小球基底膜增厚。

(2)结节性病变表现为系膜区的扩张和基底膜的增厚,形成直径为 20～200nm 的致密结节,称之为 Kimmelstiel-Wilson 结节(K-W 结节)。

(3)渗出性病变包括纤维素样帽状沉积和肾小囊滴状病变,前者为位于肾小球内皮和基底膜之间的强嗜伊红染色的半月形或球形渗出物,后者与前者性质相似,但位于肾小囊内壁。渗出性病变常提示糖尿病肾病进展。

【治疗要点】

1. 调整生活方式 包括减肥、禁烟和加强体育锻炼。

2. 低蛋白饮食 从临床 DN 期开始实施低蛋白饮食治疗,肾功能正常的患者,饮食中蛋白入量为每天 0.8g/kg;出现 GFR 下降后,饮食中蛋白入量为每天(0.6～0.8)g/kg。蛋白质来源中优质动物蛋白占 50%～60%。如每日蛋白摄入量≤0.6g/kg,应适当补充 α-酮酸制剂。

3. **药物治疗**

【处方】

1. **降血糖** 降血糖措施除饮食治疗外,包括药物治疗和胰岛素治疗两大类。常用的降血糖药物包括以下几类。

(1)磺酰脲类

甲苯磺丁脲 0.5～1.0g,1 日 3 次,口服。

格列本脲 1.25～2.5mg,1 日 3 次,口服。

(2)非磺酰脲类

瑞格列奈(诺和龙)片 1.0g,1 日 3 次,口服。

瑞格列奈(孚来迪)片 0.5g,1 日 3 次,口服。

(3)双胍类降血糖药

盐酸二甲双胍片 0.5g,1 日 3 次,口服。

盐酸二甲双胍肠溶(圣妥)片 0.5g,1 日 3 次,口服。

盐酸二甲双胍肠溶片 0.5g,1 日 3 次,口服。

盐酸二甲双胍(格华止)片 0.5g,1 日 3 次,口服。

(4)α-糖苷酶抑制药

阿卡波糖(拜糖平)片 50mg,1 日 3 次,口服。

(5)噻唑烷二酮类

罗格列酮片 4mg,1 日 2 次,口服。

(6)胰岛素:短效的胰岛素可用于静脉滴注;长效胰岛素,根据病人的全身情况及血糖水平决定,均需按医嘱注射。

2. **控制血压**

(1)适用于 Ⅰ 期到 Ⅳ 期伴轻度肾功能不全(血肌酐＜350μmol/L),伴或不伴高血压者。

缬沙坦 80 mg,口服,1 日 1 次。

或 氯沙坦 50mg,口服,1 日 1 次。

或 采用其他血管紧张素 Ⅱ 受体拮抗药。

（2）适用于 Ⅰ 期到 Ⅳ 期伴轻度肾功能不全（血肌酐＜250μmol/L），伴或不伴高血压者。

贝那普利　10mg，口服，1 日 1 次。

或 其他血管紧张素转化酶抑制药。

3. 纠正血脂紊乱　降血脂药。

4. 其他药物治疗

（1）糖基化终末产物（AGEs）抑制药：维生素 B_6 等。

（2）蛋白激酶 C-β 抑制药：PKC（蛋白激酶 C）抑制药等。

（3）肾素抑制药：阿利吉仑。

（4）醛固酮拮抗药：螺内酯。

（5）抗凝血及抗血小板集聚药物：硫酸氢氯吡格雷、双嘧达莫、舒洛地特等。

（6）抗氧化剂：维生素 E、维生素 C 等。

（7）微循环保护剂：前列腺素 E 等。

（8）中药：黄芪、大黄、冬虫夏草、疏血通等一些中药制剂。

5. 透析、移植治疗

【注意事项】

1. 主张优质蛋白摄入，低蛋白饮食。

2. 监测血糖、血压。

第八节　隐匿性肾炎

【概述】

隐匿性肾炎是原发性肾小球疾病中常见的一种临床类型，是一种很少见的肾病，由于临床表现轻微或毫无症状而得名。但是肾纤维化依旧恶化进展，如果不给予有效治疗，就会逐渐发展成为更严重的尿毒症。

隐匿性肾炎是以无症状性蛋白尿（尿蛋白量＜1.0g/d，以白蛋白为主)或单纯性血尿(持续或间断镜下血尿,并偶见肉眼血尿,血尿性质为肾小球源性)为临床表现的一组肾小球疾病。也就是说尿常规检查有异常,病人无水肿、高血压及肾功能损害。

隐匿性肾炎是病程绵长,患者病理改变多样,临床表现较少的一种肾病。因为其隐匿性的原因不易被发现,无症状的蛋白尿、血尿也不容易被人们引起重视。一般无水肿、高血压等肾炎症状,肾功能亦无改变,其临床表现有尿的异常,多在诊治其他疾病或体检时偶然发现。发作时可有血尿,少数病情发展者可有其他类型肾小球肾炎的表现,甚至有肾功能不全。

【诊断要点】

1. 间断或持续性镜下血尿。

2. 有或无轻度蛋白尿,尿蛋白定量$<1.5g/d$。

3. 症状和体征不明显,肾功能正常。

4. 病程长,但大多数病人预后良好。除以上检查外,若有条件早期做肾活检,不但是明确诊断的重要方法,而且还可辨明病理类型和预后。

(一)隐匿性肾炎的临床诊断

实验室检查特点主要包括以下几点。

1. 无急、慢性肾炎或其他肾病史,肾功能基本正常。

2. 无明显临床症状、体征,表现为单纯性蛋白尿和肾小球源性血尿。

3. 可排除其他肾小球性血尿和功能性血尿。

4. 以轻度蛋白尿为主者,尿蛋白定量$<1.0g/24h$,但无其他异常,可称单纯性蛋白尿。以持续或间断镜下血尿为主者,无其他异常,相差显微镜检查尿红细胞以异常为主,可称为单纯性血尿。

(二)隐匿性肾炎的诊断标准

1. 轻至中度肾小球性血尿和(或)蛋白尿。

2. 没有水肿、高血压和肾小球滤过率(GFR)减少。

3. 多在体检时偶然发现。

4. 排除继发性隐匿性肾炎综合征(如由 SLE 等引起),便可诊断为原发性。

5. 如仅有蛋白尿,可称为单纯性蛋白尿,如仅为血尿,可称为单纯性血尿。

【治疗要点】

隐匿性肾炎的患者除尿常规检查见尿蛋白、血尿外,并无其他症状出现,而出现的这些症状又不能对患者的生活和工作造成影响,所以隐匿性肾炎要重视,早发现,早治疗。隐匿性肾炎治疗重点也可以从尿蛋白及血尿产生的根本性原因入手。中医治疗隐匿性肾炎补脾胃,益肾阴,调气机,固脂液以达到增强体质。则当凉血、止血、化瘀、清热、泻火、祛湿,以此减轻蛋白尿和血尿,减轻或拮抗激素等西药治疗的不良反应,提高疗效,减少复发。

【处方】

1. 西医治疗　隐匿性肾炎一般预后良好,但必须定期(每个月至半年)随诊检查,包括尿常规、肾功能和血压等。患者应避免过于劳累和重体力活动,慎起居,避风寒,防止感冒。防治上呼吸道感染,不使用肾毒性药物。

2. 中医治疗　隐匿性肾炎属中医学中"尿血""虚劳"等范畴。认为津血不能自行,全赖心气的推动、脾气的统帅和肾气的固摄,方能循行于经脉,散布于全身。

中医治疗隐匿性肾炎的三原则如下。

(1)健脾补肾:隐匿性肾炎蛋白尿的病机常责之于脾肾之气不足,脾失统摄,肾失封藏,肾不摄精,精气外泄。故益气、健脾、补肾、固精为主要法则。运用黄芪、党参系列的健脾之方药,并在健脾之中佐以固涩之品,如芡实、金樱子、山茱萸等,以达到消除蛋白尿之目的。

(2)清热解毒:隐匿性肾炎为免疫损伤性肾炎性疾病,在免疫性疾病中可以出现热证。对此治疗,除进行外因治疗(直接消除病原体,消除毒素),尚需内因治疗,即提高或调解机体的免疫功能,以增强或改善机体抗病能力的治疗。药理研究,清热解毒利湿类中药恰巧具备了这方面的作用。

(3)活血化瘀:虽然血液离经忘行,但出血必有瘀滞,且久病入络,久病必瘀,治疗隐匿性肾炎宜采用活血化瘀之法,使瘀化血行,尿血自止。瘀血是肾小球疾病发展过程中形成的病理产物,同时又是使病机复杂化、病情缠绵难愈的一种致病因素,故活血化瘀疗法为提高临床疗效的基本要素。

3. 饮食疗法

(1)大蒜煨鲤鱼

配方及制法:鲤鱼一条(重 400g 左右),去鳃和内脏,洗净。取大蒜 10g,和鲤鱼一起放入瓦煲内,加适量清水。大火煮沸后,慢火煮 1 小时,加适量食盐调味,喝汤吃鱼肉。鲤鱼也可以用鲫鱼代替。

功效:鲤鱼性平味甘,能补虚健脾,含丰富的蛋白质和维生素,是营养价值颇高的优良食品。大蒜煮熟后,性温味甘,能温胃健脾,助消化。大蒜煨鲤鱼具有补虚健脾、暖胃、助消化的作用,同时还可以补充优质蛋白质、促进食欲。

注意事项:隐匿性肾炎蛋白尿虽然不严重,但长期丧失蛋白质的量也是相当大的。本方能促进食欲,提供优质蛋白,非常适用。按照中医理论,蛋白尿的形成与脾肾不固、精微下泻有关,本方能补虚健脾,所以能治疗蛋白尿。但急性肾炎、以血尿为主的隐匿性肾炎、肾功能不全的人及有外感发热症状的人不宜食用。

(2)芡实白果煨猪肾

配方及制法:芡实 30g,白果(去壳)10 个,猪肾 1 个。将猪肾剖开,除去筋膜,洗净,与上述两种药物同时放入瓦煲内,加适量清水,煮熟后加食盐调味,喝汤吃猪肾。

功效:芡实性平味甘,能健脾止泻、补肾涩精;白果性平味甘,能健脾止泻;猪肾性平味咸,有补肾的作用。

注意事项：具有健脾、固肾涩精的作用。但白果中含有氢氰酸，生吃或熟食过多均易引起中毒，不能多吃。适应证和禁忌证：适用于以蛋白尿为主的隐匿性肾炎患者，肾功能不全的病人不可经常食用。此外，猪肾含有大量的嘌呤类物质，有高尿酸血症或痛风者不可以服用。

（3）三七炖鸡

配方及制法：母鸡肉 500g，三七 4g。将鸡肉洗净，三七磨成粉。大火将水烧开，加入鸡肉煮 3～5 分钟，然后将鸡肉取出，移到炖盅内，于小火上炖至鸡肉熟透。加入三七粉及适量的葱、食盐、味精调味后即可食用。

功效：母鸡性温味甘，能温中补脾、补肾益精；三七性温味甘，能止血化瘀、消肿止痛，是一种优良的止血药。现代药理研究表明，三七有缩短血液凝固时间及使血管收缩的作用。本方具有补脾肾、益气血、止血消瘀的作用。

注意事项：本方适用于血尿为主的隐匿性肾炎。如果感冒发热或血虚无瘀者不宜服用。

（4）饮食原则：在平时要保证膳食中碳水化合物的摄入，提供足够的热量以减少机体蛋白质的分解。限制钠的摄入，每日膳食中钠应低于 3g，少尿时应控制钾的摄入，保证全面营养。

同时，根据不同的临床类型，食疗方、饮食法则可以不同，具体如下。

1）持续微量蛋白尿可用茅根玉米须饮：白茅根 30g，玉米须 30g，冰糖适量，水煎服。

2）反复出现镜下血尿可用竹叶茅根饮：苦竹叶 10g，白茅根 30g 水煎当茶饮用。

3）乏力可用莲子薏米粥：莲子 30g，薏米 50g，红小豆 50g 煮成粥，再加入适量冰糖，即可食用。

4）隐匿性肾炎反复水肿可用黄芪粥：生黄芪 60g，粳米 60g。将黄芪切成片，放入锅内加水适量煮成汁将黄芪取出，再加入已洗好的粳米用武火煮熟,文火熬成粥即可食用。

4. 药膳

(1)黄芪煲鳝鱼

做法:黄鳝250g者1条,猪瘦肉60g,黄芪20g。先将黄鳝去内脏,切成段,按常法洗净,将猪肉切成片,黄芪用纱布包,共同入锅,加水同煲,待熟去纱布包,加入适量盐、味精等调味,略沸起锅装盘,即可佐餐。

作用:黄鳝甘温,其肉无杂刺,且细嫩而脆,不似鳗鱼之肥腻,其蛋白质含量亦高,每百克达18.8g,也是一种高蛋白低脂肪的佳肴。故隐匿性肾炎患者在有气虚症状时,服用本药膳,十分合适。

(2)鹌鹑八宝汤

做法:鹌鹑2只,淮山药、芡实各15g,枸杞子、桂圆肉各12g,北沙参、扁豆仁、玉竹各10g。食盐、酱油、姜片、料酒、味精等适量。先将鹌鹑宰好去毛及内杂,按常法洗净,再把用水浸润后的淮山药、芡实等药分别和匀纳入鹌鹑腹内,放入砂锅内,隔水炖熟,然后加调味品调味装盘,即可供食。

作用:鹌鹑食之能"利五脏,开胃,益心神",今与淮山药、北沙参、枸杞子、桂圆肉等烧成药膳,实有金水相生,交济心神,肾、肺、心脏同补之作用。故隐匿性肾炎患者在有食欲不振、夜寐欠佳、口舌干燥、遗精倦怠、腰膝酸软、尿蛋白日久不消等证时,均可以之佐餐,实有辅助治疗之用。体质虚弱者服之,亦有养生补益之功。此药膳在秋、冬两季服之尤宜。

(3)中医谈饮食禁忌:中医认为隐匿性肾炎以虚证居多,治疗除了一药培补,尚需要注意食补。但隐匿性肾炎日久,胃气易伤,胃纳不开,滋补之品,每不欲食;且脾肾有病,水液代谢失权,每有水浊内阻,如妄进滋补之食,不但不能补益精气,反而生痰助邪,不唯无益,抑且有害。

隐匿性肾炎的饮食禁忌,特别重要,要之有三:一是补之有据,二是勿伤胃气,三是勿留邪气。

【护理处方】

1. 提供安静舒适的休养环境,保证病人睡眠充足。

2. 护士应该相应地向病人讲述疾病知识,组织病友交流养病体会,对顾虑较大的病人,多安慰鼓励,给予心理上的支持,增强病人战胜疾病的信心。

3. 安排病人床位时,要与同一种疾病病情平稳的病人同住一个病室,及时解答病人提出的各种疑问。

4. 对不太重视疾病的病人,应该耐心说明本病的危害,使之主动配合治疗疾病,做好自我护理,必要时请单位同事和家属做好病人的思想工作。

5. 经常巡视病房,了解病人的需要,及时帮助病人解决实际问题,建立良好的医患关系,使病人有焦虑情绪时,愿意向护士倾诉。

6. 指导病人掌握放松技巧,如听轻音乐,缓慢深呼吸,以转移注意力,减轻焦虑,指导病人有规律的生活,保证睡眠质量,勿劳累;向病人提供有关肾病的保健书籍,使病人了解疾病治疗过程及转归。

7. 避免使用对肾有损害的药物,告诉患者不要随意服用偏方、秘方,服用中药要到正规的肾病专科去治疗,因近几年发现有很多中成药和中草药对肾有一定的毒性,防止损害肾功能。

【护理要点】

1. 对水肿明显、血压较高病人或肾功能不全的患者,强调卧床休息,平卧可增加肾血流量,提高肾小球滤过率,减少水钠潴留。轻度水肿病人卧床休息与活动交替进行,活动量要限制。严重水肿者卧床休息,并抬高水肿肢体以利于血液回流,减轻水肿,按照病情不同给予相应的护理级别。

2. 无高血压,水肿不明显,无肾功能损害,尿蛋白不多的患者可适当参加体育锻炼以增强体质,注意劳逸结合。体育锻炼可以促进身心健康,老年人因身体抵抗力差,可参加太极拳等活动,以增加身体的抗病能力。

3. 注意天气变化,及时增减衣被,注意保暖,以免受寒,防止外感诱发疾病。

4. 观察尿量、颜色、性状变化,有明显异常及时报告医生,每周至少化验尿常规和比重 1 次。

5. 注意观察病人的血压、水肿、尿量、尿检结果及肾功能变化,如有少尿、水肿、高血压,应及时报告主管医师给予相应的处理。

6. 按不同时间送检尿液标本,采用不同的方式留取尿液标本,诸如晨尿、清洁中段尿、1 小时尿、3 小时尿、2 小时尿或 24 小时尿等。并应按送检要求进行相应的处理,应将留尿方法和注意事项告知患者,及时送检。

7. 预防感染。隐匿性肾炎易发生各种感染,尤其发生在用糖皮质激素或细胞毒性药物治疗期间,注意病室内空气新鲜,定期消毒,预防呼吸道感染,发现发热、腰痛的患者及时报告主治医师,及时预防肾功能恶化。

【注意事项】

1. 隐匿性肾炎目前西药尚无有效的药物治疗。

2. 自我保健和饮食治疗具有特别重要的意义。

3. 早发现、早治疗。

第九节　紫癜性肾炎

【概述】

过敏性紫癜,又称舒-亨综合征,是一种以小血管炎为主要病理改变的全身性血管炎综合征。临床特点除了血小板减少性皮肤紫癜外,常伴有过敏性皮疹、关节肿痛、腹痛、便血和血尿、蛋白尿等。其中伴有肾损害者[包括在病程 6 个月以内出现血尿和(或)蛋白尿者]称为过敏性紫癜肾炎(HSPN),简称紫癜性肾炎。

本症是小儿时期最常见的继发性肾小球疾病。各种年龄均有发病,儿童多于成年人,男孩发病率高于女孩。一年四季均有发病,但以春秋两季居多。据国内儿科报道,HSPN 占儿科住院泌尿系统疾病的 8％,仅次于急性肾炎,原发性肾病综合征居第三位。紫癜性肾炎的发生率报道不一,与检测方法、诊断标准、病人随访时间长短不一等因素有关。国内报道发生率为 30％～50％,如以肾活检检查为准,几乎 90％以上病人有不同程度肾损害。本病虽大多预后良好,但部分病程迁延,少数还可发展至慢性肾功能不全,因此受到临床重视。

【诊断要点】

1. 临床诊断

(1)肾外症状:典型的皮肤紫癜、胃肠道表现(腹痛、便血和呕吐)及关节症状为紫癜性肾炎肾外的三大主要症状,其他如神经系统、生殖系统、呼吸及循环系统也可受累,甚至发生严重的并发症。部分患儿可伴血管神经性水肿。

(2)肾症状:肾受累多发生于过敏性紫癜起病后 1 个月内,少数发生于紫癜消退后数月内,偶见发生于皮肤紫癜前者。临床依肾受累程度不同而表现各异。轻者仅镜下血尿,部分患儿可表现为急性肾炎综合征或肾病综合征,极少数呈急进性肾炎样改变或因急性肾衰竭死于尿毒症。约 6％患儿在几年后进展为慢性肾炎。个别 HSPN 患者,尿常规无异常发现,只表现为肾功能减退。

(3)HSPN 临床分型

1 型:孤立性血尿或孤立性蛋白尿。

2 型:血尿和蛋白尿。

3 型:急性肾炎型。

4 型:肾病综合征型。

5 型:急进性肾炎型。

6 型:慢性肾炎型。

临床上以 1 型、2 型、3 型多见。各型可单独出现或合并出现。

（4）实验室检查

①血常规：白细胞正常或轻度增高，中性或嗜酸性细胞比例增多。血小板（PLT）正常。②尿常规：可有血尿、蛋白尿、管型尿。③凝血功能检查正常，可与血液病致紫癜相鉴别。④急性期毛细血管脆性实验阳性。⑤红细胞沉降率增快，血清 IgA 和冷球蛋白含量增加。但血清 IgA 增高对本病诊断无特异性。因为在 IgA 肾病和狼疮性肾炎同样可有 IgA 增高，而血清 IgA 正常也不能排除本病。⑥血清 C3、C1q、备解素多正常。部分患儿抗"O"抗体效价增高、C 反应蛋白阳性。⑦肾功能多正常，严重病例可有肌酐清除率降低和 BUN、血肌酐增高。⑧表现为肾病综合征者，有血清清蛋白降低和胆固醇增高。⑨皮肤活检：无论在皮疹部或非皮疹部位，免疫荧光检查均可见毛细血管壁有 IgA 沉积。此点也有助于和除 IgA 肾病外的其他肾炎做鉴别。⑩肾穿刺活检：有助于本病的诊断，也有助于了解病变严重程度和评估预后。

2. 病理诊断

肾活检指征：凡临床上表现有急性肾炎和（或）肾病综合征，伴有持续蛋白尿≥1g/（m²·d）超过 1 个月或 0.5～1g/（m²·d）超过 3 个月或合并肾功能不全等。

（1）HSPN 常见病理改变：基本病理改变以肾小球系膜增生性病变为主，常伴节段性肾小球毛细血管襻坏死、新月体形成等血管炎表现。

光镜：肾小球系膜细胞增生病变，可伴内皮细胞和上皮细胞增生，新月体形成，系膜区炎性细胞浸润，肾小球纤维化，还可见局灶性肾小球坏死甚至硬化。间质可出现肾小管萎缩，间质炎性细胞浸润，间质纤维化等改变。免疫荧光：系膜区和肾小球毛细血管襻有 IgA、IgG、血清 C3、备解素和纤维蛋白原呈颗粒状沉积。电镜：系膜区有不同程度增生，系膜区和内皮下有电子致密物沉积。

(2)病理分级标准

1)分六级

Ⅰ级:轻微肾小球异常。

Ⅱ级:单纯系膜增生。

Ⅲ级:系膜增生伴＜50％肾小球新月体形成或节段性病变（硬化、粘连、血栓、坏死）。

Ⅳ级:系膜增生伴 50％～75％肾小球新月体形成。

Ⅴ级:系膜增生伴＞75％肾小球新月体形成。

Ⅵ级:系膜增生性肾小球肾炎。

其中Ⅱ－Ⅴ级又根据系膜病变的范围程度分为:①局灶性;②弥漫性。我国目前基本采用此分级方法。

2)WHO 分类法

Ⅰ级:包括微小病变、微小病变伴局灶性节段性增生、局灶性增生性肾小球肾炎(GN)轻度。

Ⅱ级:包括弥漫性增生性 GN 轻度、弥漫性增生性 GN 轻度伴局灶性节段性病变显著。

Ⅲ级:包括局灶性增生性 GN 中度、弥漫性增生性 GN 中度。

Ⅳ级:弥漫性增生性 GN 重度和终末期肾衰竭。

3. 鉴别诊断

(1)急性肾炎:当 HSPN 发生于皮疹已消退时需与急性肾炎鉴别。此时追询病史,包括回顾皮疹形态、分布、关节和胃肠道症状有助于本病诊断。缺乏上述症状,早期有血清补体降低则有助于急性肾炎诊断。抗"O"增高并不能作为鉴别点,因为 HSPN 可有 30％ 病例增高,而急性肾炎也可有 30％ 不增高,必要时可做皮肤活检和肾活检做鉴别。

(2)狼疮性肾炎:由于系统性红斑狼疮(SLE)可有皮疹、关节痛和肾损害,故须与本病相鉴别,但 HSPN 皮疹与红斑狼疮皮疹无论在形态和分布上均有显著区别,鉴别并不困难。两病肾活检有不同之处,如免疫荧光检查,狼疮性肾炎虽然也有 IgA 沉积但常有大量其他免疫球蛋白沉积,且有 C1q 沉积,狼疮性肾炎肾小球毛细血管壁白金环样改变也有助鉴别。两者皮肤活检也不同,狼疮性肾炎可见狼疮带,而 HSPN 肾炎可见 IgA 沿小血管壁沉积。有学者认为:HSPN 中出现血清 C3 减低者,其早期"紫癜样皮疹"有可能为 SLE 的皮肤损害之一;紫癜肾炎伴血清 C3 减低者,应及早做肾活检,以与早期狼疮性肾炎鉴别。

(3)IgA 肾病:本病虽然临床上与 IgA 肾病不同,但肾组织学检查却十分相似,均可有皮肤小血管 IgA 沉积,因此从组织学上两者难以鉴别,近有报道仅有的区别是 HSPN 在肾组织常存在单核细胞和 T 淋巴细胞,而 IgA 肾病却无此类细胞。此外,HSPN 节段性肾小球毛细血管襻坏死、新月体形成等血管炎表现更为突出。

【治疗要点】

因本症轻重不一,儿科又缺乏对照观察,多系临床经验,故多种治疗方法的效果有时难以评价(表 10-1)。

表 10-1　紫癜性肾炎治疗方法

孤立性蛋白尿、血尿和蛋白尿或病理Ⅱa级	血管紧张素转化酶抑制药(ACEI)和(或)血管紧张素受体拮抗药(ARB)类有降蛋白尿的作用。雷公藤多苷 1mg/(kg·d),分 3 次口服,每日剂量不超过 60mg,疗程 3 个月。但应注意其胃肠道反应、肝功能损伤、骨髓抑制及可能的性腺损伤的不良反应
非肾病水平蛋白尿或病理Ⅱb、Ⅲa级	用雷公藤多苷 1 mg/(kg·d),分 3 次口服,每日最大量不超过 60mg,疗程 3～6 个月。或激素联合免疫抑制药治疗,如激素联合环磷酰胺,联合环孢素 A 或他克莫司治疗

(续 表)

肾病综合征或病理Ⅲb、Ⅳ级	该组临床症状及病理损伤均较重,现多倾向于采用激素联合免疫抑制药治疗,其中疗效最为肯定的是糖皮质激素联合环磷酰胺(CTX)治疗。若临床症状较重、病理呈弥漫性病变或伴有新月体形成者,可选用甲泼尼龙(methylprednisolone)冲击治疗,15～30mg/(kg·d)或1000mg/(1.73 m²·d),每日最大量不超过 1g,每天或隔天冲击,3 次为 1 个疗程。CTX 剂量为 0.75～1.0g/m² 静脉滴注,每个月 1 次,连续用 6 个月后,改为每 3 个月静脉滴注 1 次,总量一般不超过 8g。肾功能不全时,CTX 剂量应减半
急进性肾炎或病理Ⅳ、Ⅴ级	这类临床症状严重、病情进展较快,现多采用三至四联疗法,常用方案为:甲泼尼龙冲击治疗 1～2 个疗程后,口服泼尼松(prednisone)＋环磷酰胺片(Cyclophosphamide Tablet)(或其他免疫抑制药)＋肝素＋双嘧达莫治疗
血浆置换	临床表现为急进性肾炎、肾活检显示有大量新月体形成(>50%)的紫癜性肾炎,进展至终末期肾衰竭风险极大,这类重型病例应采取积极治疗措施,如血浆置换。临床研究显示,在激素和细胞毒性药物基础上联合血浆置换或单独应用血浆置换,可减轻肾损害,延缓肾衰竭进展速度

【处方】

1. **肾外表现的治疗** 根据症状采取相应的治疗措施,急性期宜适当休息,尽可能寻找出病因并予去除。发热和关节肿痛可以用解热镇痛药;有荨麻疹样皮疹、水肿及腹痛时,可用抗组胺及解痉药物(如阿托品、山莨菪碱等)。近年来有报道 H_2 受体阻滞药西咪替丁治疗本病,对控制皮疹及减轻内脏损伤有作用。其机制为竞争性拮抗组胺,改善血管通透性,从而减轻皮肤黏膜及内脏

器官的水肿出血。用法:20mg/(kg·d)分 2 次加入 5%～10%
葡萄糖溶液中静脉滴注,连续 1～2 周,继以 15～20mg/(kg·d)
分 3 次口服数周。肾上腺皮质激素对缓解和控制关节症状、腹部
疼痛及胃肠道出血有较好疗效,一般用药后 24 小时内肿胀消退,
72 小时内严重的腹部痉挛性疼痛解除,甚至控制便血,由于激素
可减轻肠壁水肿,故有利于预防肠套叠的发生,因此有上述症状
时可短期应用,但对防治皮肤紫癜及防止肾受累无效,也不能防
止复发。

2. HSPN 的治疗　轻症可不予特殊治疗,但应密切观察和尿
液随访。对有重度蛋白尿、急性肾炎综合征、肾病综合征、肾功能
改变者应争取及早肾活检明确病理类型给予相应治疗。

(1)肾上腺皮质激素

1)对肾受累是否需用激素有争论。多数学者认为皮质激素
不能改善和预防肾病变,也不能改变 HSPN 的病程和预后,不能
预防紫癜的复发,因此对尿常规轻度改变(即镜下血尿、轻微蛋白
尿),肾功能正常,肾活检仅轻微改变或呈局灶性增生改变者,多
数学者认为不需要激素治疗,可予对症处理,加强随访观察。

2)对临床表现为肾炎综合征或肾病综合征、急进性肾炎、病
理为系膜增生性肾炎伴局灶或弥漫性大细胞新月体或呈系膜增
生性肾炎,众多学者主张以糖皮质激素治疗。一般推荐:①泼尼
松 1～2mg/(kg·d),疗程 2～3 个月。②甲泼尼龙 10～30mg/
(kg·d)静脉冲击治疗,每日或隔日 1 次,3 次为 1 个疗程,继之口
服泼尼松 1～2mg/(kg·d)维持,逐渐减量停用。肾病综合征,病
理上有 50%以上新月体形成的重症 HSPN,予甲泼尼龙 10～
30mg/(kg·d),每日 1 次,3 次为 1 个疗程,继而口服泼尼松
30mg/m²,1 个月后改为隔日服,之后逐渐减量,共 3 个半月,病理
呈Ⅳ和Ⅴ级改变的重症患儿,给予“激素＋CTX＋肝素＋双嘧达
莫(潘生丁)”。四联疗法:泼尼松 2mg/(kg·d)(总量不超过
80mg),分 2～3 次口服,4 周后改为 2mg/kg,隔日顿服,8 周后每

2 周减 0.5mg/kg。环磷酰胺 2mg/(kg·d),口服共 8 周。肝素静脉用 4 周后改为华法林口服 4 周。双嘧达莫(潘生丁)3mg/(kg·d),分 3 次口服,可用药 8 周。

(2)免疫抑制药:单独应用疗效不肯定,与糖皮质激素联用,对肾功能和组织学有改善,尤其对有明显新月体形成合并肾功能不全和(或)高血压、少尿的肾病综合征有效。适用于经一般治疗无效的肾炎综合征、肾病综合征和急进性肾炎病例。

1)环磷酰胺(CTX):2~3mg/(kg·d),口服,疗程 8~12 周,口服总量不超过 200~250mg/(kg·d)。对顽固性 HSPN,可采用 CTX 静脉冲击治疗,8~12mg/(kg·d),每 2 周连用 2 天;或每个月 1 次,每次 750mg/m²,注意水化,总累积量<150mg/kg,以防止远期对性腺的损伤。

2)硫唑嘌呤:2~3mg/(kg·d),分 2~3 次口服,疗程 3 个月。

3)霉酚酸酯(MMF,商品名:骁悉):目前是治疗重症紫癜性肾炎的一个基本药物。当肾小球出现大量新月体形成、毛细血管襻坏死时,激素治疗可能效果不佳,此时加用 MMF 或细胞毒性药物能及时有效地控制急性血管炎性病变,缩短病程,改善预后。目前,MMF 治疗肾小球疾病的剂量和使用时间尚无统一标准,国内多采用口服 MMF15~30mg/(kg·d),治疗时间至少 6 个月,一般为 1~2 年。但因其价格昂贵,限制了临床应用。

4)长春新碱:每次 1.4mg/m² 或 0.075mg/kg,最大量每次不超过 2mg,加入生理盐水 100~200ml 静脉滴注,3~7 日 1 次,尿蛋白转阴后每周 1 次,10 次为 1 个疗程,并注意骨髓抑制等不良反应。

5)环孢素 A:本药特异性抑制 T 细胞免疫,剂量为 5~6mg/(kg·d),或 100~150mg/m²,须监测血药浓度以调整剂量,疗程 2~6 个月。

6)来氟米特(爱若华)。目前国内常用者多为 CTX。由于本病存在着免疫功能紊乱,即 T 细胞 CD40L 的高表达,促进 B 细胞表面 CD40 分子表达,进而触发了 B 细胞过度增殖,活化和合成 Ig 和自身抗体;同时 Th2 类细胞活化产生过多的 IL-4、IL-5、IL-6 等细胞因子促使 B 细胞产生大量 IgA、IgE 和其他抗体,使 IgA、IgE 水平增高,尤其使前者形成 IgA 免疫复合物而致病,故寻求调节免疫功能的药物是今后努力的方向。

(3)血小板抑制药和血管扩张药:因为本病是一种坏死性血管炎,存在着血管内皮细胞损伤,血小板激活,由内皮细胞生成的 PGI_2 减少,血小板生成的 TXA_2 增加,PGI_2/TXA_2 平衡失调,血管强烈收缩,血小板聚集增强,故治疗本病加用血小板抑制药与血管扩张药是必要的。

1)血小板抑制药:①抑制血小板花生四烯酸(AA)代谢产物:有磷脂酸抑制药,如吲哚美辛(消炎痛);环氧酶抑制药,如阿司匹林、磺吡酮等。②增加血小板内环腺苷酸(CAMP)药物:有通过兴奋腺苷酸活化酶(AC)的活性,使 CAMP 合成增加的药物,如 PGI_2,由于 PGI_2 有明显不良反应,故亦未用于临床;有抑制磷酸二酯酶(PDE)的活性,使 CAMP 分解减少的药物,如常用的双嘧达莫(潘生丁)等。③凝血酶抑制药:如肝素,可提高抗凝血酶Ⅲ(AT-Ⅲ)的活性,阻断凝血酶引起的血小板激活。④其他血小板抑制药:如噻氯匹定。

2)血管扩张药:本病常用的是钙离子通道阻滞药,如硝苯地平(心痛定)能减轻血管炎本身及激素引起的血管痉挛,并有抑制血小板聚集的作用。其剂量为 0.25mg/(kg·d),最大剂量 1mg/(kg·d)口服。维生素 E 有阻止钙离子自贮存库释放作用,且能抑制前列腺素代谢。前列腺素 E_1(PGE_1)可直接扩张肾动脉,使肾血流量及肾小球滤过率增加;还能抑制血小板聚集和释放 TXA_2,防止血栓形成,减少 DIC 对肾的损害。

(4)抗凝药:HSPN 患者血流流变学指标变化显著,全血表观黏度(ηa)、血浆黏度(ηp)、红细胞聚集指数(RAI)等项目高于对照组,肾损害变化更加明显。血液黏稠度增加,有利于免疫复合物的沉积,增加血小板黏附聚集机会,而类固醇激素的应用又可加重高凝状态,以致疾病不易缓解,故使用抗凝血治疗日益受到重视。常用制剂为:①肝素。注意有加重出血倾向的不良反应。近年来使用低分子肝素,出血等不良反应较少,无需特殊监护,使用方便。如那屈肝素钙(速避凝),剂量(以抗因子 Ⅹa 活性单位计)60~100AXaU/(kg·d),皮下注射,1~2 次/日,连用 7~10 日,肌酐清除率<20ml/min 时,剂量减半。②尿激酶。一般剂量为1000~1500U/(kg·d),静脉滴注,14 日为 1 个疗程,根据病情应用 1~2 个疗程。重症 HSPN 可应用尿激酶静脉冲击疗法,剂量为每次 2500~3000U/kg。③川芎嗪。川芎嗪具有扩张小动、静脉,抑制血小板聚集,改善微循环,降低血黏度之功能。方法:川芎嗪 5~8mg/(kg·d)加 5%葡萄糖液中静脉滴注,浓度<0.1%,1~3 周,或口服片剂 8~10mg/(kg·d),分 2~3 次,饭后服,用至症状消失。结果,川芎嗪对 HSPN 有明显预防作用,对其肾功能、高血压及血尿的恢复有明显的疗效。

(5)血管紧张素转化酶抑制药(ACEI)和 AⅡ受体拮抗药:HSPN 急性期后部分患儿呈现慢性进展过程,临床上表现为持续的蛋白尿、高血压和肾功能逐步减退,病理上呈肾小球硬化改变,一般认为是由于原免疫病理过程持续进行或(和)持续性肾小球局部血流动力学改变而致。近年来认识到肾素-血管紧张素-醛固酮系统(RAAS)的异常激活参与此过程,引起肾小球内压增高,同时通过非动力学效应(如促进系膜细胞增殖和细胞外基质增生)加速肾病进展。血管紧张素转化酶抑制药(ACEI)和血管紧张素受体拮抗药(ARB)通过减少肾细胞外基质的蓄积、拮抗肾小球硬化及肾间质纤维化而延缓肾损害进展。ACEI 和 ARB 已广泛应用于临床,循证医学证实对减轻蛋白尿、抑制高血压、保护肾功能、延缓慢性肾损害进展过程有肯定的疗效。常用的制剂为:贝那普利、福辛普利 5mg(<30kg)或 10mg(>30kg),每天 1 次口服。也可选用氯沙坦 25~50mg/d。

(6)抗氧化剂:自由基反应致过氧化损伤也参与了紫癜性肾炎的病理过程。抗氧化治疗对消除迁延性镜下血尿有明显疗效。常用制剂为维生素 C、维生素 E、辅酶 Q_{10} 等,6 周为 1 个疗程。维生素 C、维生素 E、辅酶 Q_{10} 等属非特异性抗氧化剂,具有较强的还原性,清除超氧化自由基,可阻止肾小球的氧化病理过程,减轻对肾小球的损伤。

(7)其他治疗

1)血浆置换:由于 HSPN 大多属免疫复合物性肾炎,采用血浆去除法可清除体内的免疫复合物,改善肾功能,因此国内外学者均主张对顽固性病例及严重肾功能损害者或急进性肾炎采用此法。方法是每次置换 50ml/kg,开始每日或隔日 1 次,以后改为每周 2 次,一般连续 14 日。其机制可能是通过清除血浆中致病抗原抗体、补体和 IgA 复合物,阻止其沉积于血壁管及肾小球系膜,使病变不能继续发展。

2)免疫球蛋白治疗:重症过敏性紫癜肾炎,方法为:免疫球蛋白 2g/kg,静脉滴注,每个月 1 次,连续 3 个月,随后改为 0.35ml/kg(制剂浓度为 16.5%)肌内注射,半个月 1 次,连续 6 个月。结果显示蛋白尿、血尿明显改善,同时肾小球滤过率停止下降,肾小球 IgA 和 C3 沉积明显减少。中等程度的紫癜性肾炎应用小剂量免疫球蛋白 0.35ml/kg(制剂浓度为 16.5%)肌内注射,每周 1 次,连续 3 周,接着每半个月 1 次,连用 8 个月。

3)自体或异体光量子血疗法:用于难治性紫癜性肾炎,有一定疗效。方法为将采集的自体或异体血在光量子机中充氧,然后于 30 分钟内输给患儿,5 岁以下 50ml/次,5 岁以上 100ml/次,4～6 次为 1 个疗程。其机制可能为血液经紫外线照射并充氧后输入人体,能迅速改善组织缺氧状态,改善循环,降低血液黏稠度,对肾功能修复有良好作用;同时能调节血中过氧化水平,调节体内自由基平衡,使肾滤过功能恢复。

4)间歇白细胞去除法:方法为用一次性白细胞分离器,抽取自体血,每次 100～200ml(5ml/kg),行自体血滤过白细胞后回输,每周 1～2 次,病情稳定后改为 1～2 个月 1 次,治疗同时逐渐减少激素用量至小剂量维持。其作用机制为去除与疾病发生和延续有关的致敏淋巴细胞,借此建立新的免疫平衡;改善血小板聚集和机体高凝状态,从而抑制炎症反应改善肾功能,治疗后尿蛋白明显下降或转阴。本方法近期疗效肯定,无不良反应,远期疗效有待进一步观察。

5)中成药:①雷公藤多苷。是从中草药雷公藤中提取精制而成,有较强的抗炎和免疫抑制作用,可改善肾小球毛细血管壁的通透性,有较强的消除尿中蛋白和红细胞作用,减轻肾组织损伤,有类似激素的作用而无激素的不良反应。激素疗效不佳者,可试用 1mg/(kg·d),分 2～3 次口服,疗程 3～6 个月。②大黄素。大黄素对系膜细胞增生和炎性细胞因子的产生有很好的抑制作用,对成人 HSPN 有明显的效果。

6)血液透析与肾移植:对已发生终末期肾衰竭患者,除对症行血液透析治疗外,最终还需要肾移植,但移植肾仍有可能复发。

3. HSPN 的治疗方案　现将国内两个著名的方案简介如下。

(1)中华医学会儿科学分会肾病学组(2000 年 11 月珠海)方案

1)孤立性血尿或病理Ⅰ级:给予双嘧达莫和(或)清热活血中药。

2)血尿和蛋白尿或病理Ⅱa级:雷公藤多苷片,疗程 3 个月,必要时可稍延长。

3)急性肾炎型(尿蛋白＞1.0g/d)或病理Ⅱb、Ⅲa级:雷公藤多苷片,疗程 3～6 个月。

4)肾病综合征型或病理Ⅲb、Ⅳ级:泼尼松＋雷公藤多苷片,或泼尼松＋环磷酰胺冲击治疗。泼尼松不宜大量、长期应用,一般于 4 周后改为隔日顿服。

5)急进性肾炎型或病理Ⅳ、Ⅴ级:甲泼尼龙冲击＋环磷酰胺＋肝素＋双嘧达莫四联疗法(方法同原发性肾小球疾病),必要时透析或血浆置换。

(2)原南京军区总医院方案:该方案主要是针对成年人紫癜性肾炎的方案,目前尚缺乏儿童大样本使用的经验,推荐参照应用。此方案 HSPN 分为轻、中、重三型,以激素、MMF、雷公藤和大黄素构成 HSPN 治疗的核心。

1)轻度紫癜性肾炎:口服泼尼松 0.6mg/(kg·d),服用 4 周后逐渐减量至隔日顿服,维持量为隔日 10mg。同时服用雷公藤多苷 1mg/(kg·d)和新肾炎胶囊(大黄素胶囊)100mg,2 次/日。经上述治疗尿蛋白持续转阴者,可停用激素,用雷公藤多苷片和新肾炎胶囊继续维持,总疗程不得少于 1 年。

2)中度紫癜性肾炎:甲泼尼龙 0.5g/d 静脉滴注,每日 1 次,连用 3 日。随后口服泼尼松 0.5mg/(kg·d),服用 4 周后逐渐减量至隔日顿服,维持量为隔日 10mg。同时服用雷公藤多苷片 1mg/(kg·d)和新肾炎胶囊 100mg,2 次/日。经上述治疗尿蛋白持续转阴者,可停用激素,用雷公藤多苷片和新肾炎胶囊继续维持,维持期加用 ACEI 或 ARB,总疗程不得短于 2 年。

3)重度紫癜性肾炎:急性期首选霉酚酸酯(MMF)方案。次选双冲击疗法。

①MMF 方案:MMF 起始剂量为 2.0g/d,连续应用 6 个月后减量至 1.5g/d,继续服用 6 个月后减量至 1.0g/d,再服用 1 年,总疗程为 2 年。甲泼尼龙 0.5g 静脉滴注,每日 1 次,连用 3 日(根据病情需要可追加 1 个疗程),随后口服泼尼松 0.5mg/(kg·d),4 周后逐渐减量至隔日顿服,维持量为 10mg,隔日 1 次。

②双冲击疗法:甲泼尼龙与环磷酰胺(CTX)双冲击疗法。甲泼尼龙和泼尼松用法同 MMF 方案。CTX 用法:CTX 0.75g/m²,静脉滴注,每个月 1 次,连续用 6 个月改为每 3 个月静脉滴注 1 次,总剂量＜8.0g。CTX 剂量调整:a. 肾功能不全者 CTX 剂量减半;b. 首剂 CTX 冲击后 7～10 日检查血常规,如 WBC＜3.0×

$10^9/L$,下次剂量减至 0.6g;如果 WBC<$1.5×10^9/L$,停用本方案;c. 应充分水化、定时排尿、处理胃肠道症状,感染时暂缓冲击。

【护理处方】

1. 心理护理　患者因对疾病的不了解,肉眼血尿病情迁延时间长、疗效缓慢,治疗过程中血尿反复发作,认为不能治愈,有时可能转为慢性肾炎,常产生焦虑、失眠、紧张、恐惧等情绪,出现厌世心理失去生活信心。护理人员应及时发现患者心理状态,做好思想转变工作,向病人解释此病的起因和预后,认真细致地分析病情多做解释,树立乐观情绪及战胜疾病的信心以减轻病人的心理负担,争取病人合作积极配合治疗。

2. 饮食护理　根据病人的病情制订合理的饮食计划,积极寻找过敏原,对于过敏性紫癜病人,疾病初期需暂禁食动物蛋白,如鱼类、蛋类、牛奶、鱼虾等,可进食营养丰富易消化的高维生素少渣饮食。对于肠道出血的患者给予禁食,防止出血加重。少量肠道出血的病人给予少渣易消化的软食或流食。对于高血压伴有水肿的病人,应摄低盐饮食和控制饮水(食盐<3g/d、水<1500ml)。

3. 卧床休息　为病人提供优良的病房环境,减少外界刺激。患者在发病期间,应注意卧床休息。能够增加肾血流量和尿量,减轻水肿,减少蛋白尿,改善肾功能。尤其是伴有血尿,关节肿痛、腹痛及肠道出血的病人当症状好转后,可以适当下地活动。

4. 病情观察

(1)严密观察病人的病情变化,观察紫癜出现的数量与饮食、药物有无关系,并记录交班,报告医生。

(2)记录生命体征,观察血压变化,每日测量血压 1 次,病人口服降血压药后适当的休息减少活动量。

(3)观察患者有无继续出血,如患者腹痛,应详细询问腹痛部位及有无腹胀、腹泻。观察大便次数、性状、颜色变化。

(4)观察患者尿色、尿量变化。有无肉眼血尿、尿频、尿急等膀胱炎症状。如尿液色泽正常定期复查镜下血尿,指导应用止血药物。

5. 皮肤护理

(1)保持皮肤清洁干燥,着衣宽松舒适,选择合适的着衣面料,尽量穿纯棉质服饰。

(2)观察紫癜全身分部的部位及性状,如发现疱状紫癜应加强预防感染的措施。

(3)在静脉注射时避开紫癜处,已经破损的疱疹应用0.2%的碘伏涂抹。如果紫癜严重者,应将紫癜融合成的大血疱用无菌注射器抽吸疱内渗出液,防止感染并观察皮疹消退情况。

6. 用药护理　根据病人病情选择合适的药物治疗。观察病人用药后的反应,有不良反应者应及时通知医生。应用环磷酰胺治疗的患者,应告知患者用药的注意事项及不良反应,减少病人的紧张情绪。

7. 恢复期护理　紫癜性肾炎病程长易反复发作,应定期做尿蛋白测定,尿潜血试验,肾功能测定,预防发展为慢性肾炎、肾衰竭。

【注意事项】

1. 注意出皮疹前是否有可疑食物、异物接触导致过敏,避免再次接触。避免食入海鲜等异种蛋白,防止再次过敏,加重病情。

2. 应注意防寒保暖,预防感冒,注意运动锻炼,增强体质,提高机体抗病能力。

3. 患病后,要卧床休息,避免烦劳过度,忌食烟酒。饮食应富于营养,易于消化,多食新鲜蔬菜和水果。对于血尿患者,应忌食辛辣、香燥刺激及海鲜发物。蛋白尿多者,应注意不过多食用优质蛋白饮食。护理上应该注意感冒。

4. 注意预防感染。

第十节　急性肾损伤

【概述】

急性肾损伤既往称为急性肾衰竭,是指多种病因引起的肾功能在短时间内(数小时至数周)突然快速下降而出现的氮质废物滞留和尿量减少的综合征。可发生于既往无肾病者,也可发生在原有慢性肾病的基础上。

【诊断要点】

急性肾损伤病因多样,根据病因发生的解剖部位不同,可以分为肾前性、肾性和肾后性三大类。肾前性急性肾损伤常见病因为:①有效血容量不足;②心排血量降低;③全身血管扩张;④肾动脉收缩;⑤肾自主调节反应受损。肾性急性肾损伤根据损伤部位可分为小管性、间质性、血管性和小球性。肾后性急性肾损伤常见于双侧尿路梗阻或孤立肾患者单侧尿路出现梗阻。

根据原发病因、肾功能急性进行性减退,结合相应临床表现和实验室检查即可做出诊断。

1. 有引起急性肾损伤的原发病因和诱因。

2. 肾功能在 48 小时内突然减退,血肌酐绝对值增高达到或超过 0.3mg/dl,或 7 天内血肌酐增高达到或超过基础值的 1.5 倍,或尿量＜0.5ml/(kg·h),持续时间＞6 小时。

3. 对一些难以确诊病例,可进行下列试验。

(1)补液试验:快速补充 5％葡萄糖液 250～500ml(30 分钟内滴完),观察 2 小时尿量,输液后尿量＞30ml/h 为血容量不足,尿量＜17ml/h 则为急性肾损伤。

(2)甘露醇试验:20％甘露醇 125ml 快速静脉滴注,观察 2～3 小时尿量,如尿量＜30ml/h 则为急性肾损伤。

(3)呋塞米(速尿)冲击试验:呋塞米 240mg(4mg/kg)静脉滴注,观察 2 小时尿量不增加,加倍剂量再用 1 次,如尿量仍＜

30ml/h 为急性肾损伤。

根据血肌酐值和尿量可以分为 3 期。

1 期:血肌酐值升高达到或超过 0.3mg/dl,或增加到基础值的 1.5～1.9 倍;尿量＜0.5ml/(kg·h),持续 6～12 小时。

2 期:血肌酐值增加到基础值的 2.0～2.9 倍;尿量＜0.5ml/(kg·h),持续≥12 小时。

3 期:血肌酐值升高≥4.0mg/dl,或增加到基础值的 3 倍;或开始肾替代治疗;或 18 岁以下患者肾小球滤过率＜35ml/(min·1.73 m^2);尿量＜0.3ml/(kg·h),持续≥24 小时,或无尿≥12 小时。

诊断急性肾损伤要与慢性肾病基础上出现的急性肾损伤相鉴别。后者常有慢性肾病病史,或存在老年、高血压、糖尿病等易患因素,双肾体积缩小,显著贫血,肾性骨病和神经病变。

【治疗要点】

治疗关键是积极控制原发病,尽早识别并纠正可逆病因。维持内环境稳定,保持体液平衡,纠正水、电解质、酸碱平衡紊乱,营养支持,防治并发症,择机进行肾替代治疗。

【处方】

1. 尽早去除可逆病因。对于肾前性急性肾损伤,补液或补液加利尿治疗就可使肾功能恢复;对于肾后性急性肾损伤,解除肾梗阻是关键,有些时候,梗阻不能立即解除,如肿瘤,应先行肾造瘘引流,待肾功能改善后再行手术治疗。

2. 维护水、电解质平衡,少尿期患者应严格计算 24 小时出入水量,24 小时补液量为显性失液量及不显性失液量之和减去内生水量。

3. 卧床休息,清淡流质或半流质饮食,酌情限制水分、钠盐、钾盐,早期应限制蛋白质。

4. 高钾血症的处理:最有效的方法为血液透析或腹膜透析。高钾血症是临床危急情况,在准备透析前应予以急症处理:①伴代谢性酸中毒者可给 5％碳酸氢钠 250ml 静脉滴注；②10％葡萄糖酸钙 10ml 静脉注射，以拮抗钾离子对心肌的不良反应；③25％葡萄糖液 500ml 加胰岛素 16～20U 静脉滴注，可促使葡萄糖和钾离子等转移至细胞内合成糖原；④钠型或钙型离子交换树脂 15～20g 加入 25％山梨醇溶液 100ml 口服，每日 3～4 次，以从肠道吸附钾离子。

5. 代谢性酸中毒的处理：当血浆实际碳酸氢根低于 15mmol/L，应予 5％碳酸氢钠 100～250ml 静脉滴注，对严重代谢性酸中毒应尽早透析治疗。

6. 呋塞米(速尿)的应用：在判断无血容量不足的因素后，可以试用呋塞米。呋塞米可扩张血管，降低肾小血管阻力，增加肾血流量和肾小球滤过率，并调节肾内血流分布，减轻肾小管和间质水肿。早期使用有预防急性肾衰竭的作用，对利尿无反应有透析指征时应尽早透析治疗。呋塞米：肌内注射或静脉注射：20～40mg/次，静脉注射宜稀释后缓慢注射，需要时间隔 1～1.5 小时甚或以上可再用药。

7. 感染的处理：感染既是并发症又是主要的死亡原因，应根据细菌培养和药物敏感试验选用强力、有效、对肾无毒性或毒性小的抗生素治疗。

8. 营养支持：急性肾损伤患者特别是败血症、严重创伤等伴有高分解代谢者，每日热量摄入不足易导致氮质血症快速进展。营养支持可提供足够的热量，减少体内蛋白质分解，从而减少氮质血症升高速度，增加机体抵抗力，降低少尿期死亡率，并可减少透析次数。一般以高渗葡萄糖和脂肪乳剂补充热量，适当补充氨基酸[0.5～1.0g/(kg·d)]，适时使用含谷氨酰胺的肠内营养剂。

9. 肾替代治疗：紧急血液透析或腹膜透析指征为急性肺水肿或充血性心力衰竭；严重高钾血症，血钾在 6.5mmol/L 以上，或心电图已出现明显异位心律，伴 QRS 波增宽。一般透析指征①少尿或无尿 2 日以上；②已出现尿毒症症状如呕吐、神志淡漠、烦躁或嗜睡;③高分解代谢状态;④血 pH 在 7.25 以下,实际重碳酸氢盐在 15mmol/L 以下或二氧化碳结合力在 13mmol/L 以下;⑤出现体液潴留现象;⑥血尿素氮≥17.8mmol/L,除外肾外因素,或血肌酐≥442μmmol/L;⑦对非少尿患者出现体液过多,球结膜水肿,心脏奔马律或中心静脉压高于正常;血钾在 5.5mmol/L 以上;心电图疑有高钾图形等任何一种情况,亦应透析治疗。

10. 多尿期的治疗:多尿期开始,威胁生命的并发症依然存在。重点治疗仍为维持水、电解质和酸碱平衡,控制氮质血症,治疗原发病和防止各种并发症。

【护理处方】

(一)护理评估

1. 了解患者有无心、肺、肝、肾严重疾病,有无感染及使用对肾有损害的药物等诱因。

2. 评估患者体温、心率、呼吸、血压、尿量、神志及水、电解质和酸碱平衡紊乱程度等,判断急性肾衰竭程度。

3. 评估患者的心理状况,有无焦虑、恐惧等情绪。

(二)护理措施

1. 一般护理

(1)少尿期:①绝对卧床休息,注意肢体功能锻炼。②饮食给予高糖、高维生素半流质饮食,严格控制含钾食物、水果摄入。③有恐惧心理者,护士应以关心、安慰为主,多给予鼓励。

(2)多尿期:①以安静卧床休息为主。②供给足够热量和维生素,给予含钾多的食物。

(3)恢复期:①鼓励病人逐渐恢复活动,防止肌肉无力。②给予高热量、高蛋白饮食。③告知病人和家属要有充分的思想准备,定期到医院复查。

2. 特殊护理

(1)少尿期:①严格限制液体入量。②做好口腔及皮肤护理,严格执行无菌操作。③遵医嘱监测电解质、酸碱平衡、血肌酐、尿素氮等。④做好血液透析、血液滤过、腹膜透析的准备工作。

(2)多尿期:①准确记录出入量,特别是尿量。②做好保护性隔离。室内空气要新鲜,避免与易感人群接触,严格控制探视人员,各种介入性操作要严格执行无菌操作原则。

(3)恢复期:①避免劳累和一切加重肾负担的因素,如高血压等。②遵医嘱给药,指导病人勿乱用药物。

3.病情观察

(1)少尿期:观察有无嗜睡、肌张力低下、心律不齐、恶心、呕吐等症状及血压变化、心功能不全、尿毒症脑病的先兆。

(2)多尿期:注意监测血钾、血钠及血压的变化。

(3)恢复期:注意用药不良反应。

(三)健康指导

1.指导病人积极治疗原发病,增加抵抗力,减少感染的发生,避免使用损伤肾的食物、药物。

2.指导患者观察尿量,如果发现 24 小时尿量<400ml,应到医院就诊。

3.定期门诊复查肾功能。

【注意事项】

1.急性肾损伤的预后与病因及并发症的严重程度有关。肾前性急性肾损伤若能及早诊断和治疗,肾功能大多恢复良好,死亡率<10%。

2.肾后性急性肾损伤若能尽早解除梗阻,亦能取得良好疗效。而肾性急性肾损伤预后相差较大,无并发症者死亡率在10%～30%,合并多脏器功能衰竭时,死亡率常>30%,甚至可达 80%。

3.由于慢性肾病患者发生急性肾损伤后,肾功能常不能恢复正常甚至加速进入到终末期肾病,预后极差,所以对于老年、糖尿病患者、危重病人及原有慢性肾病者,要特别注意避免应用造影剂(确需做造影检查的高危患者应给予水化疗法)、肾血管收缩药物、对肾有毒性的药物,防止肾缺血和血容量减少。

第十一节　慢性肾衰竭

【概述】

慢性肾衰竭是由于原发于肾的各种疾病,如慢性肾炎、肾盂肾炎、间质性肾病等;或全身性疾病累及肾,如糖尿病、系统性红斑狼疮、多发性骨髓瘤等各种慢性肾病后期的一种临床综合征,以肾功能逐渐减退,代谢产物潴留,水、电解质、酸碱平衡失调及全身各系统症状为主要表现。病程经过相对长,一般是数年,甚至数十年。

【诊断要点】

1. 慢性肾病的定义:慢性肾病指由多种原因引起的肾损害达到或超过 3 个月,有或无肾小球滤过率降低。肾损害指肾结构或功能异常,表现为下列之一:①肾脏病理形态学异常;②具备肾损害的指标,包括血尿成分异常或肾影像学检查异常。或者肾小球滤过率$<60ml/(min \cdot 1.73m^2)$,$\geqslant 3$ 个月,有或无肾损害表现。其中正常老年人、婴儿、素食者、单侧肾灌注下降肾小球滤过率在 $60\sim90\ ml/(min \cdot 1.73m^2)$时,要综合考虑,不能依据肾小球滤过率一项判断为慢性肾衰竭。

肾病诊断要完整,尽可能包括临床诊断(概括临床特征,如肾病综合征)、病因诊断、病理诊断、肾功能诊断及合并症诊断。

2. 依据美国肾基金会制定的指南,将慢性肾病分为 1—5 期。一般门诊病人可根据简化肾病饮食改良(MDRD)公式计算肾小球滤过率,住院病人待检查回报后应进一步计算以修正公式,进行肾功能评估,其中到 5 期需进行血液透析。因此应对病人早期评估,早期干预。

1 期为肾损害,肾小球滤过率正常甚至上升$[\geqslant 90\ ml/(min \cdot$

1.73m²）］，一般此时应注意对慢性肾病的病因诊断和治疗，以期延缓疾病进展。

2 期为肾损害，轻度肾小球滤过率下降，一般在 60～89 ml/（min·1.73m²）］，此时因为肾储备代偿能力很大，肾功能虽有所减退，但其排泄代谢产物及调节水、电解质平衡能力仍可满足正常需要，因此没有明显的症状。此时应对疾病是否会进展和进展速度进行评估。

3 期肾小球滤过率中度下降，即肾功能不全期。肾小球滤过率在 30～59ml/（min·1.73m²），肾小球已有较多损害，血肌酐、尿素氮可偏高或超出正常值。病人可以出现贫血、疲乏无力、体重减轻、精神不易集中等早期表现，但常被忽视。若有失水、感染、出血等情形，则很快出现明显症状。

4 期即肾衰竭期，肾功能已损害相当严重，此时肾小球滤过率严重下降，在 15～29ml/（min·1.73m²），肾不能维持身体的内环境稳定，患者易疲劳、乏力、注意力不能集中等症状加剧，贫血明显，夜尿增多，血肌酐、尿素氮上升明显，并常有酸中毒。此期又称氮质血症期。

5 期，肾小球滤过率降至 15 ml/（min·1.73m²）以下或需进行透析，又称尿毒症期或肾衰竭终末期。此期肾小球损害已超过 95%，有严重临床症状，如剧烈恶心、呕吐、尿少、水肿、恶性高血压、重度贫血、皮肤瘙痒、口有尿臊味等。

3. 按临床表现及检查确定慢性肾衰竭的病期

（1）肾功能不全代偿期：内生肌酐清除率＞59ml/min，尿素氮＜8.9mmol/L（25mg/dl），血肌酐＜176.8μmol/L（2mg/dl）。临床除原发病以外无特殊症状。

（2）氮质血症期：内生肌酐清除率 25～50 ml/min，尿素氮 8.9～14.3mmol/L（25～40mg/dl），血肌酐 176.8～353.6μmol/L（2～4mg/dl）。临床表现为乏力、贫血及夜尿增多，并出现消化道症状。

(3)尿毒症期：内生肌酐清除率＜25ml/min，尿素氮＜21.4mmol/L(60mg/dl)，血肌酐＞442μmol/L(5mg/dl)。临床表现为尿毒症各系统症状。若肾小球滤过率＜10ml/min，称尿毒症晚期或终末期。

4. 同时存在的、严重的、特殊性的病理状态，如尿毒症心包炎、严重酸中毒、高血钾、急性肺水肿、心力衰竭、肾性骨病。

5. 尽可能明确引起该慢性肾衰竭的加剧因素。如原发病的持续活动，未能控制的高血压、尿路梗阻或反流、全身或尿路感染、毒性药物的应用、过多的蛋白摄入、持续的未能控制的蛋白尿、有效血容量不足、妊娠、高血脂、高血糖等。

6. 实验室辅助检查

(1)血常规：红细胞、血红蛋白明显下降。

(2)尿常规：不同程度的蛋白尿、血尿，尿比重常低下或为等渗尿。

(3)血尿素氮、肌酐、尿酸增高，内生肌酐清除率下降。

(4)代谢性酸中毒，二氧化碳结合力下降。电解质紊乱，可以有高钾或低钾，以及钠、氯变化，高磷，低钙。

(5)血甲状旁腺激素增高，血1,25-二羟骨化醇[1,25-$(OH)_2$-D_3]下降。

(6)X线尿路平片或B超示双肾缩小。

(7)必要时可做骨活检、核素骨扫描、骨密度。部分病人为明确病因、病理类型可行肾穿刺诊断。

【治疗要点】

(一)病因治疗

早期诊断、有效治疗原发疾病(如糖尿病、系统性红斑狼疮、活动性肾炎、肾盂肾炎等)，去除可逆的导致肾功能恶化的因素是防治慢性肾衰竭的基础。

(二)饮食疗法

1. 蛋白质及必需氨基酸的供给：饮食中蛋白质的量取决

于肾功能损害程度与透析的治疗方法。若尚未透析的慢性肾衰竭患者,应该低蛋白饮食,一般为 $0.5 \sim 0.6 g/kg$,血液透析患者每日蛋白量为 $1.0 \sim 1.2\ g/kg$,腹膜透析患者每日蛋白量为 $1.2 \sim 1.5\ g/kg$ 或更低,以优质蛋白为好。在减少蛋白摄入的同时,可补充必需氨基酸,如复方 α-酮酸片(开同)。另可加服麦淀粉饮食。

2. 适量的糖类、脂肪,以保证足够的热量,一般成年人每日 $125.52 \sim 146.44 kJ/kg(30 \sim 35 kcal/kg)$。

3. 低磷饮食(每日应限制在 $600 \sim 800 mg$ 甚或以下)。

4. 适当的维生素(如维生素 B、维生素 E、活性维生素 D_3)与微量元素(如铁、锌等)。

5. 钠盐的摄入应根据病情与血钠而定。有高血压、肺水肿、心力衰竭、全身水肿时,钠量应限制在每日 3g 左右。水分应根据尿量与超滤量而定。

(三)对症治疗

(四)肾替代疗法(透析疗法)

【处方】

1. **水肿的治疗**　对有尿患者可用利尿药,无尿患者用透析超滤。

呋塞米 $20 \sim 40 mg$,口服,每日 2 次,无效者可静脉注射。肾小球滤过率 $>30 ml/min$ 时,应用螺内酯 $20 \sim 40 mg$,每日 4 次,但应注意避免高血钾。

2. **心力衰竭的治疗**

(1)首选治疗是透析,透析方法上可以是血液透析或腹膜透析等。

(2)治疗心力衰竭的诱因,如高血压、感染、心包炎、心律失常、酸中毒、电解质紊乱。

3. **高血压的治疗**　在慢性肾衰竭早期(代偿期与氮质血症的早期)可用血管紧张素转化酶抑制药,可延缓肾衰竭进展。如卡托普利、依那普利、贝那普利、西拉普利、福辛普利钠（蒙诺）等。尿毒症期尚未透析时，慎用血管紧张素转化酶抑制药；尿毒症期已完全做透析时也可应用。其他应用血管紧张素转化酶抑制药类或血管紧张素受体拮抗药类后，血压控制不理想，可用钙通道阻滞药（如硝苯地平、尼群地平、氨氯地平等）、β-受体阻滞药（如美托洛尔）、血管扩张药（如可乐定、米诺地尔、哌唑嗪等）。明显水肿时应用利尿药，血肌酐＜1.8mg/dl 时（159μmol/L）可应用噻嗪类利尿药；血肌酐＞1.8mg/dl 时（159μmol/L）可应用襻利尿药。

（1）血管紧张素转化酶抑制药

卡托普利片　6.25～25mg，口服，每日 3 次。

贝那普利片　10～40mg，口服，每日 1 次。

培哚普利片　2～4mg，口服，每日 1 次。

福辛普利片　5～40mg，口服，每日 1 次。

依那普利（怡那林）　12.5～50mg，口服，每日 2 次。

西拉普利（一平苏）　2.5～5mg，口服，每日 1 次。

（2）血管紧张素受体拮抗药

氯沙坦片　50～100mg，口服，每日 1 次。

缬沙坦片　80～160mg，口服，每日 1 次。

厄贝沙坦片　150～300mg，口服，每日 1 次。

（3）钙通道阻滞药

尼群地平片　10～20mg，口服，每日 3 次。

硝苯地平缓释片　10～20mg，口服，每日 2 次。

硝苯地平控释片　30～60mg，口服，每日 1 次。

氨氯地平片　5～10mg，口服，每日 1 次。

非洛地平缓释片　5～10mg，口服，每日 1 次。

4. 慢性肾衰竭失代偿期的治疗

（1）蛋白质：摄入量 0.7～0.8g/(kg·d)，以优质蛋白为主。

（2）复方 α-酮酸片（开同）：4～6 片，每日 3 次，口服。

(3)包醛氧化淀粉:5～10g,每日 2 次,口服。

(4)有明显贫血时可选用下列中一种重组人促红细胞生成素
(EPO)

利血宝　1500～3000U,皮下注射,隔日 1 次。

益比奥　2000～3000U,皮下注射,隔日 1 次。

宁红欣　2000～3000U,皮下注射,隔日 1 次。

依普定　2000～3000U,皮下注射,隔日 1 次。

(5)有代谢性酸中毒时

碳酸氢钠片(小苏打)　1.0～2.0g,每日 3 次,口服。

(6)体内铁缺乏时在用 EPO 时补充铁剂

琥珀酸亚铁(速力菲)　0.1g,每日 3 次,口服。

维铁缓释片(福乃得)　0.1g,每日 3 次,口服。

多糖铁复合物(力蜚能)　0.15g,每日 3 次,口服。

(7)若有低钙高磷,则限制磷摄入,不超过 300～900mg/d,同
时补充钙剂

碳酸钙　1～3 g,每日 3 次,口服。

葡萄糖酸钙　1g,每日 3 次,口服。

(8)活性维生素 D

骨化三醇(罗盖全)　0.25～0.50μg,每日 1 次,口服。

α-D$_3$　0.25～0.50μg,每日 1 次,口服。

阿法骨化醇(霜叶红)　0.25～0.50μg,每日 1 次,口服。

5. 尿毒症期的治疗

(1)蛋白质:摄入量 0.6～0.8g/(kg・d)。

(2)其他用药同心力衰竭的治疗。

(3)口服胃肠透析液,每周 2～3 次。

(4)肾替代治疗:血液透析,腹膜透析,肾移植。

6. 慢性肾衰竭合并高钾血症的治疗

(1)解除引起高钾血症的诱因(停 ACEI,保钾利尿药等)。

(2)50%葡萄糖注射液　20ml,10%葡萄糖酸钙　10～20ml,

静脉注射。

(3)50％碳酸氢钠　100～250ml,静脉滴注。

(4)50％葡萄糖注射液　50～100ml,普通胰岛素　6～12U,静脉滴注。

(5)若血钾＞6.5mmol/L,经上述处理后立即血液透析治疗。

7. 慢性肾衰竭急性左侧心力衰竭、肺水肿的治疗

(1)控制液体入量。

(2)呋塞米(速尿)　40～160mg,静脉注射(尿量仍多时才用)。

(3)控制高血压可选用下述一种或多种药物

硝苯地平(心痛定)　10～20mg,舌下含服

卡托普利(开博通)　12.5～25mg,舌下含服。

盐酸尼卡地平注射液(佩尔)　2～10mg,静脉注射或静脉滴注。

乌拉地尔注射液　12.5～25mg,静脉注射或静脉滴注。

5％葡萄糖注射液　250ml,硝酸甘油　5～10mg,静脉滴注。

5％葡萄糖注射液　250ml,立其丁(酚妥拉明)　10～20mg,静脉滴注。

(4)采取了上述措施后紧急超滤脱水。

8. 慢性肾衰竭贫血的治疗

(1)EPO　1500～3000U,皮下或静脉注射,隔日1次。

(2)补充铁剂。

(3)叶酸　5～10mg,每日3次,口服。

(4)严重贫血适量输血。

9. 慢性肾衰竭继发性甲状旁腺功能亢进的治疗

(1)骨化三醇(罗盖全)　2.0～4.0μg,每周2～3次。

α-D$_3$　2.0～4.0μg,每周2～3次。

(2)甲状旁腺全切＋前壁移植术。

10. 慢性肾衰竭高磷血症的治疗

（1）磷摄入控制在 600～900mg/d,可用低磷奶粉。

（2）选用下列磷结合剂

碳酸钙　1.0～3.0g,每日 3 次,口服。

醋酸钙　500～700mg/d,每日 3 次,口服。

氢氧化铝凝胶　10～20ml,每日 3 次,口服(现多已不用)。

11. 肾替代疗法(透析疗法)　当肾小球滤过率低于 10ml/min 并有明显尿毒症表现时,则应进行肾替代治疗。对糖尿病肾病患者,可放宽指征至肾小球滤过率 10～15ml/min 即安排肾替代治疗。肾替代疗法包括血液透析、腹膜透析和肾移植。

12. 中医处方　辨证以正虚为纲,邪实为目,治疗应扶正祛邪,标本同治。

（1）本虚

1)脾肾气虚

[主证]　下肢水肿,面色少华,脘闷纳呆,腰酸乏力或有便溏,夜尿清长。舌淡苔薄,脉细。

[治则]　健脾补肾。

[方药]　参苓白术散合右归丸。药用人参,白术,茯苓,山药,薏苡仁,熟地黄,山芋,枸杞子,杜仲,当归,菟丝子、杜仲等。

2)气血两虚

[主证]　面色㿠白或萎黄,气短乏力,心悸头晕,自汗,神疲懒言,夜尿清长。唇淡舌体胖,舌质淡,苔薄白或微黄腻,脉沉细。

[治则]　益气养血。

[方药]　人参养荣汤加减。人参、白术、茯苓、甘草、当归、白芍、熟地黄、生姜、大枣、黄芪、桂心、远志、陈皮、五味子等。

3)肝肾阴虚

[主证]　腰膝酸软,头晕目眩,耳鸣耳聋,牙齿动摇,足跟作痛,手足心热,盗汗遗精,口干咽燥,或虚火牙痛,大便干结。舌红少苔,脉细数。

[治则]　补肝益肾。

〔方药〕 左归丸加减。熟地黄、山药(炒)、枸杞子、山茱萸、川牛膝、菟丝子、鹿胶、龟胶、白芍等。

4)脾肾阳虚

〔主证〕 倦怠乏力,面色晦滞,畏寒肢冷,食欲缺乏,腰酸,可有便溏。舌质淡体胖,伴有齿印,苔薄白,或薄腻,脉沉细无力。

〔治则〕 温补肾脾。

〔方药〕 金匮肾气丸加减。药用紫苏、党参、白术、炮附子、半夏、黄连、生大黄、丹参、毛冬青、砂仁、生姜、米仁根。

(2)标实兼证

1)湿浊:身重困倦,纳呆腹胀,恶心呕吐;可辨证选用大黄、黄连、紫苏、砂仁、吴茱萸、法半夏等。

2)水气:尿少,肢体或全身水肿;可辨证选用车前子、茯苓、猪苓等。

3)瘀血:腰痛,舌质紫暗或有瘀斑;可辨证选用丹参、川芎、桃仁、红花、当归、鹿衔草、积雪草、扦扦活等。

4)动风:手足搐搦,抽搐,狂躁不安,谵语昏睡,甚则神志昏迷;可辨证选用羚羊角粉、生石决明、钩藤、地龙、天麻、白蒺藜、僵蚕等。

(3)其他治疗

1)单方验方:冬虫夏草 3g 用水蒸服。

2)针灸治疗:改善消化系统症状,可选气海、足三里、三阴交等;增加肾血流量,可选肾俞、心俞、三焦俞等;促进排尿,可选关元、中极、肾俞、三焦俞、阴廉等。

3)结肠透析(中药灌肠疗法):生大黄、牡蛎、丹参等。

4)吸附剂治疗:氧化淀粉 5g,每日 3～4 次。降钾树脂 5g,每日 3 次。

【护理处方】

(一)一般护理

1. 少尿期

(1)绝对卧床休息,注意肢体功能锻炼。

（2）预防感染,做好口腔及皮肤护理,一切处置要严格执行无菌操作原则,以防感染。

（3）如行腹膜透析或血透治疗,按腹透、血透护理常规。

2. 多尿期

（1）嘱患者多饮水或按医嘱及时补液和补充钾、钠等,防止脱水、低钾和低钠血症的发生。

（2）以安静卧床休息为主。

3. 恢复期:控制及预防感染,注意清洁及护理。

4. 皮肤瘙痒,可用热水擦浴,切忌用手搔伤皮肤。

5. 病人思想负担重,使病人失去安全感和信心,护士应对病人加强解释工作,增加战胜疾病的信心,积极配合治疗和护理。

6. 给予高热量、高维生素、优质低蛋白饮食,高血压病人应限制钠盐的摄入,透析治疗病人应予以优质高蛋白饮食。

（二）对症护理

1. 少尿期

（1）严格限制液体进入量,以防水中毒,按医嘱准确输入液体。

（2）饮食护理:既要限制入量又要适当补充营养,原则上应是低钾、低钠、高热量、高维生素及适量的蛋白质。

2. 多尿期　供给足够热量和维生素,蛋白质可逐日加量,以保证组织的需要,给予含钾多的食物。

3. 恢复期

（1）给予高热量、高蛋白饮食。

（2）鼓励逐渐恢复活动,防止出现肌肉无力现象。

4. 其他　病人出现烦躁不安、抽搐时防止舌咬伤,加用床挡。

（三）病情观察

1. 少尿期

（1）严密观察病情变化,监测水、电解质平衡,按病情做好各种护理记录。

(2)观察患者有无嗜睡、肌张力低下、心律不齐、恶心、呕吐等高钾血症症状,有异常立即通知医生。

(3)血压异常按本系统疾病护理。

2.多尿期 注意观察血钾、血钠的变化及血压的变化。

3.恢复期 观察用药不良反应,定期复查肾功能。

(四)健康指导

1.应避免感染、劳累、饮食无规律及损伤肾药物的使用等。积极治疗原发病,延缓肾功能不全的进展。

2.指导病人根据肾功能采用合理饮食。

3.注意保暖,防止受凉,预防继发感染。

4.注意劳逸结合,增加机体免疫力。

5.定期门诊复查。

【注意事项】

1.慢性肾衰竭是各种慢性肾病持续进展的共同结果。临床表现复杂,各系统表现都可成为首发症状。在不同阶段其表现也各不相同。慢性肾衰竭的代偿期和失代偿早期,病人可以无任何症状,或仅有乏力、腰酸、夜尿增多等轻度不适;少数病人可有食欲减退、代谢性酸中毒及轻度贫血。

2.进入中期以后,上述症状更趋明显。

3.在尿毒症期,可出现急性心力衰竭、严重高钾血症、消化道出血、中枢神经系统障碍等致死性并发症。肾移植是目前最佳的肾替代疗法。肾移植成功后可使肾的内分泌功能和代谢功能均恢复正常。

第11章

血液净化和肾移植

第一节　血液净化

【概述】

根据我国血液透析名词术语书中的解释,把患者的血液引出体外并通过一种净化装置,除去某些致病物质,净化血液,达到治疗疾病的目的,这个过程称为血液净化。根据这个定义,血液净化应该包括:血液透析、血液滤过、血液透析滤过。

(一)血液透析原理

1. 血液透析溶质转运

(1)弥散:是血液透析(HD)时清除溶质的主要机制。溶质依靠浓度梯度从高浓度一侧向低浓度一侧转运,此现象称为弥散。溶质的弥散转运能源来自溶质的分子或微粒自身的不规则运动(布朗运动)。

(2)对流:溶质伴随溶剂一起通过半透膜的移动,称为对流。溶质和溶剂一起移动,是摩擦力作用的结果。不受溶质分子量和其浓度梯度差的影响,跨膜的动力是膜两侧的静水压差,即所谓溶质牵引作用。

(3)吸附:是通过正负电荷的相互作用或范德华力和透析膜表面的亲水性基团选择性吸附某些蛋白质、毒物及药物(如 β_2-微球蛋白、补体、炎性介质、内毒素等)。所有透析膜表面均带负电荷,膜表面负电荷量决定了吸附带有异种电荷蛋白的量。在血透过程中,血液中某些异常升高的蛋白质、毒物和药物等选择性地吸附于透析膜表面,使这些致病物质被清除,从而达到治疗的目的。

2.血液透析水的转运

(1)超滤定义:液体在静水压力梯度或渗透压梯度作用下通过半透膜的运动称为超滤。透析时,超滤是指水分从血液侧向透析液侧移动;反之,如果水分从透析液侧向血液侧移动,则称为反超滤。

(2)影响超滤的因素

1)静水压力梯度:主要来自透析液侧的负压,也可来自血液侧的正压。

2)渗透压梯度:水分通过半透膜从低浓度侧向高浓度侧移动,称为渗透。其动力是渗透压梯度。当两种溶液被半透膜隔开,且溶液中溶质的颗粒数量不等时,水分向溶质颗粒多的一侧流动,在水分流动的同时也牵引可以透过半透膜的溶质移动。水分移动后,将使膜两侧的溶质浓度相等,渗透超滤也停止。血透时,透析液与血浆基本等渗,因而超滤并不依赖渗透压梯度,而主要由静水压力梯度决定。

3)跨膜压力:是指血液侧正压和透析液侧负压的绝对值之和。血液侧正压一般用静脉回路侧除泡器内的静脉压来表示。

4)超滤系数:是指在单位跨膜压下,水通过透析膜的流量,反映了透析器的水通过能力。不同超滤系数值的透析器,在相同跨膜压下水的清除量不同。

(二)血液透析设备

血液透析的设备包括血液透析机、水处理系统及透析器,共同组成血液透析系统。

(三)血管通路

建立和维护良好的血液净化的血管通路,是保证血液净化顺利进行和充分透析的首要条件。血管通路也是长期维持行血液透析患者的"生命线"。根据患者病情的需要和血液净化方式,血管通路分为紧急透析(临时性)的血管通路和维持性(永久性)血管通路。前者主要采用中心静脉留置导管或直接穿刺动脉及静脉,后者为动静脉内瘘或长期中心静脉留置导管。理想的血管通路在血透时应有足够的血流量,穿刺方便,持久耐用,各种并发症少。血管通路设计时应根据患者肾衰竭的原发病因、可逆程度、年龄、患者单位及医院条件来选择临时性血管通路还是永久性血管通路等。单纯急性肾衰竭或慢性肾衰竭基础上急剧恶化,动静脉内瘘未成熟时,都应选择临时性血管通路,可以采用经皮股静脉、锁骨下静脉或颈内静脉留置导管建立血管通路。慢性肾衰竭应选择永久性血管通路,可以采用动静脉内瘘或血管移植。当血管条件很差时也可用长期中心静脉留置导管。应当注意在慢性肾衰竭患者进入透析前,临床医生应妥善保护两上肢前臂的血管,避免反复穿刺是确保血管通路长期无并发症发生的最重要的步骤。

【诊断要点】

1. 急性肾损伤　凡急性肾损伤合并高分解代谢者[每日血尿素氮(BUN)上升 $\geq$ 10.7mmol/L,血肌酐(Scr)上升 $\geq$ 176.8μmol/L,血钾上升 1~2mmol/L,HCO_3^- 下降$\geq$2mmol/L]可透析治疗。非高分解代谢者,但符合下述第一项并有任何其他一项者,即可进行透析:① 无尿 48 小时以上;② BUN $\geq$ 21.4mmol/L;③ Scr $\geq$ 442μmol/L;④ 血钾 $\geq$ 6.5mmol/L;⑤ HCO_3^- <15mmol/L,CO_2 结合力下降;⑥有明显水肿、肺水肿、恶心、呕吐、嗜睡、躁动或意识障碍;⑦误输异型血或其他原因所致溶血、游离血红蛋白>12.4mmol/L。决定患者是否立即开始肾替代治,及选择何种方式,不能单凭某项指标,而应综合考虑。

2. 慢性肾衰竭　慢性肾衰竭血液透析的时机尚无统一标准,由于医疗及经济条件的限制,我国多数患者血液透析开始较晚。

透析指征：① 内生肌酐清除率＜10ml/min；② BUN＞28.6mmol/L,或 Scr＞707.2μmol/L;③高钾血症;④代谢性酸中毒;⑤口中有尿毒症气味伴食欲丧失和恶心、呕吐等;⑥慢性充血性心力衰竭、肾性高血压或尿毒症性心包炎用一般治疗无效者;⑦出现尿毒症神经系统症状,如性格改变、不安腿综合征等。开始透析时机同样需综合各项异常指标及临床症状来做出决定。

3. 急性药物或毒物中毒　凡能够通过透析膜清除的药物及毒物,即分子量小,不与组织蛋白结合,在体内分布较均匀均可采用透析治疗。应在服毒物后 8～12 小时进行,病情危重者可不必等待检查结果即可开始透析治疗。

4. 其他疾病　严重水、电解质及酸解平衡紊乱,一般疗法难以奏效而血液透析有可能有效者。

【治疗要点】

1. 透析前应有肝炎病毒、HIV 和梅毒血清学指标,以决定透析治疗分区及血透机安排。

2. 确立抗凝血方案

(1)治疗前患者凝血状态评估和抗凝血药物的选择。

(2)抗凝血方案。

3. 确定每次透析治疗时间:建议首次透析时间不超过 3 小时,以后每次逐渐延长透析时间,直至达到设定的透析时间(每周 2 次透析者 5.0～5.5 小时/次,每周 3 次者 4.0～4.5 小时/次;每周总治疗时间不低于 10 小时)。

4. 确定血流量:首次透析血流速度宜适当减慢,可设定为 150～200ml/min。以后根据患者情况逐渐调高血流速度。

5. 选择合适膜面积透析器(首次透析应选择相对小面积透析器)以减少透析失衡综合征发生。

6. 透析液流速:可设定为 500ml/min。通常不需调整,如首次透析中发生严重透析失衡表现,可调低透析液流速。

7. 透析液成分:常不作特别要求,可参照透析室常规应用。

但如果患者严重低钙,则可适当选择高浓度钙的透析液。

8. 透析液温度:常设定为 36.5℃左右。

9. 确定透析超滤总量和速度:根据患者容量状态及心肺功能、残肾功能等情况设定透析超滤量和超滤速度。建议每次透析超滤总量不超过体重的 5%。存在严重水肿、急性肺水肿等情况时,超滤速度和总量可适当提高。在 1～3 个月逐步使患者透析后体重达到理想的"干体重"。

10. 透析频率:诱导透析期内为避免透析失衡综合征,建议适当调高患者每周透析频率。根据患者透析前残肾功能,可采取开始透析的第 1 周透析 3～5 次,以后根据治疗反应及残肾功能、机体容量状态等,逐步过渡到每周 2～3 次透析。

规律透析患者应定期行血液滤过及血液灌流治疗,清除中大分子毒性物质。

【处方】

血液净化的抗凝血治疗:是指在评估患者凝血状态的基础上,个体化选择合适的抗凝药和剂量,定期监测、评估和调整,以维持血液在透析管路和透析器中的流动状态,保证血液净化的顺利实施;避免体外循环凝血而引起的血液丢失;预防因体外循环引起血液凝血活化所诱发的血栓栓塞性疾病;防止体外循环过程中血液活化所诱发的炎症反应,提高血液净化的生物相容性,保障血液净化的有效性和安全性。

1. 普通肝素 一般首剂量 0.3～0.5mg/kg,追加剂量 5～10mg/h,间歇性静脉注射或持续性静脉滴注(常用);血液透析结束前 30～60 分钟停止追加。应依据患者的凝血状态个体化调整剂量。

2. 低分子肝素 一般选择 60～80U/kg,推荐在治疗前 20～30 分钟静脉注射,无需追加剂量。

3. 局部枸橼酸抗凝 枸橼酸浓度为 4%～46.7%,以临床常用的一般给予 4% 枸橼酸钠为例,4% 枸橼酸钠 180ml/h,滤器前持续注入,控制滤器后的游离钙离子浓度 0.25～0.35mmol/L;在静脉端给予 0.056mmol/L 氯化钙生理盐水(10%氯化钙 80ml 加入到 1000ml 生理盐水中)40ml/h,控制患者体内游离钙离子浓度为 1.0~1.35mmol/L;直至血液净化治疗结束。也可采用枸橼酸置换液实施。重要的是,临床应用局部枸橼酸抗凝血时,需要考虑患者实际血流量,并应依据游离钙离子的检测相应调整枸橼酸钠(或枸橼酸置换液)和氯化钙生理盐水的输入速度。

4. 阿加曲班　一般首剂量 $250\mu g/kg$,追加剂量 $2\mu g/(kg \cdot min)$,或 $2\mu g/(kg \cdot min)$持续滤器前给药,应依据患者血浆部分活化凝血酶原时间的监测,调整剂量。

5. 无抗凝药　治疗前给予 4mg/dl 的肝素生理盐水预冲、保留灌注 20 分钟后,再给予生理盐水 500ml 冲洗;血液净化治疗过程每 30~60 分钟,给予 100~200ml 生理盐水冲洗管路和滤器。

【注意事项】

1. 禁忌证

(1)休克或低血压者(收缩压<80mmHg)。

(2)严重的心肌病变导致的肺水肿及心力衰竭。

(3)严重心律失常。

(4)有严重出血倾向或脑出血。

(5)晚期恶性肿瘤。

(6)极度衰竭、临终患者。

(7)精神病及不合作者或患者本人和家属拒绝透析者。

2. 透析中低血压

3. 体外循环凝血

4. 恶心和呕吐

第二节　肾移植

【概述】

肾移植就是俗称的"换肾",但这并不是用新肾去置换原来的肾,而是将新肾植入患者的体内,一般是髂窝部,来代替原来的肾工作。肾移植已被公认是治疗慢性肾衰竭尿毒症的最佳治疗方法。

【诊断要点】

肾衰竭、尿毒症的病人条件允许都可以做肾移植。

1. 一般年龄要求在 13－60 岁,若身体状况好,可适当地放宽;但年龄＞55 岁的受者手术的合并症增多,危险性相对增加;年龄＜13 岁尤其是＜4 岁的受者,肾移植的手术难度明显增加,这些均影响手术的成功率和效果。

2. 经透析治疗身体状况良好的尿毒症病人均可行肾移植手术。但有部分疾病肾移植后容易出现合并症宜慎重。

3. 各种原发或继发的肾病如:肾小球肾炎、间质性肾炎、遗传性肾炎、多囊肾、糖尿病肾病、高血压动脉硬化性肾病、药物性肾损害、狼疮性肾炎等均可行肾移植。

4. 对于肝功能异常、溃疡病、肺部感染、泌尿系统感染、结核病、心力衰竭、心包积液等必须治疗痊愈后方可进行肾移植。

5. 对于乙型、丙型肝炎病毒感染者需经治疗,肝功能正常 1 个月以后行肾移植为好。干扰素治疗后短期内不宜肾移植。

【治疗要点】

1. ABO 血型配型　施行肾移植手术前必须进行严格的血型化验,使供肾与受肾者血型相符。

2. 淋巴毒试验(交叉配合试验)　其正常值＜10％,＞15％为阳性。此试验是现有试验中最主要的参考指标。一般条件下,尽量选择数值最低的受者接受肾移植。

3. 人类白细胞抗原(HLA)　HLA 在同种移植中起着十分重要的作用。其中供受者的 HLA-DR 抗原是否相合最为重要,HLA-A 和 HLA-B 抗原次之。

4. 群体反应性抗体(PRA)　用于判断肾移植受者的免疫状态和致敏程度。

实施肾移植手术后,每个患者终身都存在着发生排斥反应的可能性。为控制排斥反应的发生,保证移植肾存活,患者需要终身服用免疫抑制药物。

【处方】

1. **基础药物** 环孢素(赛斯平、新山地明),他克莫司(普乐可复)(FK506)。

环孢素:1 个月内 200～300ng/ml;3 个月内 200～300ng/ml;半年内 150～250ng/ml;1 年内 150～200ng/ml。

FK506:1 个月 10～15ng/ml;3 个月 8～10ng/ml;6 个月后 5～8ng/ml。

2. **辅助药物** 吗替麦考酚酯(骁悉,MMF),硫唑嘌呤(Aza),泼尼松。

三联疗法:环孢素＋MMF/硫唑嘌呤＋泼尼松;FK506＋MMF/硫唑嘌呤＋泼尼松。

3. **两联疗法** 环孢素＋泼尼松;FK506＋泼尼松。

【注意事项】

1. 实施肾移植手术后,每个患者终身都存在着发生排斥反应的可能性。为控制排斥反应的发生,保证移植肾存活,患者需要终身服用免疫抑制药物。免疫抑制药物用法很复杂。用量小,免疫抑制不足,会导致排斥反应;用量大,又会导致肝肾毒性及其他不良反应。每个人免疫抑制药物用药量的个体差异很大,需要个体化、合理化,并且提倡联合用药,使免疫抑制药物发挥更好的疗效,减少不良反应。患者需要了解药物特点及服用方法。

2. 一定要在规定的时间服用免疫抑制药物。除泼尼松外,环孢素、FK506、MMF 等免疫抑制药,通常在每天 8 点和 20 点服用,每间隔 12 小时服用 1 次,时间变动范围不应超出 30 分钟。免疫抑制药应与其他药物分开服用,间隔 15～30 分钟。

3. 服药时间,一般在饭前 1 小时或饭后 1～2 小时服用。如环孢素、FK506:饭前 1 小时、饭后 2 小时服药,次日需要抽血的病人需要安排合适的服药时间。MMF:食物可影响该药物的吸收,需空腹服用,饭前 1 小时或饭后 2 小时。硫唑嘌呤、泼尼松:与饮食关系不大,每日 1 次。

4. 按时服药,避免漏服。术后早期即使漏服一次剂量,也可能导致严重的排斥反应。倘若漏服免疫抑制药物,解决办法是马上补服同等剂量药物,下次服用时间推迟,时间间绝对不少于 8 小时,否则可能会导致严重的不良反应。

5. 呕吐和腹泻都会对免疫抑制药的血药浓度造成明显影响。一旦发生此类情况,请严格遵守免疫抑制药增量守则。

(1)服用免疫抑制药后出现呕吐,应按下列方法增加剂量:①服药 0~10 分钟呕吐时,加服全量免疫抑制药。②服药 10~30 分钟呕吐时,加服 1/2 剂量免疫抑制药。③服药 30~60 分钟呕吐时,加服 1/4 免疫抑制药。④服药 60 分钟后呕吐,无需追加剂量。

(2)服用免疫抑制药后出现腹泻,应按下列方法增加剂量:①水样便每日 5~6 次,需追加 1/2 剂量。②水样便每日 3 次,需追加 1/4 剂量。③糊状软便时,无需追加剂量。

6. 环孢素胶囊若已经打开铝箔包装,必须在 1 周内服用。

7. 定期检测环孢素及 FK506 浓度,调整药物剂量。

8. 严格按照移植医生调整的免疫抑制药用量服药。患者切勿随意改变药物剂量或种类。

9. 肾移植术后应用泼尼松抗排斥治疗。尤其开始时,剂量较大会出现反酸等胃部不适症状,严重时可发生胃、十二指肠溃疡,为预防并发症,可服用抗酸药物,如口服奥美拉唑(洛赛克)、法莫替丁等药物,尽量不使用泰胃美(西咪替丁),因为有影响环孢素及 FK506 浓度的可能。

10. 预防感染。肾移植术后,因患者免疫力较低,会出现感冒及呼吸道感染而引起发热,一旦体温超过 38℃,应及时解热治疗,服用酚麻美敏(泰诺)或对乙酰氨基酚(泰诺林)退热,避免服用非甾体抗炎药(布洛芬、阿司匹林),因为这类药物可能会加重免疫抑制药的肾损伤。